职业教育智慧健康养老服务与管理专业模块化教材

老年人基础照护技术

主　编◎刘　敏　裘　云　闫福云
副主编◎刘晓东　周娜娜　赵明辉
　　　　俞婷婷　徐金波

中国财富出版社有限公司

图书在版编目（CIP）数据

老年人基础照护技术/刘敏，裘云，闫福云主编．—北京：中国财富出版社有限公司，2024.6

（职业教育智慧健康养老服务与管理专业模块化教材）

ISBN 978-7-5047-7957-1

Ⅰ.①老…　Ⅱ.①刘…②裘…③闫…　Ⅲ.①老年人—护理学—教材　Ⅳ.①R473.59

中国国家版本馆CIP数据核字（2023）第114268号

策划编辑　李彩琴　**责任编辑**　敬　东　杨白雪　**版权编辑**　李　洋

责任印制　尚立业　**责任校对**　孙丽丽　**责任发行**　董　倩

出版发行　中国财富出版社有限公司

社　　址　北京市丰台区南四环西路188号5区20楼　**邮政编码**　100070

电　　话　010-52227588转2098（发行部）　010-52227588转321（总编室）

010-52227566（24小时读者服务）　010-52227588转305（质检部）

网　　址　http://www.cfpress.com.cn　**排　　版**　宝蕾元

经　　销　新华书店　**印　　刷**　宝蕾元仁浩（天津）印刷有限公司

书　　号　ISBN 978-7-5047-7957-1/R·0107

开　　本　787mm×1092mm　1/16　**版　　次**　2024年8月第1版

印　　张　19.25　**印　　次**　2024年8月第1次印刷

字　　数　467千字　**定　　价**　56.00元

编委会

总主编

王　燕　潍坊护理职业学院

主　编

刘　敏　潍坊护理职业学院
裘　云　江苏经贸职业技术学院
闫福云　济南市社会福利院

副主编

刘晓东　潍坊市人民医院
周娜娜　济南市社会福利院
赵明辉　南京医科大学附属逸夫医院
俞婷婷　福建生物工程职业技术学院
徐金波　中国人民解放军 94595 部队医院

编　委

车建玲　山东圣翰财贸职业学院
王秀芳　东营市中等专业学校
孙　渊　青岛颐德康复医院
于海萍　潍坊护理职业学院
曲温超　潍坊护理职业学院
李文秀　潍坊护理职业学院

主　审

滕丽丽　上海市第一社会福利院
谭美青　青岛市长期照护协会

总策划

李彩琴　中国财富出版社有限公司

前　言

党的十八大以来，以习近平同志为核心的党中央高度重视老龄工作，多次对老龄工作作出一系列重要指示批示，体现了对世情国情的深刻把握，体现了时代性、规律性、创新性的有机统一，是今后一个时期我国加快老龄事业高质量发展的指导思想。党的二十大报告指出：发展养老事业和养老产业，优化孤寡老人服务，推动实现全体老年人享有基本养老服务。实施积极应对人口老龄化国家战略，必须坚持人才是第一资源，坚持人才引领驱动。2020 年，中共中央、国务院印发了《深化新时代教育评价改革总体方案》，明确提出了“教育评价事关教育发展方向，有什么样的评价指挥棒，就有什么样的办学导向”的指导性纲领。2021 年，中共中央、国务院印发的《关于加强新时代老龄工作的意见》要求：加快建设适应新时代老龄工作需要的专业技术、社会服务、经营管理、科学研究人才和志愿者队伍。为落实国家职业教育改革实施方案“三教”改革，教育部办公厅印发了《“十四五”职业教育规划教材建设实施方案》，明确指出开发服务国家战略和民生需求紧缺领域专业教材。

养老服务人才队伍是推进养老服务高质量发展的重要支撑。我国自进入人口老龄化社会，国家发展和改革委员会、人力资源和社会保障部、民政部、全国老龄工作委员会、国家卫生健康委员会、地方各级政府部门等发布涉老文件逾千项，涉及服务标准、行业标准、国家标准等，而智慧健康养老服务与管理专业涉及的学科有医学、护理学、管理学、心理学、社会学、经济学、法学等。本教材编写人员从浩瀚的多学科知识体系中提炼出符合智慧健康养老服务与管理专业学生所需要的岗位能力框架，搭建由浅入深、由易到难、岗位能力梯级递进的知识层阶，总结了十余年教学及参加各类大赛积累的经验，形成了《老年人能力评估》《老年人生活照护理论》《老年人生活照护技术》《老年人基础照护理论》《老年人康复服务理论》《老年人康复服务技术》《老年社会工作》《养老机构管理基础》等一系列按照职业功能工作内容组成的模块化教材。

本教材主要具备以下特点：

1. 以养老岗位能力培养为核心，夯实技能技术水平

教材编写以老年人的真实生活需求为基点，以养老照护岗位所需能力为核心，以真实案例导入课程学习任务，设置技能操作风险点，保证技能操作中老年人的安全；设置技能操作关键点统领操作项目，保证技能学习有的放矢。

2. 以标准为引领，实现能力递进式增长

教材编写依据养老相关行业标准，如《养老护理员国家职业技能标准》《1+X 老年照护职业技能等级标准》《1+X 失智老年人照护职业技能等级标准》及各级各类养老技能竞赛标准等，保证教材编写内容的规范化。提供的基础照护技能对应老年人实际生活需要，从概念和认知入手，按照照护程序，实施照护措施，关注照护结局，环环相扣，层层深入，为培养高技能人才及参加各类技能大赛提供了基础。

3. 以工作过程为导向，铸就岗位能力全面发展

本教材由多所职业院校养老教学人员、养老机构及医院的行业专家等协同开发，编写内容紧密对接真实岗位需求，以养老服务岗位能力培养为核心，以工作过程为导向，从专业的角度思考、分析和实施照护技术，系统架构教材编写内容，为学校、养老机构等规范化培养高素质养老服务人员提供重要依据。

本教材既可作为职业院校智慧健康养老服务与管理专业教材，也可作为公办及民办养老机构、老年公寓、养老社区、医养结合和居家养老照护人员的参考用书。

本教材由潍坊护理职业学院刘敏、江苏经贸职业技术学院裘云、济南市社会福利院闫福云主编，潍坊市人民医院刘晓东、济南市社会福利院周娜娜、南京医科大学附属逸夫医院赵明辉、福建生物工程职业技术学院俞婷婷、中国人民解放军 94595 部队医院徐金波任副主编，山东圣翰财贸职业学院车建玲、东营市技师学院王秀芳、青岛颐德康复医院孙渊、潍坊护理职业学院于海萍、潍坊护理职业学院曲温超、潍坊护理职业学院李文秀参与编写。其中，模块一（体征观测）由车建玲、周娜娜编写，模块二（给药照护技术）由孙渊、俞婷婷、于海萍编写，模块三（风险应对与急救技术）由王秀芳、刘敏、徐金波编写，模块四（护理协助）由闫福云、赵明辉、曲温超编写，模块五（感染防控技术）由曲温超、刘晓东编写，模块六（安宁服务）由裘云编写，思政课堂由李文秀编写。

尽管我们在教材编写过程中做出了许多努力，但是由于对接最新版的各类标准，加之编写团队水平有限，使本书在一些具体问题的处理上难免有不尽如人意之处，敬请广大读者批评指正，以便我们不断完善！另外，请登录网址 http：//www. cfpress. com. cn/download 下载本教材配套电子资源。

本教材编写组
2024 年 6 月

目 录

模块一 体征观测

模块二 给药照护技术

模块三　风险应对与急救技术

模块四　护理协助

模块五 感染防控技术

模块六 安宁服务

模块一　体征观测

课程一　生命体征观测技术

扫码查看课程资源

单元 1　老年人体温的测量

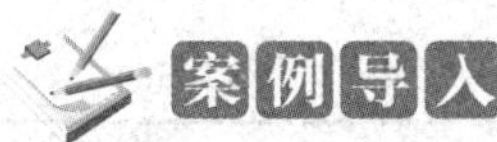

案例导入

李奶奶，75 岁，因子女在外地工作无人照顾入住养老院。昨日李奶奶进行户外活动时，由于衣着较少着凉，晚上自觉有些发热伴有轻咳。医生对症处理后好转，请照护人员为李奶奶测量体温。

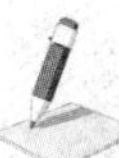

教学目标

1. 掌握体温的正常值及测量方法。
2. 熟悉体温计的种类、构造。
3. 熟悉正常体温的生理性变化。
4. 能为老年人测量体温并给予相应照护。

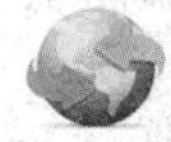

思政目标

在为老年人服务过程中，谨记“以老年人的生命健康为中心的”服务理念。

知识点

体温分为体表温度和体核温度。通常所说的体温是指人体内部温度，又称体核温度，即身体内部胸腔、腹腔和中枢神经的温度，在正常情况下，体核温度相对稳定且较皮肤温度高。皮肤温度又称体表温度，即皮肤表面温度，可受环境温度和衣着情况的影响，且低于体核温度。正常情况下，人的体温在一定范围内保持恒定，恒定的体温是维持机体新陈代谢和生命正常活动的必要条件。

一、正常体温及生理性变化

1. 正常体温

体温是由碳水化合物、脂肪、蛋白质三大营养物质氧化分解而产生的。三大营养物质在体内氧化时所释放的能量，其中，一部分能量迅速转化为热能以维持体温，另一部分能量则储存于三磷酸腺苷内供机体利用，最终大部分仍转化为热能散发到体外。正常情况下，通过体温的自动调节，人体的产热与散热的速度保持一致，所以人体有相对恒定的体温。

由于体核温度不易测量，故临床上常以口腔、直肠、腋窝等部位的温度来代表体温，常用摄氏度（℃）来表示。在三种测量方式中，直肠温度最接近机体内部温度，但由于腋下、口腔温度测量更为简便易行，所以常采用于临床。成人体温的正常值不是一个具体的点，而是一个温度范围（见表 1-1-1-1）。

表 1-1-1-1　　成人体温平均值及正常范围

部位	平均温度	正常范围
口腔	37℃	36. 3~37. 2℃
直肠	37. 5℃	36. 5~37. 7℃
腋窝	36. 5℃	36~37℃

2. 体温的生理性变化

人体体温受许多因素的影响而发生生理性变化，但波动幅度很小，一般不超过 0. 5~1. 0℃。影响体温的常见因素如下。

（1）昼夜变化：正常人的体温在 24 小时内呈现周期性变化，与机体的昼夜活动节律有关。一般清晨 2~6 时活动量少，体温较低；下午 2~8 时活动量大，体温较高。

（2）年龄差异：随着年龄的增长，体温有逐渐下降的趋势，大约每增长 10 岁，体温约降低 0. 05℃。老年人由于基础代谢率低及活动量少等原因，体温略低于青壮年。

（3）性别差异：一般女性的体温会稍高于同年龄、体型差不多的男性，约高 0. 3℃。

（4）环境温度：环境温度高低会影响人体体温。在寒冷或炎热的环境下，机体的散热受到明显的抑制或加强，体温可暂时性降低或升高。

（5）肌肉活动：肌肉剧烈活动时，可使骨骼肌紧张并强烈收缩，从而产热增加，体温升高。故临床测量体温前应让老年人安静休息，避免剧烈活动。

（6）饮食：进食时，由于食物的冷热，可以暂时性影响口腔温度；进食后，由于食物的热效应，可以使体温暂时性升高（约 0. 3℃）。

此外，情绪激动、精神紧张、沐浴、饥饿、服用某些药物等因素均可对人体体温造成一定的影响，故照护人员在给老年人测量体温的过程中要加以注意并能够作出判断。

二、为老年人测体温的主要工具

1. 体温计的种类和构造

目前临床上体温计的种类繁多，有水银体温计、电子体温计、可弃式化学体温计、感温贴片、红外线体温计等，本节重点介绍水银体温计和电子体温计的构造及使用。

（1）水银体温计。水银体温计又称玻璃体温计，是临床最常用最普通的体温计。它由一根有刻度的真空玻璃毛细管组成，玻璃管末端为储水银槽，当水银遇热膨胀后沿毛细管上升，其高度和受热程度成正比，体温计的毛细管下端和储水银槽之间有一凹陷处，使水银柱遇冷不致下降，以便检视温度。根据测量部位的不同可将体温计分为口表、肛表、腋表（见图 1-1-1-1）。

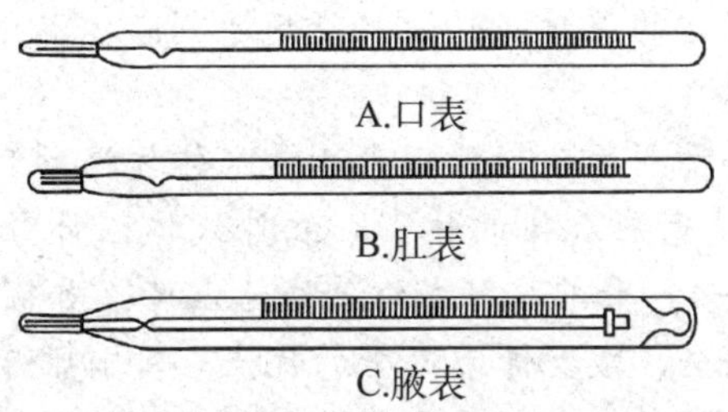

图 1-1-1-1　测量不同部位的三种水银体温计

（2）电子体温计。电子体温计是由电子感温器和显示器等部件组成，用电子感温探头来测量体温，温度值由数字显示器显示，具有度数直观、使用方便、测温准确、灵敏度高等特点。电子体温计在使用时开启电源键，显示屏上出现“Lo℃”符号，使用时将电子体温计探头置于所测部位，当体温计发出蜂鸣声后，再持续 3 秒即可读取所显示的体温值（见图 1-1-1-2）。

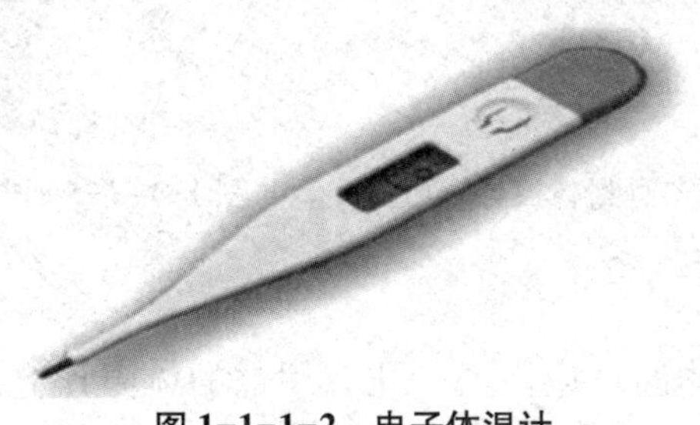

图 1-1-1-2　电子体温计

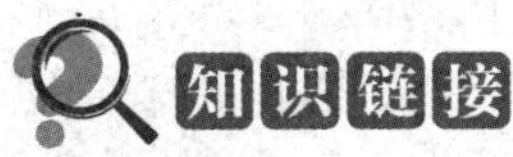

其他种类的体温计

可弃式化学体温计，为一次性体温计。其构造为含有对热敏感的化学指示点薄片，测温时点状薄片可随机体的温度而发生变色，当颜色从白色变成墨绿色或蓝色时，即为所测得的温度（见图 1-1-1-3）。

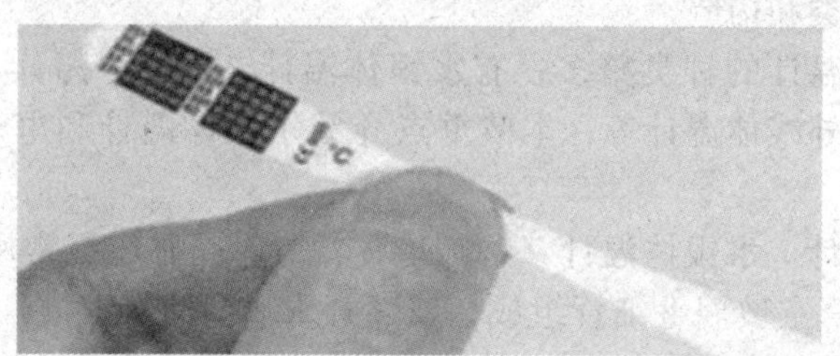

图 1-1-1-3　可弃式化学体温计

感温贴片，为对温度敏感的贴片，可贴在前额或腹部，并根据贴片颜色改变而知体温的变化，不能显示具体的温度数值，只能用于判断体温是否在正常范围。最适用于新生儿及婴幼儿。

红外线体温计，是一种利用辐射原理来测量人体体温的测温仪，采用红外线传感器吸收人体辐射的红外线感应人体的体温。红外线体温计分为接触式红外线体温计（如耳温计，见图 1-1-1-4）和非接触式红外线体温计（如额温枪，见图 1-1-1-5）。此类体温计具有快速、安全、减少传染概率的优点。目前临床较为常用，可以测量额头、耳、手腕、脸等部位的温度，由于耳道深部温度接近人体深部温度且受影响因素少，所以接触式红外线体温计准确率要比非接触式红外线体温计高，但非接触式红外线体温计更为常用。

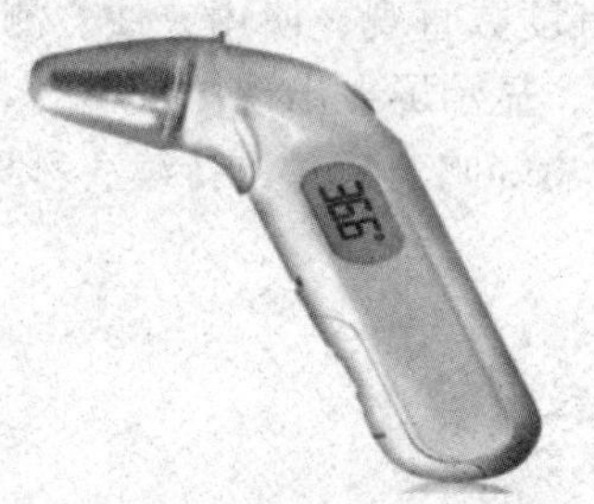

图 1-1-1-4　接触式红外线体温计

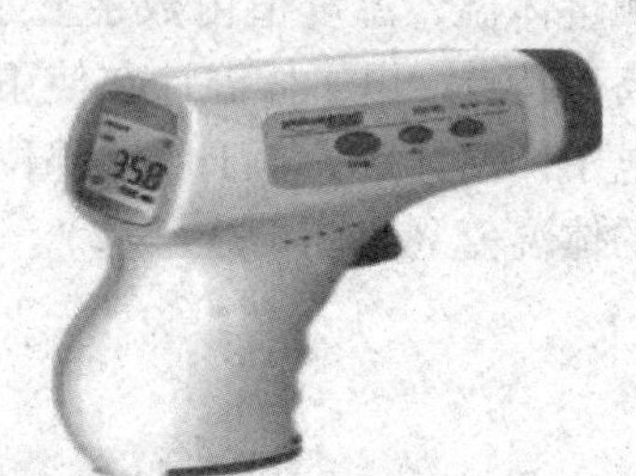

图 1-1-1-5　非接触式红外线体温计

2. 体温计的消毒

为防止交叉感染，体温计应一人一用，用过的体温计应进行消毒处理。水银体温计常用的消毒液有 75%的乙醇溶液、1%的过氧乙酸溶液、0.5%的碘伏溶液等。消毒方法分两种：①老年人单独使用的体温计，用后放入盛消毒液的容器中浸泡，使用前取出，清水冲洗后擦干备用；②集体测量体温后的体温计，用后全部浸泡于消毒液中，5 分钟后取出，清水冲净，擦干后用离心机或腕部力量将水银柱甩到 35℃以下，再放入另一消毒液容器内进行第二次浸泡，半小时后取出，清水冲净，擦干备用。消毒液应定时更换，盛放消毒液和体温计的容器应定期消毒。注意口表、腋表、肛表应分别清洗和消毒。

电子体温计插入已消毒的一次性塑料护套中，测量体温后将护套丢弃，既可省去清洁消毒的步骤，又可避免交叉感染。

3. 体温计的检查

在使用新体温计前或定期消毒体温计后，应对体温计进行检查以保证其准确性。水银体温计操作方法：将全部体温计的水银柱甩至35℃以下，于同一时间放入已测好的40℃的温水中，3分钟后取出检视，若温度相差0.2℃或以上、水银柱自动下降、玻璃管有裂缝则不能使用。将合格的体温计放入清洁容器内备用。

三、为老年人测量体温护理要点

（1）向老年人及家属解释测量体温的目的、方法及注意事项，取得老年人配合。

（2）按照老年人的身体状况选择测量体温的部位及合适的体温计。

（3）为老年人测口温时，将口表水银端斜放于老年人舌下嘱其闭口，用鼻呼吸。测肛温时，协助老年人取侧卧、俯卧、屈膝仰卧位暴露臀部，润滑肛表水银端，插入肛门3~4cm并固定。

（4）准确记录老年人体温情况，并评估体温值，如与病情不符，应重复测量；如有体温异常，应报告医生。

（5）对烦躁失智老年人进行体温测量时，注意做好解释工作，取得老年人信任和配合，照护人员应在旁监测并消除其紧张心理。

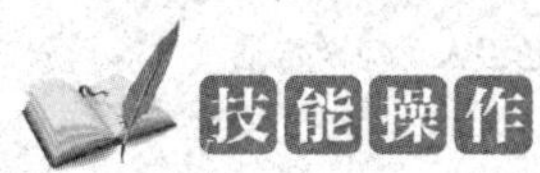

为老年人进行体温测量（以腋温为例）

一、操作规程

步骤	流程	操作步骤	备注
步骤1	操作前评估	（1）站在床前，身体前倾，微笑面对老年人，核对医嘱并对照床头卡核对老年人姓名、床号。 （2）老年人的神志、病情，以及配合程度，是否需要工作人员协助或给予保护性约束。老年人消化情况，如大小便情况，以及有无腹胀、便秘或腹泻等情况。 “李奶奶您好，我是您的照护人员，您现在感觉怎么样？有没有哪里不舒服？” “感觉头疼有点发热。” “好的，李奶奶，接下来我给您测量一下体温，看看有没有发热，希望您配合。” “李奶奶，在30分钟内您有没有做过剧烈运动？有没有吃过饭？有没有喝过热水？” （3）检查测温部位和肢体皮肤黏膜有无损伤及功能障碍	—

续 表

步骤	流程	操作步骤	备注
步骤 2	工作准备	(1) 环境准备：房间干净、整洁、安静；温度与湿度适宜、光线充足。 (2) 照护人员准备：着装整洁；用“七步洗手法”洗净双手，戴口罩。 (3) 物品准备：治疗盘内备已消毒的体温计（检查是否完好、水银柱是否在 35℃ 以下），消毒液纱布、弯盘（内垫纱布）、秒表、记录本、笔	若测肛温需另备润滑油、棉签、卫生纸
步骤 3	沟通核对	(1) 将护理推车摆放在床头。 (2) 再次核对房间号、床号、姓名、性别。 (3) 向老年人告知即将进行体温测量，取得老年人配合。 “李奶奶，测量体温的物品我已经准备好了，下面将给您进行体温测量，您配合我一下，好吗?” “好的。”	态度和蔼，语言亲切
步骤 4	摆放体位	照护人员协助老年人取合适体位，并暴露测量部位。 “李奶奶，为了更方便给您测量体温，您看您是躺着还是坐着测?” “躺着吧。”	注意老年人反应及沟通
步骤 5	测量体温	腋下测温法： (1) 以纱布轻轻擦拭腋下。 (2) 检查体温计。 (3) 将体温计放于老年人腋窝，紧贴皮肤。 (4) 嘱咐老年人屈臂过胸夹紧体温计。 (5) 记录体温开始测量的时间。 (6) 体温测量时间 8~10 分钟	(1) 体温计应紧贴皮肤，对于不能配合者，照护人员应协助其完成。 (2) 若测肛温，可用肥皂水或油剂润滑
		口腔测温法： (1) 嘱咐老年人张口，将体温计水银端斜放于舌下热窝处。 (2) 嘱咐老年人不要说话，勿咬体温计，口唇紧闭，用鼻呼吸。 (3) 测量时长为 3 分钟	
		直肠测温法： (1) 润滑肛表水银端，插入肛门 3~4cm。 (2) 测量时长为 3 分钟	
步骤 6	读取数值	取出体温计用纱布擦拭，横拿体温计上端，使其与视线平行，轻轻转动体温计，清晰看到水银柱的数值，并准确读取数值	擦拭时，从手端擦向水银端

续 表

步骤	流程	操作步骤	备注
步骤7	整理用物	（1）记录体温并协助老年人穿好衣服。 （2）协助老年人取舒适体位，整理用物及床单位。 “李奶奶，我已经给您测量完了体温，您的体温是36.5℃，在正常范围内，您不用担心。” （3）消毒体温计，洗手，记录体温于体温单上	—
注意事项		（1）测量体温前，认真检查体温计有无破损及水银柱是否在35℃以下。 （2）腋下出汗较多者、肩关节受伤或消瘦夹不紧体温计的老年人不宜测量腋温。 （3）昏迷、精神异常、口腔疾患、口鼻手术、呼吸困难的老年人不宜测量口温。 （4）测口温时，嘱咐老年人勿用牙咬体温计，若不慎咬破应立即清除玻璃碎屑，以免损伤唇、舌、口腔、食管、胃肠道黏膜；口服蛋清或牛奶，以缓解汞的吸收；若病情允许，可服粗纤维食物，以加速汞的排泄。 （5）对于意识不清或不合作的老年人，测量体温时，照护人员应当在旁监测。 （6）注意影响测量体温的因素，如吃饭、饮用热水等，应当推迟30分钟测量。 （7）甩体温计用腕部力量，避免触及他物，以防破损	

二、操作风险点

1. 口腔黏膜损伤：为老年人测口温时未正确评估适应证或者未对老年人进行配合指导，致使其不慎咬破水银体温计，应立即清除玻璃碎屑，以免损伤口腔黏膜。

2. 皮肤损伤：为老年人测体温时，动作鲁莽，以及指甲过长或佩戴金属配饰划伤老年人皮肤。

3. 体温计破损：操作前未认真检查体温计有无破损，甩动体温计幅度过大造成体温计破裂。

4. 水银泄漏处理不当：体温计破裂后未按照水银泄漏的应急程序处理。

5. 交叉感染：体温计未消毒，体温计用后未按要求及时消毒（75%的乙醇溶液浸泡消毒）。

三、操作关键点

1. 操作前做好评估与沟通，取得老年人配合。

2. 测体温时，保证老年人体位舒适。

3. 测体温应做到“三准确”：为老年人准确选择测量体温的方式（口温、腋温、肛温）；为老年人准确选择体温计（水银体温计、电子体温计、可弃式化学体温计）；读取体温度数要准确。

4. 操作结束后，及时做好体温计的消毒清洁工作。

单元 2　老年人脉搏的测量

案例导入

刘爷爷，76 岁，入住养老院 3 年，本周医生查房时，刘爷爷主诉心慌不适，医生检查后下医嘱：测量脉搏 2 次/天。请照护人员为刘爷爷测量脉搏。

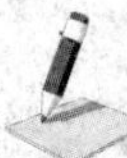

教学目标

1. 掌握脉搏的测量方法。
2. 熟悉正常脉搏及其生理性变化。
3. 熟悉老年人异常脉搏的观察及照护。
4. 能正确为老年人进行脉搏测量。

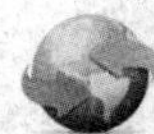

思政目标

激发学生的学习动力和热情，增强学生的家国情怀、文化自信、民族自豪感。

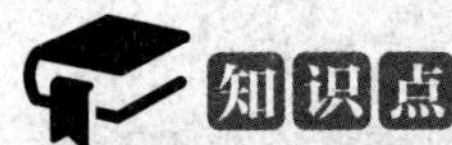

知识点

动脉管壁随着心室的舒张、收缩而出现节律性的搏动可沿着管壁传播，触诊时能感觉到有节律的冲击，即为动脉脉搏，简称脉搏。

一、正常脉搏及生理性变化

1. 脉率

脉率是指每分钟脉搏搏动的次数（频率）。正常情况下，脉搏和心跳是一致的。正常成人在安静状态下脉率为 60～100 次/分钟，通常为 70～80 次/分钟。脉率受许多因素的影响而发生一定范围的波动。

（1）年龄：一般新生儿、幼儿的脉率较成人快，随着年龄的增长而逐渐减慢，故老年人脉率较低，但部分老年人可因动脉血管粥样硬化而致脉率稍增快。各年龄组的平均脉率（见表 1-1-2-1）。

表 1-1-2-1　各年龄组的平均脉率

年龄组	平均脉率（次/分钟）	年龄组	平均脉率（次/分钟）
1～11 个月	120	12～20 岁	80
1～3 岁	116	20～65 岁	70
3～6 岁	100	65 岁以上	75
6～12 岁	90	—	—

（2）性别：女性比男性脉率稍快，通常平均脉率相差 5~7 次/分钟。老年男女脉率差别不大。

（3）体型：体表面积越大，脉搏越慢。身材细高的老年人常比矮胖的老年人脉率稍慢。

（4）情绪：情绪波动影响脉率。兴奋、恐惧、发怒使脉率增快；忧郁、镇静则使脉率减慢。

（5）活动：一般人运动后脉率会加快；休息则相反。

（6）饮食药物：饮浓茶或咖啡、进食可使脉率增快；禁食则相反。许多药物会导致脉率发生变化。如兴奋剂会使脉率加快，而镇静剂、洋地黄类药物则会使脉率减慢。

此外，气温极冷或极热会导致脉率增加，某些特殊的生理状况（如女性的妊娠期）也会导致脉率加快。

2. 脉律

脉律是指脉搏的节律性，其在一定程度上反映了心脏的功能。正常脉律是规则均匀的，即间隔的时间、搏动的力量相等。不规则的脉律称为心律不齐，正常小儿、青少年或自主神经功能紊乱者可发生与呼吸周期有关的窦性心律不齐，吸气时加快，呼气时减慢。

3. 脉搏的强弱

脉搏的强弱是指触诊时对血流冲击血管壁所产生力量强度的主观感觉。脉搏的强弱决定于心输出量的多少、外周阻力的大小、动脉的充盈度、脉压差等因素。正常情况下，脉搏的强弱应相等（以中等力量按压获得），这种评估是主观的，需要一定的临床经验。

4. 动脉壁的情况

动脉壁的情况是指触诊时可以判断动脉壁的某些性质。正常动脉管壁是光滑、柔软且有弹性的。动脉脉搏的传导速度与动脉壁的情况密切相关，弹性越大，传导越慢。老年人动脉管壁增厚，弹性有所下降。

二、异常脉搏的观察及照护

（一）异常脉搏的观察

1. 脉率异常

（1）速脉：指成人在安静状态下脉率大于 100 次/分钟，又称心动过速。可见于发热、贫血、甲状腺功能亢进、心功能不全、周围循环衰竭、心肌炎等患者。一般体温每升高 1℃，成人脉率约增加 10 次/分钟，儿童约增加 15 次/分钟。

（2）缓脉：指成人在安静状态下脉率小于 60 次/分钟，又称心动过缓。可见于颅内压增高、黄疸、甲状腺功能减退、病态窦房结综合征等患者。

2. 节律异常

（1）间歇脉：在一系列正常规则的脉搏中，出现一次提前而较弱的脉搏，其后有一较正常延长的间歇（即代偿间歇），称为间歇脉，又称歇止脉、止脉或过早搏动。常见于各种器质性心脏病或洋地黄中毒者；正常人在过度疲劳、精神兴奋、体位改变时也偶尔出现间歇脉。

（2）脉搏短绌：指在单位时间内脉率小于心率，心音强弱不等、心率快慢不一、心律规则不一，又称短绌脉。主要是心肌收缩力强弱不等而引起的。常见于心房纤颤的患者。发生机制是心肌收缩力强弱不等，有些心输出量少的搏动可产生心音，但不能引起周围血管的搏动，而致脉率低于心率。

3. 强弱异常

（1）洪脉：当心输出量增加，周围动脉阻力较小，动脉充盈度和脉压较大时，脉搏搏动强大而有力，称为洪脉。常见于高热、甲状腺功能亢进、主动脉瓣关闭不全等患者。

（2）细脉：当心输出量减少，周围动脉阻力较大，动脉充盈度降低时，脉搏搏动细弱无力，扪之如细丝，称为细脉，又称丝脉。常见于心功能不全、大出血、休克、主动脉瓣狭窄等患者。

（3）奇脉（吸停脉）：当平静吸气时脉搏明显减弱或消失，称为奇脉。其产生是由于左心室排血量减少所致。多见于心包积液和缩窄性心包炎的患者。是心脏压塞的重要体征之一。

4. 动脉壁异常

由于动脉壁的弹性减弱，直的动脉变得迂曲且不光滑，另外随着年龄的增长，动脉壁上附着了许多的脂肪块、粥样斑块，致使脉搏的传导快。多见于动脉硬化的患者，触诊时有紧张条索感，如按在琴弦上。

（二）脉搏异常老年人的照护

1. 加强观察

观察老年人脉搏的频率、节律、强弱及动脉管壁的弹性，有无其他相关症状。

2. 用药指导

嘱咐老年人遵医嘱用药，观察药物疗效及不良反应，做好药物指导。

3. 心理疏导

做好心理照护，消除老年人紧张、恐惧等心理压力。

4. 给予氧气

有条件的可根据病情可给予老年人持续低流量吸氧2~4L/min，观察病情的变化。

5. 充分休息

告知老年人注意休息，减少重体力活动，防止加重心脏负担。

6. 健康教育

指导老年人要保持情绪稳定，戒烟限酒，饮食宜清淡，勿用力排便；教会老年人及其家属测量脉搏的方法，掌握简单的自救技巧等。

三、脉搏的测量部位

脉搏最明显的地方是在靠近心脏的动脉，在整个动脉系统中，脉搏逐渐减弱，于微血管处消失。临床上常在身体浅表且靠近骨骼处的动脉测量脉搏。常选择桡动脉，其次为颞动脉、颈动脉、肱动脉、腘动脉、足背动脉、胫后动脉、股动脉等（图1-1-2-1）。

四、为老年人测量脉搏护理要点

（1）向老年人及家属解释测量脉搏的目的、方法及注意事项，取得老年人配合。

（2）按照老年人的身体状况选择测量脉搏的部位。

（3）评估有无影响脉搏测量的因素，如紧张、剧烈运动等。

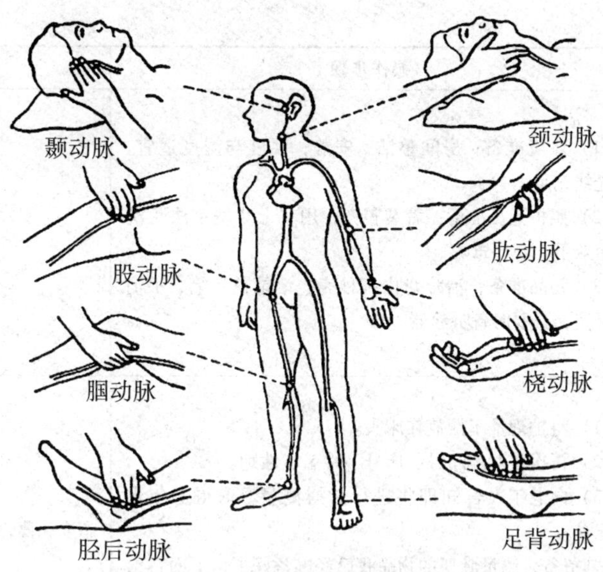

图 1-1-2-1　常用脉搏测量部位

（4）为偏瘫的老年人测量脉搏时，应在健侧肢体测量，以免患侧肢体血液循环不良影响测量结果的准确性。

（5）测脉率时，应注意脉搏节律、强弱和动脉壁的弹性等，发现异常及时报告医生并详细记录。如脉搏细弱触摸不清时，可用听诊器测心率 1 分钟。

（6）争取教会老年人及其家属测量脉搏的方法及测量脉搏前的注意事项。

（7）指导老年人及家属及时发现脉搏的异常情况，学会自我护理。

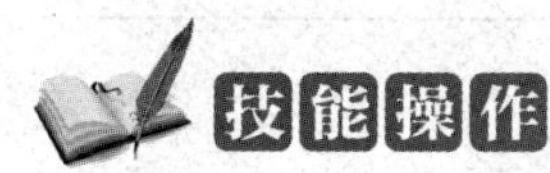

为老年人进行脉搏测量（以桡动脉为例）

一、操作规程

步骤	流程	操作步骤	备注
步骤 1	操作前评估	（1）站在床前，身体前倾，微笑面对老年人，核对医嘱、对照床头卡核对老年人姓名、床号。 （2）评估老年人的神志、病情、配合程度，是否需工作人员协助或予保护性约束，有无偏瘫及功能障碍。 “刘爷爷您好，我是您的照护人员，您现在感觉怎么样？有没有哪里不舒服？” “现在感觉挺好的。” “好的，刘爷爷，遵照医嘱接下来我将给您测量一下脉搏，希望您配合。” “刘爷爷，在 30 分钟内您有没有做过剧烈运动？有没有吸烟？” （3）检查测量部位和肢体皮肤黏膜有无损伤及功能障碍	—

续 表

步骤	流程	操作步骤	备注
步骤 2	工作准备	(1) 环境准备：房间整洁、安静；温度与湿度适宜、光线充足。 (2) 照护人员准备：着装整齐；用“七步洗手法”洗净双手，戴口罩。 (3) 物品准备：治疗盘内备秒表、记录单、笔、手消毒液，必要时备听诊器	—
步骤 3	沟通核对	(1) 将护理推车摆放在床头。 (2) 再次核对房间号、床号、姓名、性别。 (3) 向老年人告知即将进行脉搏测量，取得老年人配合。 “刘爷爷，测量脉搏的物品我已经准备好了，下面将给您进行脉搏测量，您配合我一下，好吗？” “好的。”	态度和蔼，语言亲切
步骤 4	摆放体位	协助老年人取合适体位。 “刘爷爷，为了更方便给您测量体温，您看您是躺着还是坐着测？” “坐着吧。” 协助老年人坐位，手心向上，手腕伸展、放松	老年人体位舒适，便于操作
步骤 5	测量脉搏	(1) 以示指、中指、无名指三指指腹并齐按压在老年人桡动脉处。按压力度适中，以能清楚测得脉搏波动为准。 (2) 一般情况下测量脉搏 30 秒，测得数值乘以 2。 (3) 异常脉搏或危重老年人应测 1 分钟，同时注意节律、强弱。 (4) 出现脉搏短绌的老年人：应由 2 名照护人员同时测量，一人听心率，一人测脉率，由听心率者发出“开始”或“停止”的口令，计时 1 分钟，以分数形式记录，书写形式为心率/脉率（次/分钟）	按压力量太大阻断脉搏搏动，按压力量太小感觉不到脉搏搏动，脉搏细弱摸不清时，可用听诊器测心率 1 分钟
步骤 6	整理用物	(1) 协助老年人取舒适体位，整理用物及床单位。 “刘爷爷，我已经给您测量完了脉搏，您的脉搏是 65 次/分钟，在正常范围内，您不用担心，好好休息。” (2) 洗手，记录，将脉率数值准确记录在记录单上，必要时将脉搏绘制在体温单上	为卧床老年人拉上床挡

续　表

步骤	流程	操作步骤	备注
注意事项		（1）测脉搏前如老年人有剧烈运动、紧张、恐惧等活动，应安静休息20~30分钟再测。 （2）给脉搏短绌的老年人测量脉搏，应注意正确地测量心率与脉率。心脏听诊部位可选择在左锁骨中线内侧第5肋间隙处	

二、操作风险点

1. 皮肤损伤：为老年人测量脉搏时操作鲁莽，长指甲或佩戴金属配饰划伤老年人。

2. 坠床：为卧床的老年人测量脉搏过程中及测量完毕后未及时抬起床挡，造成老年人坠床。

三、操作关键点

1. 操作前做好评估与沟通，取得老年人配合。

2. 测脉搏时保证老年人体位舒适及安全。

3. 测脉搏前要评估测量部位和肢体，有无皮肤黏膜损伤及功能障碍。

4. 不可用拇指测量脉搏，因拇指小动脉搏动明显，容易与老年人的脉搏相混淆。

5. 操作结束后及时做好记录，正常脉搏记录形式为次/分钟；脉搏短绌的以分数式记录，记录方式为心率/脉率（次/分钟）。

单元3　心电监护仪（多参数监护仪）的使用技术

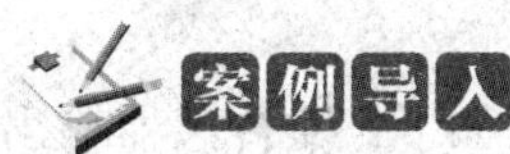

李奶奶，78岁，以“慢性肾功能不全”收入院，近2年来一直行规律性血液透析治疗，右前臂留置动静脉瘘。入院后给予吸氧、持续心电监护等处理。测BP（血压）185/100mmHg，HR（心率）120次/分，RR（呼吸频率）32次/分，SPO_2（血氧饱和度）100%，试述心电监护仪的照护要点有哪些。

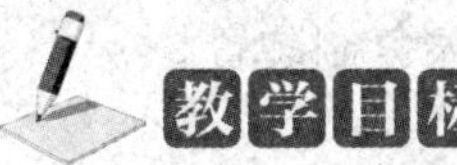

1. 掌握心电监护仪的操作流程及照护要点。
2. 熟悉心电监护仪的作用原理。
3. 了解心电监护仪的结构组成。
4. 能正确使用心电监护仪。

思政目标

培养学生的文化认同，为新时代、新形势下的思想道德建设发挥积极的作用。

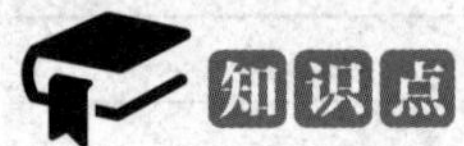

心电监护仪是现代医院监护患者常使用的一种精密医学电子仪器，该仪器可同时进行心电图、心律（率）、呼吸、血压、脉率、血氧饱和度等多种参数的监测。

心电监护是通过显示屏连续观察心脏电活动的一种无创监测诊断方法，可长时间、实时、自动报告患者的心电活动指标，使医务人员能及时发现心电变化并尽早采取相应的干预措施，因此对于有心电活动异常的老年患者，如各种心律失常、急性心肌梗死、各种心脏病监护及其他重症监护等均有重要使用价值。凡是危急患者、手术患者原则上都是使用心电监护仪的适应证。

一、心电监护仪的结构组成

心电监护仪分为以下几个部分。

1. 方框图

主要由传感器（或换能器）、信号处理系统，控制系统、显示和报警装置等组成。

2. 传感器

主要是指各种电极和换能器。它起两方面作用：首先是拾取人体生理或生化参数，其次是把拾取到的生理信号转换成相应的电信号输出。例如，体表接触电极测 ECG、EEG 等，pH 电极测酸碱度，压力换能器测脉管内压力或呼吸，其他还有气流速度与血流等检测器。

3. 信号处理系统

主要是指电子线路和数字逻辑电路或是微处理机等。其作用如下：对传感器输出的电信号进行检测、放大、滤波和信号转换；对生理或生化参数做出逻辑分析和计算，如做出心输出量估计、呼吸参数的计算、ECG 的判读等；从输入信号中截取所需信息或是把处理以后的数据进行图像重建，并通过显示装置加以显示。

4. 显示与报警装置

显示装置主要有指针式指示器、数字显示器、示波器或信号灯几种，报警装置主要分音响和视觉两类报警器。该部分也包括用作永久记录的各种记录复制装置。

5. 控制系统

主要是指电子和机械的自动控制电路。在监护中如检测到参数异常，除了报警和显示外，也可以由机内控制系统自动对病人施行控制使异常的参数恢复到正常值。例如，根据排尿量和中心静脉压的情况，由控制系统自动控制静脉输液速度。

6. 记录装置

用记录仪作永久记录，将监视参数记录下来作为档案保存。

二、心电监护仪的作用原理

1. 常用心电监护导联

胸前监护导联多为三电极、五电极和十电极，且标有不同颜色加以区分，十电极的胸前导联位置同心电图胸前导联的位置。常用的心电监护导联电极位置描述及其电极位置展示见表 1-1-3-1 和图 1-1-3-1。

表 1-1-3-1　　常用的心电监护导联电极位置描述

导联（AHA）	电极位置
RA（白色/红色）	胸骨右缘（锁骨中线第一肋间）
LA（黑色/黄色）	胸骨左缘（锁骨中线第一肋间）
V（褐色）	胸骨左缘（第四肋间）
RL（绿色/黑色）	右锁骨中线剑突水平处
LL（红色/绿色）	左锁骨中线剑突水平处

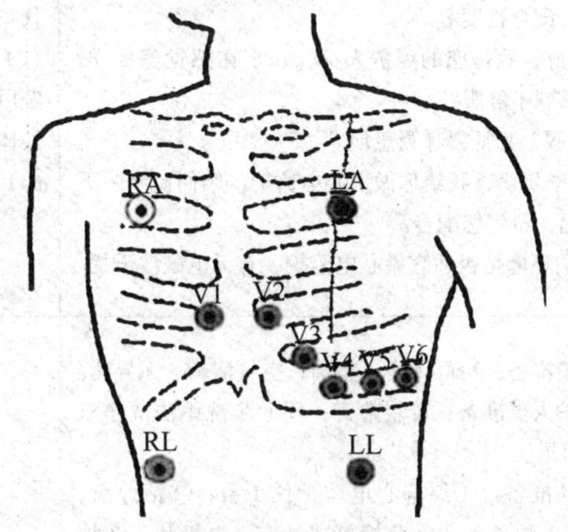

图 1-1-3-1　常用的心电监护导联电极位置展示

2. 波形的选择

（1）优选单项波，清晰导联。

（2）选取振幅适宜、主波向上的导联。

（3）及时去除干扰因素，慎用滤波功能。

（4）合理使用起搏器功能。

三、给老年人使用心电监护仪的护理要点

（1）根据老年人病情，协助老年人取平卧位或半卧位。

（2）在监护中出现报警，如示波屏上显示一条线或血氧饱和度不显示，可考虑：①是否电源线发生故障，或是老年人心搏停止；②是否电极或探头脱落。

（3）首先观察老年人的情况，心率过快是否与液体速度过快、发热或全身躁动有关，心率过慢是否与呼吸暂停或呼吸浅慢有关。

（4）密切观察心电图波形，必要时记录，及时处理干扰和电极脱落。

（5）定期观察老年人贴电极片处的皮肤，定时更换电极片和电极片位置。

（6）对躁动老年人，应当固定好电极和导线，避免电极脱位以及导线打折缠绕。

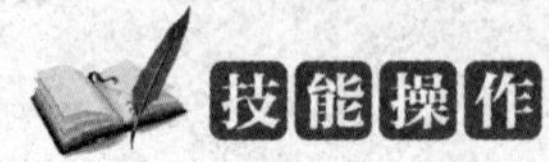

技能操作

心电监护仪的使用

一、操作规程

步骤	流程	操作步骤	备注
步骤 1	操作前评估	(1) 站在床前，身体前倾，微笑面对老年人，核对医嘱、对照床头卡核对老年人姓名、床号。 (2) 注意老年人的意识、脉搏、心率、口唇颜色、皮肤情况、配合程度等。 “李奶奶好，我是您的照护人员，您现在感觉怎么样？有没有感到不舒服？” “是不舒服，我觉得呼吸急促。” “别着急李奶奶，我给你做上心电监护，咱们监测一下看看情况，希望您配合。” (3) 评估环境是否适宜做心电监护，有无电磁波干扰	(1) 胸前贴电极片处的皮肤有无伤口、水疱及红肿、皮疹。 (2) 必要时剃去局部毛发；指/趾甲有无涂指甲油、手指温度；肢体活动情况；有无酒精（乙醇）过敏史
步骤 2	工作准备	(1) 环境准备：房间干净、整洁；空气清新、无异味。 (2) 照护人员准备：着装整齐；用七步洗手法洗净双手，戴口罩。 (3) 物品准备：①综合心电监护仪 1 台；②治疗盘，内备：75%的乙醇、无菌棉签或纱布、电极片；③护理记录单、医嘱单、笔、弯盘；④必要时备电源插座 1 个；⑤医疗垃圾桶、生活垃圾桶	—
步骤 3	沟通核对	(1) 将护理推车摆放在床头。 (2) 再次核对房间号、床号、姓名、性别。 (3) 核对饮食种类和量。 (4) 向老年人告知准备进行心电监护，取得老年人配合	态度和蔼，语言亲切
步骤 4	操作过程	(1) 协助老年人取平卧位或半卧位。 (2) 连接电源，打开监护仪开关，检查监护仪功能及导线连接是否正常。 (3) 拉隔帘，用酒精纱布清洁患者皮肤及指甲，保证电极与皮肤表面接触良好。 (4) ①测血氧饱和度：将血氧饱和度传感器正确安放于老年人手指或足趾或耳郭处，使其光源透过局部组织，保证接触良好。②测心率：将电极片连接至监护仪导联线上，按照监护仪标识要求贴于老年人胸部正确部位，	(1) 向老年人解释并安置体位。 (2) 注意老年人反应及沟通

续 表

步骤	流程	操作步骤	备注
步骤 4	操作过程	避开伤口、避开除颤部位；如有起搏器植入，避开起搏器 10cm，注意保护老年人隐私。③测血压：暴露测血压部位，驱尽袖带内空气，在袖带下缘距肘窝 2～3cm 处将袖带平整无折缠于上臂中部，袖带松紧以插入一指为宜，启动测压按钮，测压后协助老年人取舒适卧位，整理床单位。 (5) 根据病情设置相应合理的报警界限，保证监测波形清晰、无干扰	
步骤 5	心电监测	(1) 监测期间注意观察局部皮肤及指甲情况；必要时更换电极片、血氧饱和度传感器位置与测血压肢体。 (2) 协助老年人取舒适体位，再次核对床号、姓名，感谢老年人配合	—
步骤 6	整理用物	(1) 物品分类处理。 (2) 洗手，在治疗单（医嘱单）签执行时间与全名；在护理记录单上记录监测日期、时间与心率、心律、血压、血氧饱和度各项数值	—
步骤 7	停用监护仪	(1) 停用监护仪时，先向老年人说明原因，取得合作；监测血压，记录生命体征。 (2) 先关机，断开电源，再取下电极片及导线；清洁局部皮肤，协助老年人取舒适体位	观察贴电极片处皮肤有无皮疹、水疱等
步骤 8	整理用物	(1) 将电极片、纱布放入医疗垃圾桶内；监护仪导线用酒精纱布擦拭后备用，监护仪主机与显示屏用清洁纱布擦拭后悬挂备用盘。 (2) 洗净双手；记录停用日期、时间	—
注意事项		(1) 根据老年人病情，协助老年人取平卧位或半卧位。 (2) 放置电极片时，应避开伤口、瘢痕、中心静脉插管、起搏器及电除颤时电极板的放置。 (3) 在使用过程中要排除干扰，其他电器与监护仪要有一定距离。监护仪要离墙放置	

二、操作风险点

1. 触电：确保电源连接、传感器的连接体位和接触良好、老年人准备及状态等全过程稳定、安全、可靠。防止触电事件发生。

2. 皮肤过敏：贴电极部位皮肤过敏，有局部皮肤瘙痒、皮疹、水疱等情况出现。

三、操作关键点

1. 操作前做好评估与沟通，取得老年人及其家属的配合。

2. 心电监护前，要充分评估老年人贴电极片处的皮肤有无伤口、水疱及红肿、皮疹。

3. 为了确保监测的准确性，电极片安置部位要准确，血压计袖带要松紧合适。

4. 每日定时回顾老年人 24 小时心电监测情况，必要时记录。正确设定报警界限，不能关闭报警声音。

5. 停机时，先向老年人解释说明，取得合作后关机，断开电源。

单元 4　老年人呼吸的测量

案例导入

李爷爷，65 岁，慢性阻塞性肺疾病 6 年，高血压病 3 年，9 天前以“咳嗽、咳痰、发热”入院，诊断为“肺炎”，经住院治疗 1 周后出院。今晨起出现咳嗽、气短、咳白色黏痰，前往照护中心寻求帮忙。请照护人员为李爷爷测量呼吸。

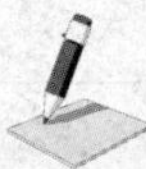

教学目标

1. 掌握呼吸的测量方法。
2. 熟悉正常呼吸及其生理性变化。
3. 熟悉老年人异常呼吸的观察及照护。
4. 能正确为老年人测量呼吸。

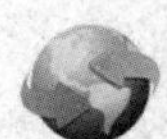

思政目标

在为老年人照护过程中，谨记“以老年人为中心”的服务理念。

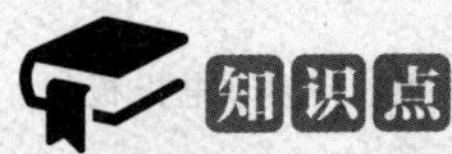

知识点

照护人员通过准确测量老年人呼吸可以了解老年人呼吸系统状况，以满足老年人的生理需要。

一、正常呼吸及生理性变化

（一）呼吸过程

呼吸的全过程由外呼吸、气体运输、内呼吸三个相互关联的环节组成。

（1）外呼吸（肺呼吸）是指外界环境与血液之间在肺部进行的气体交换，包括肺通气和肺换气两个过程。

（2）气体运输是指通过血液循环将氧气由肺运送到组织细胞，同时将二氧化碳由组织细胞运送到肺的过程。

（3）内呼吸即组织换气，是指血液与机体各组织、细胞之间的气体交换。

（二）正常呼吸及生理性变化

1. 正常呼吸

正常成人在安静状态下呼吸频率为16~20次/分钟，节律规则，呼吸运动均匀，无声且不费力。通常男性和儿童多采用腹式呼吸，女性多采用胸式呼吸。正常情况下呼吸与脉搏的比例为1∶4。

2. 生理性变化

呼吸可随年龄、运动、情绪等因素的影响而发生频率和深浅度的改变。

二、老年人异常呼吸的观察及照护

（一）异常呼吸的观察

1. 频率异常

呼吸频率异常，包括呼吸过速及呼吸过缓。

2. 深度异常

呼吸的深浅依据气体交换量高于或低于正常而定。

（1）深度呼吸：又称库斯莫呼吸，是一种深而规则的呼吸，可伴有鼾音。常见于糖尿病酮症酸中毒和尿毒症酸中毒等老年患者。

（2）浅快呼吸：是一种表浅而不规则的呼吸，有时呈叹息样。常见于呼吸肌麻痹、肺与胸膜疾病、肋骨骨折、严重腹胀、腹水者，也可见于濒死的老年患者。

3. 节律异常

（1）潮式呼吸：又称陈-施呼吸，是一种周期性的呼吸异常，周期30~120秒。其特点是：开始时呼吸浅慢，以后逐渐加深加快，达高潮后又逐渐变浅变慢，然后呼吸暂停5~30秒，又开始重复以上的周期性变化，其呼吸运动如潮水涨落般起伏，故称潮式呼吸。常见于中枢神经系统疾病，如脑炎、脑膜炎、颅内压增高及安眠药中毒等。

（2）间断呼吸：又称毕奥呼吸。表现为呼吸与呼吸暂停现象交替出现。其特点是有规律地呼吸几次后，突然停止呼吸，间隔一个短时期后又开始呼吸，如此反复交替。预后更为不良。常见于颅内病变或呼吸中枢衰竭的老年患者，在临终前发生。

（3）点头呼吸：又称胸锁乳突肌呼吸。在呼吸时，头随呼吸上下移动，老年患者已处于昏迷状态，是呼吸中枢衰竭的表现。

（4）叹气样呼吸：一段正常呼吸节律中插入一次深呼吸，常伴有叹气声。偶然的一次叹气是正常的，可以扩张小肺泡。多见于精神紧张、神经症的老年患者。

4. 声音异常

（1）蝉鸣样呼吸：吸气时有一种高调似蝉鸣样的音响，多因细支气管、小支气管阻塞，使空气吸入发生困难所致。常见于喉头水肿、痉挛、喉头异物等的老年患者。

（2）鼾声呼吸：呼吸时发出一种粗大的鼾声。由于气管或支气管内有较多的分泌物蓄积所致。常见于昏迷老年患者，也可见于睡眠呼吸暂停综合征的老年患者。

5. 形态异常

（1）胸式呼吸减弱，腹式呼吸增强：正常女性老年人以胸式呼吸为主。当肺、胸膜或胸壁的疾病产生剧烈疼痛时，均可使胸式呼吸减弱，腹式呼吸增强。

（2）腹式呼吸减弱，胸式呼吸增强：正常男性老年人以腹式呼吸为主。当腹膜炎、大量腹水、肝脾极度肿大、腹腔内巨大肿瘤等使膈肌下降受限，可出现腹式呼吸减弱，胸式呼吸增强。

6. 呼吸困难

根据临床表现可分为以下三种。

（1）吸气性呼吸困难：其特点为吸气费力，吸气时间显著长于呼气，辅助呼吸肌收缩增强，出现明显的三凹征（即吸气时胸骨上窝、锁骨上窝、肋间隙出现凹陷）。主要原因是上呼吸道部分梗阻，气流吸入不畅，导致肺内负压极度增高所致。常见于喉头水肿或气管、喉头异物等。

（2）呼气性呼吸困难：其特点为呼气费力，呼气时间显著长于吸气。主要原因是下呼吸道部分梗阻，气流呼出不畅所致。常见于支气管哮喘、阻塞性肺气肿等。

（3）混合性呼吸困难：其特点为吸气和呼气均感费力，呼吸频率快而表浅。主要原因是广泛性肺部病变使呼吸面积减少，影响换气功能所致。常见于重症肺炎、广泛性肺纤维化、气胸、大量胸腔积液、大面积肺不张等。

（二）异常呼吸老年人的照护

1. 监测呼吸

观察老年人呼吸频率、节律的变化，有无咳嗽、咳痰、咯血、发绀、呼吸困难等症状与体征。

2. 改善环境

调节室内温度和湿度，注意保持室内空气清新、湿润，以减少呼吸道不适感。提供安静、舒适、整洁的环境，以利于老年人休息，减少耗氧量。

3. 气道通畅

及时清除呼吸道分泌物，指导老年人有效咳嗽，进行体位引流，对痰液黏稠者给予雾化吸入以稀释痰液。必要时吸痰，保持呼吸道通畅。

4. 协助治疗

根据医嘱给药，给予氧气吸入或使用呼吸机，提高动脉血中的氧含量，促进气体交换，以改善老年人呼吸困难。

5. 饮食照护

提供足够的营养和水分，选择易于咀嚼和吞咽的食物，记录 24 小时出入量，指导老年人进餐不宜过饱，避免产气食物，以免膈肌上抬，影响呼吸。

6. 健康教育

指导老年人戒烟限酒，养成规律的生活习惯；教会老年人缩唇呼吸、腹式呼吸等呼吸训练的方法。

三、为老年人测量呼吸护理要点

（1）向老年人及其家属解释测量呼吸的目的、方法及注意事项，取得老年人配合。

（2）给老年人测量呼吸前，评估有无影响呼吸的因素存在，如剧烈活动、情绪波动等。

（3）由于呼吸受意识影响，在给老年人数呼吸次数时应不使老年人察觉。

（4）呼吸微弱或危重者，可用少许棉花置于鼻孔前，观察棉花被吹动的次数，数1分钟。

（5）给老年人测呼吸的同时应观察呼吸的深浅度、节律、有无异常声音等，准确评估老年人的整体呼吸状况。

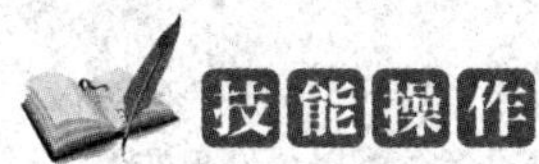

为老年人测量呼吸

一、操作规程

步骤	流程	操作步骤	备注
步骤1	操作前评估	（1）站在床前，身体前倾，微笑面对老年人，核对医嘱，对照床头卡核对老年人姓名、床号。 （2）评估老年人的神志、病情、配合程度，是否需工作人员协助或予保护性约束。 “李爷爷您好，我是您的照护人员，您现在感觉怎么样？有没有哪里不舒服？” “感觉头疼，有点咳嗽。” “好的，李爷爷，接下来我给您测量一下脉搏和呼吸，希望您配合。” “李爷爷，在30分钟内您有没有做过剧烈运动？有没有吃过饭？有没有喝过热水？”	—
步骤2	工作准备	（1）环境准备：房间干净、整洁、安静；温度适宜、光线充足。 （2）照护人员准备：着装整齐；用“七步洗手法”洗净双手，戴口罩。 （3）物品准备：治疗盘内备秒表、记录本、笔、棉签（必要时）	—
步骤3	沟通核对	（1）将护理推车摆放在床头。 （2）再次核对房间号、床号、姓名、性别。 （3）向老年人告知即将进行测量，取得老年人配合 “李爷爷，测量脉搏的物品我已经准备好了，下面将给您进行脉搏和呼吸测量，您配合我一下，好吗？”	态度和蔼，语言亲切

续 表

步骤	流程	操作步骤	备注
步骤 4	摆放体位	协助老年人取合适体位。 “李爷爷，为了更方便给您测量脉搏和呼吸，您看您是躺着还是坐着测?” “躺着吧。” 协助老年人卧位	注意老年人反应及沟通
步骤 5	测量呼吸	(1) 照护人员将手放于老年人的诊脉部位似诊脉状，观察老年人的胸、腹起伏状况。 (2) 以一起一伏为 1 次呼吸，计数 30 秒，结果乘以 2 即得呼吸频率。同时观察呼吸的节律、性质、声音、形式、深浅，有无特殊气味，呼吸运动是否对称等	呼吸异常者应测 1 分钟；呼吸微弱或危重者，可用少许棉花置于鼻孔前，观察棉花被吹动的次数，数 1 分钟
步骤 6	整理用物	(1) 协助老年人取舒适体位，整理用物及床单位。 “李爷爷，我已经给您测量完了脉搏和呼吸，都在正常范围内，您不用担心。” (2) 洗手，将呼吸值（次/分钟）准确记录在记录本上	—
注意事项		(1) 呼吸的快慢受精神因素影响很大，在测量呼吸前应让老年人处于安静状态。 (2) 测量呼吸前如有剧烈运动、情绪激动等情况，应安静休息 20~30 分钟后再测量。 (3) 在测量时，要注意呼吸的深浅、节律和有无呼吸困难等症状。 (4) 数呼吸时应注意，女性以胸式呼吸为主，男性以腹式呼吸为主	

二、操作关键点

1. 操作前做好评估与沟通，取得老年人配合。

2. 测呼吸时保证老年人体位舒适。

3. 测呼吸时应转移老年人的注意力，使其处于自然呼吸状态，以保持测量的准确性。

4. 向老年人及家属解释呼吸监测的重要性，学会正确测量呼吸的方法。

单元 5 协助老年人吸氧（鼻导管、面罩）

案例导入

刘爷爷，65 岁。发热 3 天，今晨起呼吸困难。查体：体温 39℃，脉搏 110 次/分钟，呼吸 28 次/分钟，血压 140/89mmHg。双肺闻及细湿啰音及管状呼吸音。胸部 X 线检查显示：双肺可见密度增高的大片状阴影。临床诊断为急性呼吸窘迫综合征。医嘱：给予刘爷爷氧疗。请照护人员协助刘爷爷吸氧。

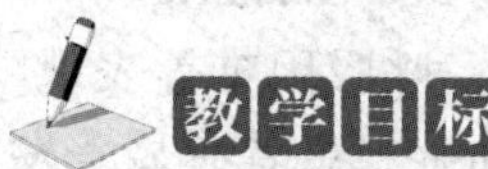

1. 掌握氧疗的指征及方法。
2. 熟悉缺氧的类型。
3. 熟悉氧疗的作用和种类。
4. 能协助老年人吸氧（鼻导管、面罩）。

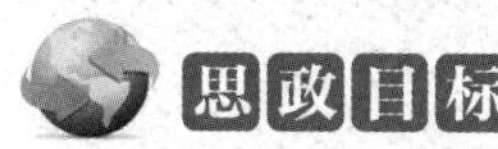

注重人文关怀，以人为本。

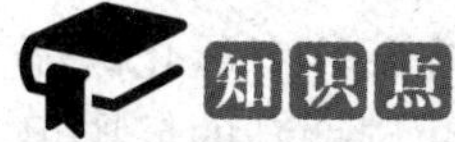

临床上以供给患者氧气，通过提高吸入气中氧分压的方法，提高动脉血氧分压和动脉血氧饱和度，增加动脉血氧含量，纠正由各种原因导致的缺氧状态，促进组织新陈代谢，维持机体生命活动的治疗方法，称为氧气疗法，简称氧疗。

一、缺氧的类型和氧疗的作用

缺氧按发病原因不同可分为四种类型，氧疗的作用也不尽相同。氧疗对低张性缺氧疗效最好，临床上应用最广泛。

1. 低张性缺氧

由于吸入气体中氧分压过低，肺泡通气不足，气体弥散障碍，静脉血分流入动脉而引起的缺氧。常见于高山病、慢性阻塞性肺疾病、先天性心脏病等。

2. 血液性缺氧

由于血红蛋白数量减少或性质改变，造成血氧含量降低或血红蛋白结合的氧不易释放所致。常见于严重贫血、一氧化碳中毒、高铁血红蛋白症等。通过吸入高浓度的氧或纯氧可增加血浆中溶解的氧量，从而提高向组织的供氧。

3. 循环性缺氧

由于动脉血灌注不足、静脉回流障碍引起的缺氧。常见于心力衰竭、休克、大动脉栓塞等。对此型缺氧应加强病因治疗，给予高浓度的氧吸入。

4. 组织性缺氧

由于组织细胞不能充分利用氧而导致用氧障碍性的缺氧。此型缺氧可通过氧疗提高血浆和组织之间的氧分压的梯度，氧向组织的弥散增加，但疗效有限。

二、氧疗的指征

是否给予氧疗主要依据血气分析的结果和患者的临床表现。动脉血氧分压（PaO_2）和血氧饱和度（SaO_2）是反映缺氧的敏感指标，是决定是否给氧的重要依据。当 PaO_2>50mmHg（6.67kPa）、SaO_2>80%时，属轻度低氧血症，如果无发绀，一般不需氧疗；如果有呼吸困难，可给予低浓度的氧吸入。当 PaO_2 在 30～50mmHg（4～6.67kPa）、SaO_2 在 60%～80%时，属中度低氧血症，患者有发绀、呼吸困难等表现，需氧疗。当 PaO_2<30mmHg（4kPa）、SaO_2<60%时，属重度低氧血症，患者有显著发绀、呼吸极度困难，是氧疗的绝对适应证。

三、氧疗的种类

动脉血二氧化碳分压（$PaCO_2$）是评价通气状态的指标，是决定以何种方式给氧的重要依据。临床上根据吸入氧浓度将氧疗分为低浓度氧疗、中等浓度氧疗、高浓度氧疗、高压氧疗四类。

氧浓度和氧流量的关系为：

吸氧浓度（%）=［21+4×氧流量（L/min）］×100%

1. 低浓度氧疗

低浓度氧疗又称控制性氧疗，吸氧浓度低于 40%。应用于低氧血症伴二氧化碳潴留的患者，如慢性阻塞性肺疾病和慢性呼吸衰竭，呼吸中枢对二氧化碳增高的反应很弱，呼吸的维持主要依靠缺氧刺激外周化学感受器。

2. 中等浓度氧疗

吸氧浓度为 40%～60%。主要用于有明显通气/灌流比例失调或显著弥散障碍的患者，特别是血红蛋白浓度很低或心输出量不足者，如肺水肿、心肌梗死、休克等。

3. 高浓度氧疗

吸氧浓度在 60%以上。应用于单纯缺氧而无二氧化碳潴留的患者，如成人型呼吸窘迫综合征、心肺复苏后的生命支持阶段。

4. 高压氧疗

高压氧疗指在特殊的加压舱内，以 2～3kg/cm^2 的压力给予 100%的氧吸入。主要适用于一氧化碳中毒、气性坏疽等。

四、协助老年人吸氧的用物

（一）供氧装置及使用方法

1. 氧气筒、氧气表装置

此为临床最常用的一种装置（见图 1-1-5-1）。

（1）氧气筒：是一柱形无缝钢筒，筒内可耐高压达 150kg/cm^2（相当于 15MPa），容积为 40L，能容纳氧 6000L。①总开关：在筒的顶部，有一个总开关，可控制氧气的放出。使用时，将总开关沿逆时针方向旋转 1/4 周，即可放出足够的氧气；不用时，沿顺时针方向将总开关旋紧。②气门：在氧气筒颈部的侧面，有一气门和氧气表相通，是氧气自筒中输出的通道。

（2）氧气表：由以下几部分组成。

①压力表。从表上的指针可测知筒内氧气的压力，以 MPa（kg/cm^2）表示。

②减压器。是一种弹簧自动减压装置，将氧气筒内输出氧气的压力减至 2～3kg/cm^2，使流量平稳，保证安全。

③流量表。用来测量每分钟氧气的流出量，浮标上端平面所指刻度即为氧流量，

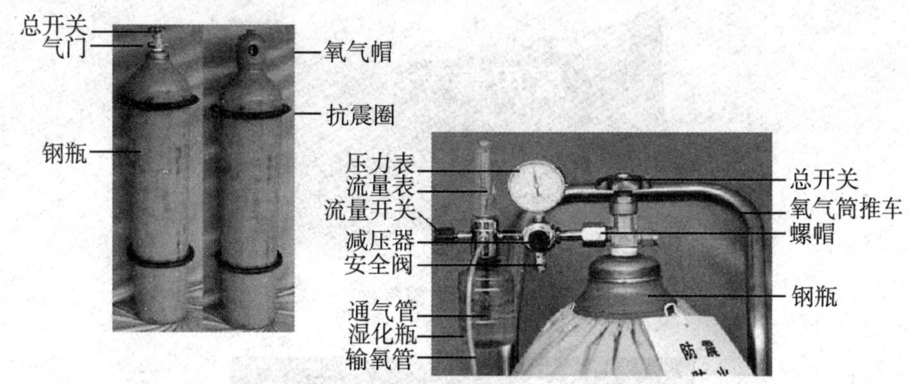

图 1-1-5-1　氧气筒、氧气表装置

用 L/min 表示。

④湿化瓶。湿化氧气，以免呼吸道黏膜被干燥气体刺激。瓶内装 1/3～1/2 蒸馏水或冷开水，通气管浸入水中，湿化瓶出口和出气橡胶管相连。

⑤安全阀。当氧流量过大、压力过高时，安全阀内部活塞自行上推，使过多的氧气由四周小孔流出，以确保安全。

氧气筒、氧气表使用方法如下。

装表法：将氧气表装在氧气筒上，以备急用。

①吹尘：将氧气筒置于架上，沿逆时针方向旋转总开关将其打开，使小量气体从气门流出，随即迅速关好总开关，以达到清洁该处的目的，避免灰尘吹入氧气表内。

②装氧气表：将表的旋紧螺帽与氧气筒气门处的螺丝接头衔接，用手沿顺时针方向初步旋紧，然后将表稍向后倾，再用扳手旋紧，使氧气表直立，检查有无漏气。

③接湿化瓶：检查氧气流出是否通畅，有无漏气，关紧流量开关，推至病室待用。

卸表法：

①将总开关旋紧，打开流量开关放出余气，再关流量开关。卸下湿化瓶。

②一手拿表，一手用扳手将表的螺帽以逆时针方向旋转然后用手完全旋松，将表卸下。

2. 中心供氧装置

医院氧气集中由供应站负责供给，设管道至病房、门诊、急诊。供应站有总开关控制，各用氧单位配氧气表，打开流量表即可使用。此法迅速、方便。

3. 氧气枕

为一长方形的橡皮枕，枕的一端连接橡胶管，其上有调节器调节流量（见图 1-1-5-2）。

（二）吸氧方式

1. 鼻导管给氧法

（1）单侧鼻导管给氧法：指将一根细鼻导管插入一侧鼻孔，经鼻腔到达鼻咽部，末端连接氧气的供氧方法，两侧鼻腔可交替使用（见图 1-1-5-3）。

（2）双侧鼻导管给氧法：将双侧鼻导管插入鼻孔内约 1cm，导管固定稳妥即可（见图 1-1-5-4）。

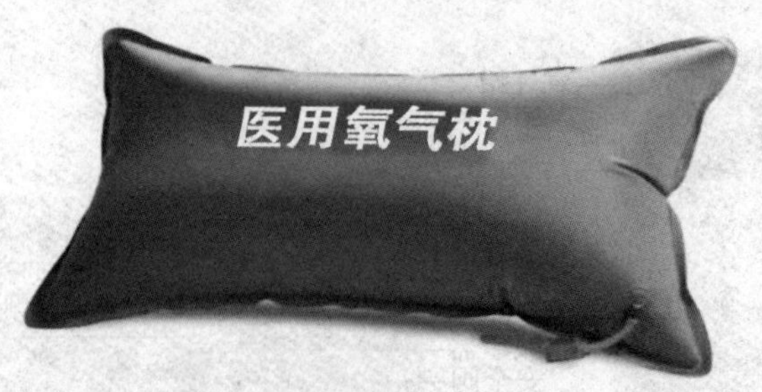

图 1-1-5-2　氧气枕

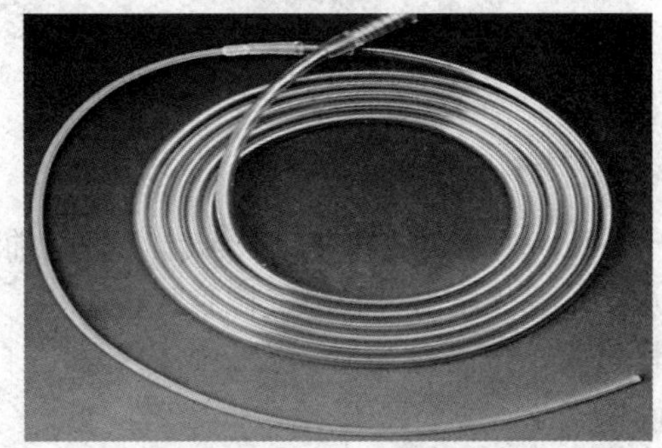

图 1-1-5-3　单侧鼻导管

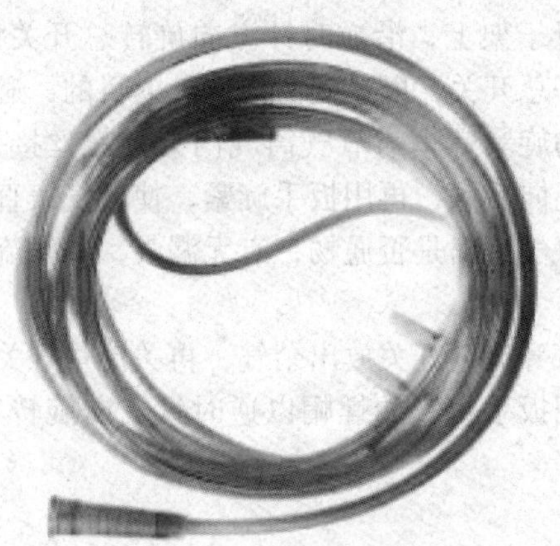

图 1-1-5-4　双侧鼻导管

2. 面罩法给氧法

将面罩置于患者的口鼻部供氧，氧气自下端输入，呼出的气体从面罩两侧孔排出。由于口、鼻部都能吸入氧气，效果较好。适用于病情较重、氧分压明显下降的患者。给氧时，必须有足够的氧流量，一般需 6~8L/min（见图 1-1-5-5）。

五、协助老年人吸氧护理要点

（1）向老年人及其家属解释吸氧的目的、方法及注意事项，取得老年人配合。

（2）按照老年人的缺氧情况选择合适的吸氧方式（鼻导管或面罩）。

（3）协助老年人吸氧前要评估老年人意识状态、缺氧情况以及鼻腔有无炎症、肿

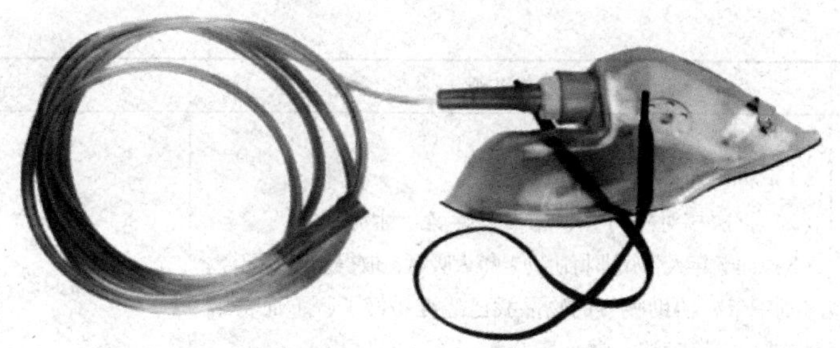

图 1-1-5-5　给氧面罩

胀、出血、鼻中隔偏曲等情况。

（4）协助老年人吸氧前要评估用氧环境是否安全，有无明火。

（5）使用单侧鼻导管吸氧时，鼻导管的插入长度为老年人鼻尖至耳垂的 2/3；使用双侧鼻导管吸氧时，将双侧鼻导管插入鼻孔内约 1 厘米。

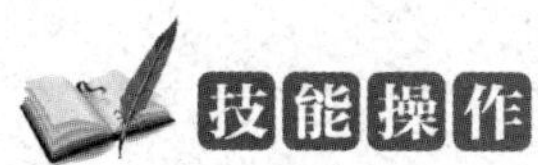

技能操作

协助老年人吸氧（鼻导管、面罩）

一、操作规程

步骤	流程	操作步骤	备注
步骤 1	操作前评估	（1）站在床前，身体前倾，微笑面对老年人，核对医嘱，对照床头卡核对老年人姓名、床号。 （2）评估老年人的意识状态、治疗情况、心理状态、配合程度，鼻腔有无炎症、肿胀、出血、鼻中隔偏曲等情况。向老年人解释吸氧的目的、方法、注意事项及配合要点。 “刘爷爷您好，我是您的照护人员，您现在感觉怎么样？有没有哪里不舒服？” “感觉憋得慌，气不够喘。” “好的，刘爷爷，接下来我协助为您吸氧，吸氧之后您就会感觉好多了，希望您配合。” （3）评估用氧环境是否安全，有无明火	—
步骤 2	工作准备	（1）环境准备：房间干净、整洁、安静；温度适宜、光线充足。 （2）照护人员准备：着装整齐；用“七步洗手法”洗净双手，戴口罩。 （3）物品准备：治疗盘内备输氧管、鼻导管、氧气表、小药杯（内盛冷开水）、纱布、弯盘、棉签、扳手、胶布、安全别针、输氧卡、记录笔	—

续 表

<table>
<tr><th>步骤</th><th>流程</th><th>操作步骤</th><th>备注</th></tr>
<tr><td>步骤 3</td><td>沟通核对</td><td>（1）将护理推车摆放在床头。
（2）再次核对房间号、床号、姓名、性别。
（3）向老年人告知即将协助老年人吸氧，取得老年人配合。
“刘爷爷，协助吸氧的物品我已经准备好了，下面将给您进行吸氧疗法，请您配合我一下，好吗？”
“好的。”</td><td>态度和蔼，语言亲切</td></tr>
<tr><td>步骤 4</td><td>摆放体位</td><td>协助老年人取合适体位。
“刘爷爷，为了更方便给您吸氧，您看您是躺着还是坐着？”
“坐着吧，坐着舒服。”
协助老年人半坐卧位</td><td>注意老年人反应及沟通</td></tr>
<tr><td rowspan="3">步骤 5</td><td rowspan="3">协助吸氧</td><td>（1）检查：氧气筒及氧气表装置是否完好。
（2）冲气门：逆时针旋转 1/4 周打开总开关，使小量气体从气门冲出，随即关总开关。
（3）装表：左手持氧气表稍后倾，表的旋紧螺帽与氧气筒的螺丝接头衔接，右手初步旋紧后用扳手旋紧，使氧气表直立于氧气筒上，检查有无漏气。
（4）连湿化瓶：通气管浸入液面下，湿化瓶接氧气表</td><td rowspan="3">（1）避免浮尘吹入氧气表内。装表口诀：一吹（尘）、二上（表）、三紧（拧紧）、四查（检查）。
（2）将氧气湿化，减少对呼吸道的刺激，同时检查鼻腔有无分泌物堵塞及异常。
（3）老年人鼻尖至耳垂的 2/3，做标记。
（4）固定要松紧适宜，防止因导管太紧引起皮肤破损。
（5）面罩大小合适，松紧适度</td></tr>
<tr><td>鼻导管法：
（1）将鼻导管与湿化瓶出口相接。
（2）检查：打开总开关和流量开关，检查氧气流出是否通畅，有无漏气及全套装置是否适用，关流量开关。
（3）核对：老年人床号、姓名。
（4）清洁：用湿棉签清洁、湿润鼻腔。
（5）根据缺氧程度调节氧流量。
（6）测插管长度。
（7）湿润鼻导管。
（8）插管：将鼻导管轻柔插入一侧鼻腔。
（9）固定：鼻导管用胶布固定于鼻翼及面颊部</td></tr>
<tr><td>面罩法：
（1）将面罩与湿化瓶出口相接。
（2）检查：打开总开关和流量开关，检查氧气流出是否通畅，有无漏气及全套装置是否适用，关流量开关。
（3）核对：核对老年人床号、姓名。
（4）置氧气面罩于患者口鼻部，用松紧带固定好，面罩松紧合适，避免漏气</td></tr>
</table>

续　表

步骤	流程	操作步骤	备注
步骤6	整理用物	（1）记录给氧时间、氧流量、老年人的反应。 （2）协助老年人取舒适体位，整理用物及床单位。 “刘爷爷，我已经协助给您吸氧，您不用担心，一会儿就会感觉舒服了，您好好休息，有事情的话可以按呼叫铃。”	—
步骤7	观察	观察缺氧症状、实验室指标、供氧装置是否漏气及通畅、有无氧疗副作用	—
步骤8	拔管	（1）先分离鼻导管或面罩，再关流量开关，拔鼻导管。 （2）安置老年人于舒适体位，整理床单位，询问需求。 （3）关开关：先关总开关，再打开流量开关放出余气，关闭流量开关。 （4）卸表：卸下湿化瓶后卸表。 （5）用物处理。 （6）记录停氧时间，老年人的反应	防止操作不当，引起组织损伤。 卸表口诀：一关（总开关及流量开关）、二扶（氧气表）、三松（氧气筒与表连接处）、四卸（表）
注意事项		（1）用氧前，检查供氧装置有无漏气，是否通畅。 （2）严格遵守操作规程，注意用氧安全，切实做好“四防”：防震、防火、防热、防油。 （3）氧气筒内氧气勿用尽，压力表至少要保留0.5MPa，以免再充气时灰尘进入筒内引起爆炸。 （4）氧气筒应悬挂“满”或“空”的标志，以便及时储备，避免急救时搬错影响抢救速度	

二、操作风险点

1. 黏膜损伤：协助老年人吸氧，若插鼻导管过程中动作用力，可导致老年人鼻腔黏膜损伤。

2. 皮肤损伤：协助老年人吸氧时动作鲁莽，指甲过长或佩戴金属配饰划伤老年人皮肤；面罩过小、过紧，对面部皮肤造成损伤。

3. 坠床：协助卧床的老年人吸氧过程中未及时抬起床挡，造成老年人坠床。

三、操作关键点

1. 操作前做好评估与沟通，取得老年人配合。

2. 鼻导管插入过程中，动作轻柔，防止损伤老年人鼻腔黏膜。

3. 老年人吸氧结束，照护人员拔鼻导管时，应先分离鼻导管，再关流量开关，防止操作不当，引起组织损伤。

4. 协助老年人用面罩吸氧时，要评估面罩的大小是否合适，面罩的固定松紧适度。

单元6　为老年人排痰

案例导入

李爷爷，89岁，现入住养老院，既往有慢性支气管炎，行动主要借助轮椅，2周前因感冒继发支气管炎并加重，活动后气喘明显，痰液不易咳出。请照护人员为老年人翻身、叩背、排痰。

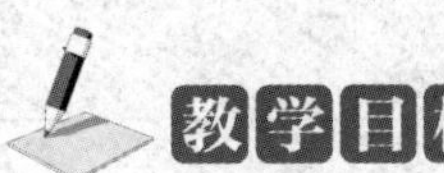

教学目标

1. 掌握为老年人翻身、叩背、排痰的操作流程。
2. 掌握翻身、叩背、排痰的操作关键点及注意事项。
3. 熟悉为老年人排痰的方法及实际应用。
4. 能为老年人进行翻身、叩背、排痰。

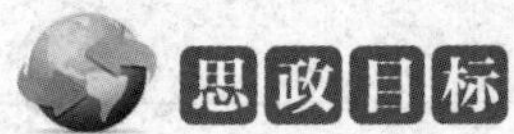

思政目标

促进医患关系和谐，培养学生对老年人的人文关怀。

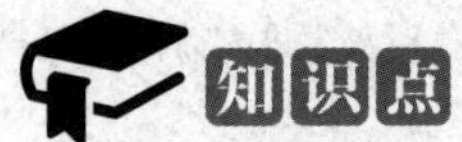

知识点

一、排痰相关知识及应用

（一）痰液的形成及排出

痰液是一种由呼吸道黏膜产生的分泌物，成分有黏液、异物、病原微生物，以及各种炎症细胞、坏死脱落的黏膜上皮细胞等。正常情况下，人体支气管黏膜中的杯状细胞会分泌黏液，而且每天也会有一定数量的支气管黏膜上皮细胞坏死、脱落，附着在黏液上，形成痰液。

当人体气道吸入粉尘等异物或细菌、病毒等病原微生物，就会刺激气道黏膜分泌增多，同时刺激炎症细胞对其产生吞噬作用，炎症细胞吞噬并包裹异物、病原微生物，排入气道后附着在气道分泌的黏液上形成痰液。这些痰液会通过气道的咳嗽反应及纤毛摆动，向上经口腔排出。

（二）排痰的主要目的及方法

（1）排痰的目的：旨在清除呼吸道分泌物，保持呼吸道通畅；促进呼吸功能，改善肺通气；控制感染，预防并发症的发生。

（2）排痰的方式：主要分为自主排痰、协助排痰、吸痰。

①自主排痰：自主排痰适用于咳嗽反射正常，有咳痰能力且痰液较易咳出的老年人。老年人因疾病或其他原因造成呼吸道痰液增多时，正常情况下可以通过纤毛摆动

将痰液移至喉部，从而刺激位于喉、气管和支气管的黏膜的感受器，促发咳嗽反射，引发咳嗽动作，将其排出体外。如痰液黏稠不易咳出时，可以通过多量饮水、服用化痰药物、雾化等措施将痰液稀释后，便于排出。

②协助排痰：若老年人咳嗽反射正常，有咳嗽动作，由于咳嗽力量不足、方法错误或痰液所在位置深且黏稠时，就需要协助排痰。可以通过有深呼吸有效咳嗽、胸部叩击、胸部震荡、体位引流等物理方法促使痰液排出体外。

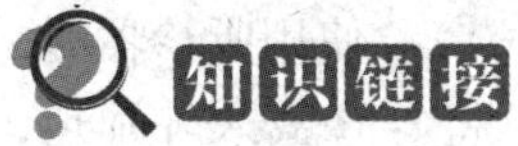

协助排痰的物理方法

1. 深呼吸及有效咳嗽指导方法：包括缩唇呼吸运动、随意呵欠运动、膈肌呼吸、腹式呼吸等，有效咳嗽需要配合深呼吸训练进行。

（1）缩唇呼吸运动：需要由鼻深吸气直到无法吸入，然后屏气1~2秒，通过缩唇的方式由口缓慢呼出，直到吐气完全排空，每天重复6~8次，每次持续10分钟，这种方法可以控制呼吸频率，使得更多的气体进入肺部。

（2）随意呵欠运动：每5~10分钟故意张嘴吸气一次，持续吸气5秒左右。

（3）膈肌呼吸：需要让照护人员将双手放置于训练者的腹部肋弓之下，同时还要用鼻吸气，吸气时腹部向外膨起顶住照护人员的双手，然后屏气1~2秒，使得肺泡完全张开。

（4）腹式呼吸：需要采取仰卧位，两腿略微弯曲使得腹肌松弛，之后一只手放于胸骨柄部，另一只手放于腹部，呼气时需要用力向上向内推压，促进腹肌收缩，深吸一口气至不能再吸入气体，憋气2秒，通过缩唇慢呼气的方式将气体吐出，指导腹部凹陷。

（5）有效咳嗽：需要采取坐位或者半卧位，咳嗽前要先缓慢深吸气、吸气后稍屏气片刻，然后躯体略向前倾，两侧手臂屈曲、手放于两侧胸的下部、内收并稍加压，咳嗽时腹肌用力收缩，将剩下的气体尽量地咳出。先轻咳几次，然后深吸一口气，屏气数秒后，短促用力地咳嗽1~2次，将痰液排出。

2. 胸部叩击：叩背排痰，是通过胸壁震动气道，使附着在肺、支气管内的分泌物脱落，经纤毛摆动使分泌物到达喉部，通过咳嗽排出体外。

3. 胸部震荡：临床上使用的电动排痰仪就是通过高频率的胸部或胸壁压缩，震动气道，使附着在肺、支气管内的分泌物脱落，协助痰液排出体外。禁忌为脑出血、颈部或脊柱损伤，胸部损伤、肋骨骨折等疾患的老年人实施胸部震荡和叩背。

4. 体位引流：使病肺处于高位，其引流支气管的开口向下，促使痰液借重力作用，顺体位引流气管咳出。

③吸痰：有些老年人因疾病导致咳嗽反射减弱或消失，需要即刻将痰液吸出，防止发生窒息的危险。吸痰是一项利用负压作用，经口腔、鼻腔、人工气道等将呼吸道的分泌物吸出的护理技术。其目的是清除呼吸道分泌物，保持呼吸道通畅，保证有效

通气，能够预防吸入性肺炎、肺不张、窒息等并发症。适用于年老体弱、危重、昏迷、麻醉未清醒前等各种原因引起的不能有效咳嗽且需排痰者。吸痰根据路径的不同可以分为经口腔吸痰法、经鼻吸痰法、经人工气道吸痰法三种方法。

二、协助排痰的主要用物

1. 听诊器

听诊器是医务工作者最常用的诊断工具之一，主要用于心、肺、动脉等的检查。听诊器主要是由听诊头、导音管、耳管三部分组成（见图 1-1-6-1）。使用听诊器时，应先看清耳管的方向，将听诊器的耳管向外拉，耳管向前倾斜，将耳管戴入外耳道，将耳管向前倾斜的角度与人体外耳道的方向一致，有利于声音的传导。听诊时应将听诊头放于所听部位的皮肤表面，并稍用力按压，以保证听诊头与皮肤紧密贴合，一方面可保证声音的良好传导，另一方面可避免听诊头与皮肤摩擦产生杂音。

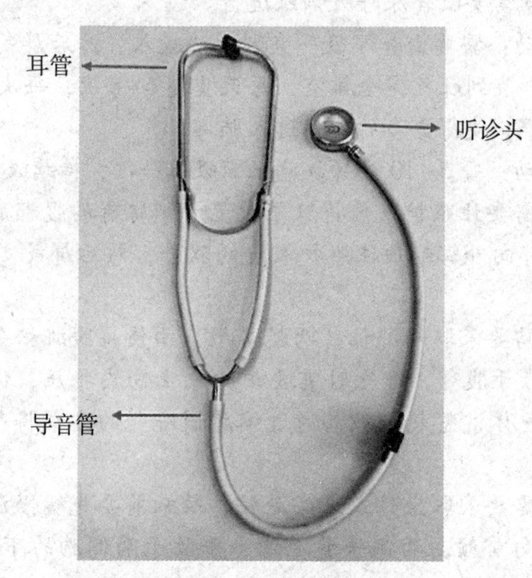

图 1-1-6-1　听诊器

2. 医疗垃圾桶

呼吸道感染患者咳出的痰液应按照医疗垃圾进行处理，可进行消毒液浸泡消毒（2000mg/L 含氯消毒剂）、焚烧或包裹在纸巾内放入医疗垃圾桶（见图 1-1-6-2）。按照医疗垃圾处理规范进行处置，防止环境污染或传染他人。

三、翻身、叩背、排痰的护理要点

（1）向老年人及其家属解释翻身、叩背、排痰的目的、方法及注意事项。取得同意后方可操作，昏迷患者做好评估后，摆放合适体位。

（2）听诊判断痰液所在部位，痰液黏稠的要提前做好雾化。

（3）为意识清楚的老年人进行翻身叩背排痰前，应先安抚老年人不要紧张，指导老年人学会自主咳嗽、深呼吸有效咳嗽，直至老年人完全掌握正确咳嗽的方法及要点。

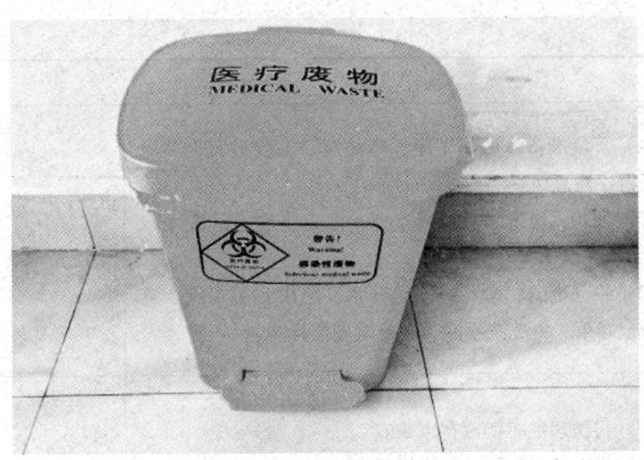

图 1-1-6-2 医疗垃圾桶

(4) 整理好老年人身上各种引流管，协助老年人向近侧翻身，检查皮肤情况，胸背部及脊柱有骨折、外伤、手术后的禁止行叩背排痰。

(5) 拍背时，用力手的手掌五指稍屈呈 120°，握成空杯状，由下向上，由外向内，以 120~180 次/分的频率，避开心脏、脊柱部位，拍 5~10 分钟，过程中观察老年人面色、呼吸等，并注意保暖。

(6) 对烦躁失智老年人进行翻身、叩背时，注意做好解释工作，取得老年人的信任和配合，必要时双人协助进行，确保排痰安全有效。

(7) 排出的痰液按医疗垃圾进行处置，照护人员做好自我防护及感染防控。

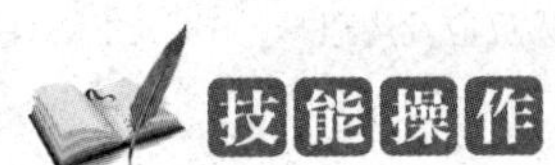

护理协助下为老年人排痰

一、操作规程

步骤	流程	操作步骤	备注
步骤 1	操作前评估	(1) 站在床前，身体前倾，微笑面对老年人，核对医嘱，对照床头卡核对老年人姓名、床号。 (2) 评估老年人的神志、病情、配合程度，是否需工作人员协助。评估老年人管路情况、咳嗽情况（痰液黏稠度，有无发热、憋喘、呼吸困难）、肢体活动情况，以及有无外伤、手术、皮肤损伤等。 “李爷爷您好，我是您的照护人员，您现在感觉怎么样？咳嗽好些了吗？有没有胸闷憋气的感觉？” “有痰咳不上来。” “别担心，我来给您拍拍背，痰就容易咳了。” “好的。”	—

续 表

步骤	流程	操作步骤	备注
步骤 2	工作准备	(1) 环境准备：房间干净、整洁温；湿度适宜，关闭门窗，注意保暖。 (2) 照护人员准备：着装整齐；用七步洗手法洗净双手，戴口罩。 (3) 物品准备：漱口杯、温开水、毛巾和餐巾纸、笔和记录单、免洗洗手液、必要时备痰标本盒	—
步骤 3	沟通核对	(1) 将护理推车摆放在床头。 (2) 再次核对房间号、床号、姓名、性别。 (3) 向老年人告知准备排痰，询问进食水时间，确定可以操作让老年人说明操作目的、方法及配合要点，取得老年人配合。 “李爷爷，您咳嗽一声我听听。” “像我这样做深呼吸 3 次，再屏气数 5 个数，用力地咳嗽 2 次试试，痰比较深，咱拍拍背，把痰震荡上来，就好咳了。”	态度和蔼，语言亲切
步骤 4	摆放体位	(1) 整理好老年人身上各个引流管，协助老年人向近侧翻身，检查皮肤。 (2) “我把床头摇高，方便您排痰。” 床头与床水平线呈 30°角，使老年人呈右侧卧位身体靠近照护人员	向老年人解释需摇高床头，注意老年人反应及沟通
步骤 5	叩背排痰	(1) 拍背手法：手掌五指稍屈呈 120°，握成空杯状。 (2) 拍背顺序、次数：由下向上，由外向内，每分钟拍 120~180 次。 (3) 拍背力度：空心掌以不引起患者疼痛为宜。 (4) 拍背时间：拍 5~10 分钟。 (5) 注意：拍背时避开（心脏、脊柱）拍背过程中观察老年人面色、呼吸等，并注意保暖	(1) 叩背时注意观察老年人反应，如有异常及时停止操作。 (2) 询问老年人感受，有痰需咳出时停止拍背，协助咳嗽咳痰
步骤 6	协助咳嗽咳痰	(1) 颌下垫毛巾，防止被褥污染。 (2) 按照有效咳嗽的方法指导老年人咳嗽咳痰。 (3) 将咳出的痰液用纸巾包裹放入垃圾桶内。 (4) 观察痰液的颜色、性质及量，有异常及时告知医生。 (5) 需要留取标本的按照要求留取标本，标记清楚及时送检。 (6) 排痰完毕，协助老年人漱口。 (7) 询问老年人咳痰后感受，观察老年人呼吸情况	—

续　表

步骤	流程	操作步骤	备注
步骤 7	整理用物	(1) 撤下毛巾，为老年人取舒适体位。 (2) 整理床单位，开窗通风。 (3) 床挡，桌面等有可能被分泌物飞溅污染的地方擦拭消毒。 (4) 洗手，准确记录排痰时间和痰液颜色、性质及量	—
注意事项		(1) 叩背排痰操作应在饭前或饭后至少半小时进行，防止操作致使食物反流，出现恶心、呕吐，甚至呛咳窒息的危险。 (2) 操作前，要注意检查叩背处皮肤，有破溃感染、外伤、骨折者禁止操作，还应避开心脏、脊柱部位。 (3) 叩背排痰最好在雾化吸入后进行。 (4) 痰液黏稠不易排出或咳嗽无力者，应及时告知医师，采取相应措施。 (5) 做好自身防护，为有传染性呼吸道疾病的老年人进行操作时，按相关要求采取合适防护措施。 (6) 排出的痰液根据病原体的特点做好无害化处理，防止环境污染。 (7) 老年人居住的房间应及时进行环境清洁与消毒，保持清洁无异味	

二、操作风险点

1. 误吸：进食水后不久进行操作，食物反流造成误吸。

2. 管道脱出：翻身时要整理好老年人身上留置的管路，防止牵拉脱出。

3. 外伤：操作手法不正确，力度过大过猛。

4. 头晕、头痛、心律失常：操作时未避开心脏、脊柱，导致不适。

5. 坠床：烦躁不安不配合者，要双人或多人协助进行操作，保障老年人安全，防止坠床外伤等危险。

三、操作关键点

1. 操作前，做好评估与沟通，确保老年人适宜进行排痰操作，做好自身防护。

2. 操作时，叩背排痰注意手法、顺序、部位，确保排痰有效且安全。

3. 排痰后，要确定排痰效果，如有问题及时告知医生处理。

4. 操作结束，要做好感染防控，环境物品进行清洁消毒，痰液按要求无害化处理。

单元 7　为老年人进行气管切开护理

案例导入

赵奶奶，78 岁，现入住养老院，老年人 2 个月前因脑梗死导致偏瘫卧床、吞咽困难、咳嗽无力，患坠积性肺炎，气管切开 2 个月，留置胃管 1 个半月。请照护人员为老年人进行气管切开护理。

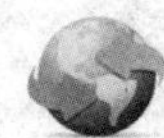

教学目标

1. 掌握为老年人进行气管切开护理的主要内容及操作流程。
2. 掌握气管切开护理的操作关键点及注意事项。
3. 熟悉气管切开的基本知识及观察要点。
4. 能为老年人进行气管切开护理。

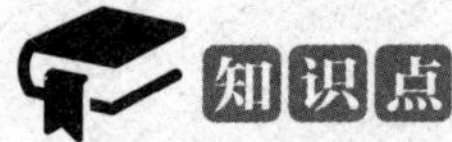

思政目标

注重人文关怀，以人为本。

知识点

一、气管切开的基本知识

1. 气管切开的概念及适应证

气管切开是一种常见的手术，主要目的是通过切开颈段气管前壁，放入金属气管套管或一次性气管切开插管，建立人工通道，以保障呼吸道通畅，保证通气。适用于喉源性呼吸困难、呼吸功能失常无法自行咳嗽咳痰者、需要长时间应用机械通气者，以及其他必需的情况。气管切开窦道的形成需要 1 周左右，在形成窦道之前，需要密切观察气切情况并做好相关护理，防止脱管、出血、皮下气肿、窒息、感染等术后并发症的发生。

2. 气管切开的护理要点

正常的呼吸道由上、下呼吸道组成。其中，上呼吸道指喉以上部分，具有过滤、加温、加湿空气的作用。建立人工气道后，由于失去了原本的防御功能，环境中的空气质量、管路的固定、加温加湿、通畅情况及预防感染等护理问题都会影响气管切开后的治疗效果。

（1）环境要求：气管切开老年患者所处的环境要符合以下标准。室内要宽敞明亮，通风良好，保持空气新鲜。室内温度 20~22℃，湿度 60%~70%，室内要求放置温湿度表，随时监测室内温湿度情况，根据不同季节采用不同的调节方法，如湿式拖地、洒水或使用空调、除湿机等，把温湿度控制在规定范围内。开窗通风 3~4 次/天，每次不少于 30 分钟，注意保暖避免对流风。有条件者可采用层流或空气消毒机进行消毒。定期监测空气内细菌浓度。

（2）妥善固定：使用一次性塑料气管切开插管时，需要进行气囊压力监测，气囊压力应维持在 25~30cmH_2O，每隔 6~8 小时测量气囊压，每次测量时充气压力宜高于理想值 2cmH_2O。人工气道气囊的基本作用是防止漏气和误吸，对于气管切开无须机械通气的老年患者，如果自主气道保护能力好，可将气囊完全放气或更换为无气囊套管即带有内套管的金属气管套管。寸带固定在颈部的松紧以能容纳 1 指为宜，防止套管脱出。

(3) 体位的要求：气管切开老年患者反复吸痰刺激，会造成环状括约肌不同程度的损伤及功能障碍，增加反流和误吸发生的可能。床头抬高30°~45°保持半卧位，可以降低呼吸机相关性肺炎及坠积性肺炎的发生率，还能加速老年患者胃排空，减少呛咳、反流、误吸等并发症，同时半卧位还可改善通气，增加组织供氧。配合翻身、拍背等，效果更佳。

(4) 充分湿化：气管切开术后，呼吸道正常的保温和保湿功能丧失，容易使气道分泌物变得黏稠，甚至形成痰痂，不易咳出，造成呼吸困难。此外，湿化不足会造成纤毛损伤，清除异物能力减低，引起呼吸道炎症。所以，气道湿化是防止和减少并发症、保持呼吸道通畅的一个重要措施。

在全身不失水的基础上进行气体湿化，保证吸入湿化的空气，环境湿度应保持50%~70%。合理的湿化能保证老年患者痰液稀薄，使其顺利吸出或咳出，人工气道内无痰栓，呼吸道通畅。通常可以选择加热型湿化器湿化法、湿热交换器、雾化吸入湿化法、气道内滴药、湿纱布覆盖法、喷雾器加湿法、气泡式湿化器湿化法、空气湿化法等方法进行湿化。

湿化液根据医嘱进行选择，有0.9%的氧化钠溶液、无菌蒸馏水、0.45%的氯化钠溶液、1.25%的碳酸氢钠溶液、药物等。

(5) 及时吸痰，保持气道通畅：做到按需吸痰，选择合适的吸痰管，严格无菌操作，按照操作标准进行吸痰，以保证有效通气，减少并发症的发生。

(6) 预防感染：①定期进行空气清洁消毒；②每日用1%的碘伏涂擦消毒切口处及周围皮肤，并更换无菌敷料，保持敷料清洁干燥，分泌物多时应随时更换；③不接呼吸机时可用单层纱布覆盖气管口，以湿化吸入气体并防止灰尘吸入；④使用一次性吸痰管和一次性手套，以减少交叉感染；⑤口腔护理每日4次，防止口腔溃疡和感染；⑥观察气管切开处及其周围皮肤，有红肿溃烂等感染迹象及时告知医师，怀疑感染发生时，应做痰培养和药敏试验。

(7) 其他：根据病情鼓励老年患者进食，告知老年患者进食不可过急，防止呛咳或误吸；备好纸、笔及提示板，以便与老年患者进行交流；做好老年患者心理护理。

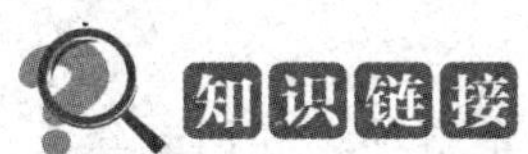

气管切开护理常规

1. 评估要点

(1) 呼吸困难和缺氧程度。

(2) 气管套管是否通畅，分泌物的性质、颜色及量。

(3) 气管套管周围皮肤分泌物的量及颜色。

(4) 气囊压力。

2. 护理内容

(1) 半卧位2小时进行一次翻身叩背排痰，不能自行咳出的按需吸痰，严格执行无菌操作，保持呼吸道通畅。

(2) 每日开窗通风，进行空气消毒，地面使用含氯消毒剂擦拭，保持室内空气清新，温湿度适宜。

(3) 清洁患者颈前手术区域的皮肤，保持局部清洁干燥。

(4) 妥善固定气管切开套管，检查套管气囊有无漏气，定时放气、充气、监测压力，压力维持在25~30cmH_2O，寸带及时更换，松紧度以能容纳一小指为宜。

(5) 密切观察有无出血、皮下气肿、气胸、感染等并发症的发生，发现异常情况及时上报。

(6) 每日给予气管切开伤口处消毒、换药，保持气切伤口周围皮肤清洁干燥。

(7) 遵医嘱给予气道湿化、雾化吸入。套管口处应覆盖1~2层潮湿无菌纱布或使用人工鼻等方法。

(8) 心理护理，利用纸、笔、小黑板等，进行有效沟通交流。

3. 健康指导

(1) 向老年患者及家属说明气管切开护理的操作目的及方法，取得配合。

(2) 及时询问老年患者自我感受，采用语言或非语言的方式与气管切开者进行有效沟通。

(3) 指导老年患者加强自我呼吸锻炼，争取早日拔管。

二、气管切开护理的主要用物

(1) 气管切开内套管。

(2) 气囊压力表：专门用作测量气管插管气囊压力的压力表，细管一端接充气阀，另一端接待测气囊外接口。

(3) 寸带：固定气管插管，气管切开套管的专用绑带。

(4) 消毒棉球：用碘伏浸泡过的无菌棉球，用作换药用。

(5) 敷料：既可以是一次性防渗出敷料，也可以用无菌纱布替代。

三、气管切开护理的操作要点

(1) 向老年人及其家属解释气管切开护理的目的、方法及注意事项。气切老年人须加强口腔护理，每天4次，密切观察气管切开后有无发生并发症。

(2) 妥善固定插管，防止意外拔管，烦躁老年人注意约束，每班须观察、记录插管情况。

(3) 严格按照无菌操作进行人工气道吸痰及切开处换药。

(4) 保持环境温湿度适宜，开窗通风，避免表面尘埃，定期消毒。

(5) 随时观察老年人呼吸情况，根据老年人痰液黏稠度，适时调整湿化方案。

(6) 做好老年人及家属的心理护理，通过健康教育让老年人及其家属了解气管切开相关知识，增强自我管理，配合治疗和护理，争取早日拔管。

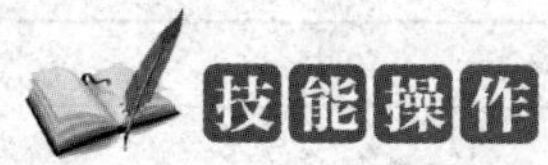

为老年人进行气管切开护理

一、操作规程

步骤	流程	操作步骤	备注
步骤1	操作前评估	(1) 站在床前，身体前倾，微笑面对老年人，核对医嘱、对照床头卡核对老年人姓名、床号。 (2) 评估老年人的神智、病情、配合程度、气管切开插管情况（气囊压力、套管有无脱出、窦道、感染、出血、皮下气肿等）、寸带情况（松紧、固定、有无压疮及皮肤磨损等）。 “奶奶您好，我是您的照护人员，待会儿咱们做气管切开护理。我先问您几个问题，我知道您不方便说话，您可以用点头或摇头来示意。” “奶奶这儿有什么不舒服吗？感觉紧不紧？周围的皮肤有疼痛或痒的感觉吗？呼吸还顺畅吗？” “咱们转一下头，好的。我准备一下，待会过来给您更换内套管、寸带及敷料，我会轻柔操作，请放心。”	(1) 意识清楚的老年人要做好沟通交流，注意老年人的感受。 (2) 特别注意管道的护理及皮肤观察
步骤2	工作准备	(1) 环境准备：房间干净整洁、光线明亮，温湿度适宜，消除表面尘埃，定期消毒通风。 (2) 照护人员准备：着装整齐；用“七步洗手法”洗净双手，戴口罩。 (3) 物品准备：一次性治疗盘内置：一次性换药碗3个（1个盛有碘伏棉球若干，1个盛有酒精棉球若干，1个放污物，金属套管的需备同型号内套管1个，镊子、弯钳各1把，Y形切口的无菌纱布或敷料1块、浸泡生理盐水的无菌纱布块若干或人工鼻），弯盘2个，换药用一次性洞巾，寸带，剪刀1把，一次性外科手套。笔、记录本、免洗洗手液	(1) 房间空气质量及湿度直接影响气切效果。 (2) 注意手卫生，严禁因手造成接触传染
步骤3	沟通核对	(1) 推治疗车至老年人床头。 (2) 再次核对房间号、床号、姓名、性别，向老年人告知准备进行气管切开护理。 (3) 询问老年人，近半小时有无进食水，有无特殊需求，确定可以操作时，说明操作目的、方法及配合要点，取得配合	(1) 态度和蔼，语言亲切。 (2) 防止误吸最好的方法是掌握操作时机，将床头抬高

续 表

步骤	流程	操作步骤	备注
步骤 4	摆放体位	(1) 整理好老年人身上各引流管，为老年人摇高床头 30°。 (2) 气囊压力管理。 (3) 铺治疗巾，为老年人吸净气管及口腔内痰液，更换洞巾	应用于气管切开早期
步骤 5	气管切开护理	更换气管切开套管： (1) 取下气管内套管：洗净双手，戴好手套，旋转内套管环扣，对准豁口端，沿套管方向向上轻轻提拉出内套管。 (2) 更换消毒后的内套管：更换手套，将内套管放入气管套管内，将环扣对准豁口处，将内套管完全放入套管中，旋转环扣 180°锁定，防止脱出	(1) 一次性气管切开套管无须更换内套管。 (2) 更换下的内套管处理：对光检查有无痰痂及堵塞情况，以调整湿化方案；将内套管放入含有溶解蛋白酶的温水中浸泡，去除痰液及痰痂后清洗干净后，高压蒸汽或煮沸消毒
		更换气管切开敷料： (1) 洗净双手，戴好手套，取下原敷料，观察分泌物渗出情况并放入弯盘中，观察切口处的皮肤情况，如有异常及时告知医生。 (2) 脱掉手套并进行手消毒，左手持镊子，右手持弯钳，夹取棉球消毒切口周围皮肤（先碘伏再酒精），由切口向外放射式消毒或环形消毒周围皮肤，半径大于 5cm。 (3) 消毒待干后，将敷料 Y 口打开，由上到下压在插管两翼及寸带下，使敷料完全覆盖在切口周围。 (4) 询问老年人感受，观察老年人呼吸情况。 (5) 撤下洞巾，“七步洗手法”洗净双手	(1) 红肿、出血、溃烂、窦道、皮下气肿都属异常，及时通知医生。 (2) 有破溃或伤口未愈合有新鲜肉芽组织的部位，禁止使用酒精刺激局部
		更换寸带固定气管插管： (1) 测量老年人颈围，准备合适长度的寸带，对折后放置在老年人颈旁备用。 (2) 剪断插管左翼处的寸带并抽出，将准备好的寸带一端顺势穿入，绕过颈后取出原寸带的同时，将新寸带的末端拉至右侧，抽出右翼处原寸带放入弯盘；将新寸带长端穿入右翼插口，边拉动寸带边调整松紧（以能插进 1 指为宜）系于颈部右侧上方。 (3) 询问老年人感受，观察老年人情况。 (4) 洗手戴好手套，取出浸润好的纱布，拧至不滴水，展平折叠两层，盖于插管开口上，也可用人工鼻代替纱布	寸带应大于 2 倍颈围并预留系带的长度；寸带不可过紧或过松，防止套管脱出的同时还应保证头颈部血液循环。 (1) 必要时可两人进行操作。 (2) 纱布起到过滤防尘的作用

续　表

步骤	流程	操作步骤	备注
步骤 6	整理用物	(1) 为老年人取舒适体位。 (2) 整理床单位，开窗通风。 (3) 床挡、桌面等有可能被分泌物飞溅污染的地方擦拭消毒。 (4) 分类处理垃圾。 (5) 洗手，准确记录气管切开护理的时间、有无特殊情况	床头 30°~45°可以有效预防坠积性肺炎的发生
注意事项		(1) 气管切开护理应选择在餐后 1 小时且吸完痰后进行。 (2) 更换内套管动作应轻柔、准确，切勿暴力操作，以免刺激老年人气道引起不适。 (3) 内套管若与套管因痰液粘连不易取出时，应及时告知医务人员，切勿自行操作。 (4) 若为一次性气管套管，应按照标准及时检测气囊压力。 (5) 寸带松紧要适宜。 (6) 注意动作轻柔、操作中时刻注意老年人呼吸情况。 (7) 注意人文关怀	

二、操作风险点

1. 误吸：进食水后不久进行操作，易引起食物反流造成误吸。

2. 套管脱出：操作时防止牵拉套管，以免套管脱出；烦躁不安不配合的，要双人或多人协助进行操作，保障老年人安全。

3. 出血/刺激性咳嗽：操作手法不正确，力度过大过猛。

4. 感染：吸痰、换药需无菌操作，以免发生感染。

三、操作关键点

1. 操作前做好评估与沟通，确保老年人适宜进行气管切开护理操作，做好自身防护。

2. 操作时动作轻柔，并随时观察老年人反应。

3. 气管切开早期是并发症的好发期，要严密观察有无窦道、感染、出血、皮下气肿、声音嘶哑、呼吸困难等情况，如有问题，及时告知医生处理。

4. 更换套管及寸带时要确保套管固定良好，防止脱出，更换下的套管清洗干净消毒备用，其他一次性物品按医疗垃圾处理，防止污染环境。

单元 8　机械通气的管理技术

案例导入

吴爷爷，88 岁，现入住养老院，因重症肌无力导致呼吸肌功能降低，无法进行自主呼吸运动，只能通过机械通气辅助通气。请照护人员为老年人进行机械通气的管理。

教学目标

1. 掌握机械通气管理的操作关键点及注意事项。
2. 熟悉老年人机械通气管理的主要内容。
3. 了解机械通气的基本知识。
4. 能为老年人进行机械通气管理。

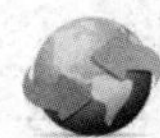

思政目标

践行“以老年人为中心”的服务理念。

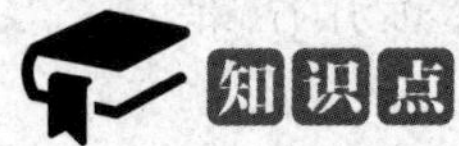

知识点

一、机械通气的基本知识

（一）机械通气概念及分类

（1）机械通气是指利用呼吸机来辅助、代替、控制或改变自主呼吸运动的一种通气方式，通过呼吸机帮助患者或者替代患者呼吸，以维持气道通畅、改善通气和氧合、防止机体缺氧和（或）二氧化碳蓄积。

（2）机械通气可分为有创机械通气和无创机械通气两种方式。前者需要先建立人工气道，然后连接呼吸机进行治疗，适合无自主呼吸或自主呼吸不能保障通气的患者。后者是经鼻罩、口鼻罩等无创方法连接呼吸机进行通气，适合可以自主呼吸，且能积极配合治疗，通过无创通气可以有效改善通气的患者。

（二）呼吸机的工作原理

呼吸机由主机和模块组成，主机连接电源后启动，通过操作面板可以设定相关参数。连接氧气管道后，氧气通过输入口与空气混合成设定浓度，经压缩机按照设定流量及流速，通过管道输送到人体内，完成吸气动作；呼气动作触动呼气活瓣或吸气时间结束，吸气停止，并将人体内呼出的气体输送回呼吸机。呼吸机会将吸气设定的参数与实际呼吸产生的参数显示在面板相应区域，供监测者分析使用。

（三）机械通气的管理

机械通气的管理内容大概分为：呼吸机的监测、呼吸道的管理、体征指标的监测及呼吸机的清洗与消毒。

1. 呼吸机的监测

呼吸机模式与相关参数的设定，是医生根据病情需要随时进行调整的。

2. 呼吸道的管理

呼吸道的管理包含人工气道的管理、气道湿化、吸痰、感染的预防。建立人工通道后需要至少每日 2 次口腔护理，做好导管固定，烦躁老年人做好安全约束防止发生意外拔管，气管切开每日至少 1 次创面护理，每班监测气囊压力。金属气管切开插管每日清洗更换内套管 1 次，外套管至少半个月清洗一次，做好口、鼻、气道分泌物的吸引，做到合理湿化，防止痰痂形成堵塞气道。保持环境及空气清洁，定期消毒通风，做到无菌吸痰，预防感染的发生。

3. 体征指标的监测

各项指标，包括老年人的意识、精神状态、体温、血压及末梢循环等，都是反映老年人病情的重要指标。

（1）意识及精神状态：反映中枢神经系统有无异常，意识分为清醒、模糊、嗜睡、谵妄、昏睡、昏迷，意识障碍的轻重可反映病情的严重程度。

（2）体温：反映病情变化的综合指标，往往能反映病情变化的严重程度及预后。

（3）血压：反映循环问题，但尿液指标的观察与监测同样不容忽视。尿量的多少可以反映肾脏功能情况。

（4）末梢循环：反映组织血液灌注的重要指标，一般通过观察皮肤颜色和触摸皮肤温度等来间接判断末梢循环情况，是判断预后与转归的重要依据。

照护人员在照护机械通气老年人时要特别注意以上指标的情况，一旦发现异常变化一定要立即告知医务人员。

4. 呼吸机的清洗与消毒

呼吸机的清洗与消毒、保养与维护，可以延长呼吸机的使用寿命，并使呼吸机的应用能够安全可靠。

（1）定期清洗更换气源过滤网。过滤网一般在空气压缩泵的进气端，如不及时清洗，过滤网将会被尘埃堵塞，导致压缩泵内温度迅速升高，轻则减少压缩泵寿命，重则造成压缩泵无法工作。具体清洗方法：先将过滤网从压缩泵上取下，用清水冲净表面尘埃后，用力甩干，然后放回原位，一般应每 24~72 小时清洗 1 次。

（2）呼吸机内部气路是指呼吸机机身内部气体回路，一般不要求清洗或消毒。

（3）呼吸机外部气路是指暴露在呼吸机外部的管道、加温湿化器和过滤器。管道部分包括连接患者人工气道的各部分接头与储水罐，需定时更换或消毒，要求每 2~3 天更换一次。

具体步骤：先用清水将管壁内污物清除，并将其浸入消毒液内，酸性或碱性液均可，浸泡时间一般为 30 分钟；加温湿化器塑料部分的清洗和消毒要求与上述管道部分相同，金属与电器加热部分应先用清水冲洗干净，去除用过的湿化纸，待湿化器晾干后，表面以碘伏棉球消毒；过滤器一般有两种，分别为一次性和重复性使用的。对可重复使用的过滤器，可酌情定期用气体消毒。

（4）机身与台面主要以软布及时去除表面的污物与尘埃。除将机身与表面的灰尘清除外，用消毒液清洁表面，尤其是轮胎部分的污垢，更应仔细清除。

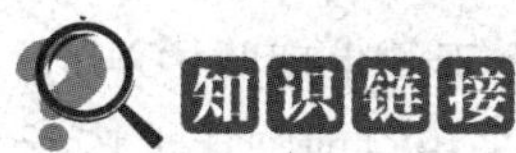

常见呼吸机监测指标异常的处理

如监测指标明显异常，或超过设置界限发出警报，应立即分析并做出相应处置。

判断步骤：

1. 观察患者的一般情况、生命体征是否稳定；

2. 明确何种监测指标超过上限或下限；

3. 检查人工气道是否通畅；

4. 检查人工气道是否漏气或脱管；

5. 检查呼吸机氧气和空气压缩机的压力是否正常；

6. 检查湿化器水位或温度设定。

排除以上问题按下除警键仍报警，立即寻求帮助，协助医务人员改用人工简易呼吸囊辅助呼吸。

气道湿化

气道湿化是人工气道护理的主要环节，其效果直接影响着肺部护理的质量。气道湿化的方法主要有呼吸机上配备的加温湿化装置、雾化器雾化及人工滴入湿化三种。

1. 呼吸机的蒸气发生器：利用将水加温至一定水平后产生蒸气的原理，使吸入的气体被加温，并利用水蒸气的作用达到使呼吸道湿化的目的。在电热恒温蒸气发生器中定时加入蒸馏水，调节近端气道温度32~35℃，使吸入气体湿度达到60%~70%，以维持纤毛活动的生理要求。

2. 呼吸机接通雾化器：该装置利用射流的原理，将水滴撞击成微小颗粒，并输入气道，起到稀化痰液、消炎解痉等目的。在雾化器中加入药液，利用射流原理形成直径2~10μm的雾滴随呼吸进入小气道，每日2~3次，每次30分钟。

3. 气管或人工气道内注入液体：这种湿化气道的方法是不能被任何其他方法所替代的，该法应用的效果直接影响着气道的通畅和肺部感染的发生率。多采用间断注入法。一般5~10mL/次，每2~4小时一次，或根据患者的情况决定。对于脱机而没有拔除人工气道的患者也可以采用持续滴注法，以3~5mL/h的速度持续滴注。

二、机械通气管理的主要用物

1. 心电监护仪

心电监护仪作为能够持续、动态监测老年患者心电活动、脉搏、呼吸、血压、血氧饱和度等重要指标的医疗设备，能够早期发现老年患者病情变化，为临床医护人员在治疗、护理、临床监测及抢救等方面提供了客观有效的数据。

（1）心电监护仪的构成：产品一般为台式或移动式，由主机、显示器、心电、脑电、无创血压、血氧饱和度、体温、呼吸、脉搏等监护单元（有些多参数监护设备还具有其他参数的检测功能，如呼气末二氧化碳、麻醉气体监护）和各类电极、传感器组成。一般采用模块式或预置式结构。

（2）心电监护仪工作原理：多参数老年患者监护设备产品包含不同生理监护单元，可对一个老年患者同时进行多个生理参数的监护。一般心电测量采用目前临床上广泛使用的Ag/AgCl电极测量方法；无创血压测量采用振荡法，测出收缩压、平均压和舒张压、脉率值；呼吸测量采用胸阻抗法；体温测量采用热敏电阻法；脉搏氧饱和度测量采用双波长脉动法。

2. 气囊压力表

此压力表是专门用作测量气管插管气囊压力的压力表，细管一端接充气阀，另一端接待测气囊外接口。气囊压力表由压力表盘、充气球囊、活气阀门、连接口四部分组成。

三、机械通气管理的操作要点

（1）向老年人及其家属解释机械通气管理的必要性，并通过健康教育的方式让其了解相关知识，从而取得理解与配合。

（2）保障呼吸机持续通电，避免误触或擅自更改各项参数。人工通道与外管路要保持固定良好，无牵拉、无堵塞。为防止意外脱管，做好气道固定的同时还要整理好外管路，将其固定在支架上做好支撑，并预留出活动的幅度供日常操作。对烦躁老年人更需看护好，给予安全约束，必要时应用药物镇静。

（3）严格按照标准完成人工气道吸痰、切开处换药、口腔护理、测量生命体征等操作。

（4）保持环境温湿度适宜，开窗通风，避免表面尘埃，定期消毒。

（5）随时观察老年人病情，及时评估意识、生命体征、尿量、末梢循环、管路情况。

（6）根据老年人痰液黏稠度，适时调整湿化方案，及时倾倒集水瓶，发现机器报警或病情变化及时上报。

（7）做好老年人及其家属的心理护理，通过健康教育让老年人及其家属了解相关知识，增强自我管理，配合治疗和护理，争取早日脱机拔管。

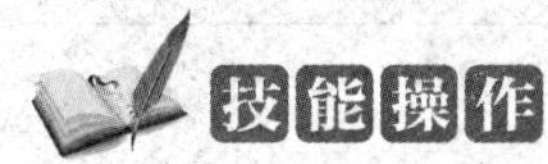

为老年人进行机械通气管理

一、操作规程

步骤	流程	操作步骤	备注
步骤 1	操作前评估	（1）站在床前，身体前倾，微笑面对老年人，核对医嘱、对照床头卡核对老年人姓名、床号。 （2）评估老年人的神智、病情、生命体征、配合程度、气切插管情况、寸带情况（松紧度、固定及有无压疮、皮肤磨损等）、呼吸机运行情况（有无报警）、管路情况（外管路固定、集水瓶）。 “爷爷您好，我是您的照护人员。呼吸机辅助呼吸还适应吗？” “咱们做些常规测量和检查，为的是保障通气安全，不会造成您的不适，请放心！”	（1）做好沟通交流，注意老年人感受。 （2）特别注意管道的护理及老年人皮肤的观察

续 表

步骤	流程	操作步骤	备注
步骤 2	工作准备	(1) 环境准备：房间干净整洁、光线明亮，温湿度适宜，消除表面尘埃，定期消毒通风。 (2) 照护人员准备：着装整齐；用“七步洗手法”洗净双手，戴口罩。 (3) 物品准备：一次性外科手套、消毒液、软布、笔、记录本、免洗洗手液	做好手卫生，防止接触传染
步骤 3	沟通核对	(1) 推治疗车至老年人床头。 (2) 再次核对房间号、床号、姓名、性别，向老年人告知准备。 (3) 询问老年人有无特殊需求，确定可以操作时，说明操作的目的、方法及配合要点，取得配合	态度和蔼，语言亲切
步骤 4	摆放体位	(1) 整理好老年人身上各个管路，为老年人摇高床头 30°~45°。 (2) 使用气囊压力表测量气囊压力	(1) 床头抬高可以有效预防 VAP（呼吸机相关性肺炎）。 (2) 气囊压力应维持在 25~30cmH_2O，每隔 6~8 小时测量一次
步骤 5	监测生命体征及其他指标	(1) 观察老年人呼吸面色，判断有无呼吸困难及痰液的量。 (2) 监测老年人体温、脉搏、呼吸、血压、氧饱和度。 (3) 查看老年人末端循环情况	如有异常情况，及时告知医务人员
步骤 6	查看呼吸机运行及报警情况	(1) 查看呼吸机工作是否正常，监测面板上监测参数是否正常、有无报警，确定报警内容。 (2) 将呼吸机管路捋顺并妥善放置在支架上，检查集水瓶积水。 (3) 查看湿化瓶水位	(1) 有警报要及时告知医务人员，按要求除警。 (2) 若积水过多或湿化液不足，及时通知医务人员处理
步骤 7	完成各项常规护理操作	(1) 为老年人进行口腔护理。 (2) 完成雾化、翻身、拍背吸痰、气管切开护理	—

续 表

步骤	流程	操作步骤	备注
步骤 8	清洁呼吸机	（1）呼吸机使用完毕，用软抹布清洁外机身。 （2）取下过滤网清水涮洗净甩干后，重新装上。 （3）按要求刷洗更换下的湿化瓶。 （4）清洁后，将呼吸机放回固定位置	—
步骤 9	整理用物	（1）为老年人取舒适体位。 （2）整理床单位，开窗通风。 （3）床挡、桌面等有可能被分泌物飞溅污染的地方擦拭消毒。 （4）分类处理垃圾。 （5）洗手，准确记录	—
注意事项		（1）态度和蔼、语言亲切，体现人文关怀。 （2）动作轻柔、准确，避免暴力操作。 （3）注意手卫生避免交叉感染。 （4）在护理协助下完成各项操作，避免发生风险。 （5）注意保护机器，做好清洁保养。 （6）防断电或误触屏幕造成参数设置异常。 （7）发现报警后立即反应	

二、操作风险点

1. 窒息：管路积水过多、湿化瓶注水过多、痰液堵塞、管路脱开或受压扭转、断电。

2. 延误报警：报警发生后一定要及时判断报警原因，并及时告知医务人员处理，以免发生危险。

3. 呼吸困难：痰液过多、人机对抗、暴力操作等刺激呼吸道。

4. 感染：吸痰换药等需要无菌操作，以免发生感染。

三、操作关键点

1. 操作前做好评估与沟通，确保老年人通气安全，做好自身防护。

2. 操作时动作轻柔，并随时观察老年人反应，如有异常及时报告。

3. 呼吸机防断电，如有报警，及时告知医务人员处理。

4. 维护保养时不随意拆卸部件，防止损坏。

单元 9　血氧饱和度使用技术

案例导入

李奶奶，68 岁，现入住养老院，长期患有慢性支气管炎，近日因天气骤变不小心着凉，咳嗽、咳痰加重，自述活动乏力气短。请照护人员为李奶奶测量血氧饱和度以了解其缺氧情况。

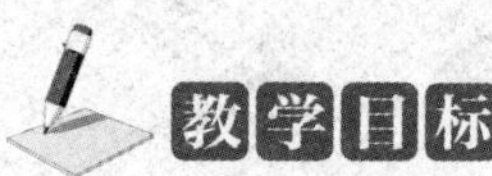

教学目标

1. 掌握为老年人进行血氧饱和度测量的操作流程。
2. 掌握为老年人进行血氧饱和度测量的操作关键点及注意事项。
3. 熟悉血氧饱和度的基本知识。
4. 能为老年人进行血氧饱和度测量。

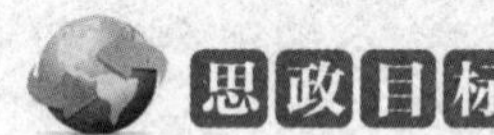

思政目标

践行"以老年人为中心"的服务理念。

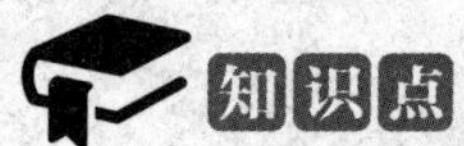

知识点

一、血氧饱和度的基本知识

人体的新陈代谢过程是生物氧化过程，而新陈代谢过程中所需要的氧，是通过呼吸系统进入人体血液，与血液红细胞中的血红蛋白（hemoglobin，Hb）结合成氧合血红蛋白（HbO_2），再输送到人体各部分组织细胞中。血液携带输送氧气的能力即用血氧饱和度来衡量。

1. 血氧饱和度的定义

血氧饱和度（SpO_2）是血液中被氧结合的氧合血红蛋白的容量占全部可结合的血红蛋白容量的百分比，即血液中血氧的浓度，它是呼吸循环的重要生理参数。正常人体动脉血的血氧饱和度为 98%，静脉血为 75%。

2. 测量方法及测量值

（1）血气分析测量法：先进行人体采血，利用血气分析仪进行电化学分析，测出血氧分压（PO_2），计算出血氧饱和度。这种方法属于有创操作，测量比较麻烦，无法进行连续性监测，且需要专业人员进行操作，一般于无创测量无效的情况下使用。

（2）血氧饱和度仪（指脉氧仪）测量法：是利用指套式光电传感器，以分光度测定法对每次随心搏进入手指及其他血管丰富组织内的搏动性血液里的血红蛋白进行光学和容积测定的方法。

海平面血氧饱和度仪测定 SpO_2 正常值为 95%～98%，90%～95%表示氧合良好，90%以下为低氧血症，$SpO_2 \leqslant 85\%$为严重低氧血症。当 $SpO_2>70\%$时指脉氧的准确性可达±2%，$SpO_2<70\%$时则可出现误差。

3. 应用范围及意义

缺氧是机体氧供与氧耗之间出现的不平衡，即组织细胞代谢处于乏氧状态。机体是否缺氧取决于各组织接受的氧运输量和氧储备能否满足有氧代谢的需要。缺氧的危害与缺氧程度、发生速度及持续时间有关。严重低氧血症是麻醉死亡的常见原因，占心搏骤停或严重脑细胞损害死亡的1/3～2/3。

血氧饱和度仪广泛应用于麻醉手术中、麻醉后监测治疗室、重症监护室、呼吸内科、家庭氧疗或康复病房、断指再植后血运监测等，用来监测患者的氧合状态，为判断病情提供重要数值依据。

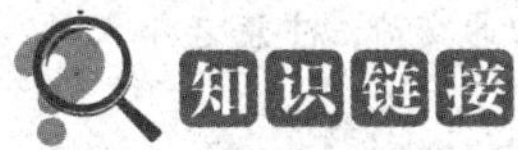

影响血氧饱和度测量值准确性的因素

1. 贫血，血红蛋白低于70g/L。
2. 低血压，平均动脉压低于50mmHg。
3. 应用血管收缩药物。
4. 外周血管疾病，如血管硬化。
5. 黄疸。
6. 涂指甲油或患指甲疾病。
7. 测量局部摆动。
8. 周围光线干扰。

二、测量血氧饱和度的主要用物

血氧饱和度测量仪是测量血氧饱和度的主要用物。

（1）工作原理：通过检测充血人体末梢组织，如手指或耳垂等部位，对不同波长的红光和红外光的吸光度变化率之比推算出组织的动脉血氧饱和度。

（2）基本功能：测量脉率及血氧饱和度测量灌注指数。

三、测量血氧饱和度的操作要点

（1）向老年人及其家属解释测量血氧饱和度的目的、方法及注意事项。

（2）评估老年人病情及肢体，排除干扰测量的因素。

（3）根据测量要求进行测量，如对测量结果有疑义，应更换部位再次测量。

（4）将测量结果及时告知医生，指导下一步治疗及护理。

（5）做好老年人及其家属的心理护理，通过健康教育让老年人及其家属了解疾病相关知识，增强自我管理，促进早日康复。

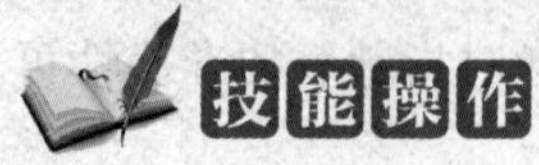

为老年人测量血氧饱和度（指脉氧仪）

一、操作规程

步骤	流程	操作步骤	备注
步骤 1	操作前评估	（1）站在床前，身体前倾，微笑面对老年人，核对医嘱、对照床头卡核对老年人姓名、床号。 （2）评估老年人的神志、病情、配合程度、肢体活动、末梢血运、指甲等。 “奶奶您好，我是您的照护人员。您咳嗽好点了吗？还感觉乏力吗？为了了解您的含氧量情况，一会儿咱测量一下指脉氧。只需要把测量仪放在您的手指上，不会引起不适，请放心！” “测量时请保持手指不动就好。”	做好沟通交流，注意老年人的感受
步骤 2	工作准备	（1）环境准备：房间干净整洁，温湿度适宜，定期通风。 （2）照护人员准备：着装整齐；用“七步洗手法”洗净双手，戴口罩。 （3）物品准备：指脉氧仪一台（电量充足，功能正常）；笔、记录本、免洗洗手液	（1）房间内光线过亮或阳光直射测量部位会干扰测量结果。 （2）仪器长期不用要及时取下电池，以免电池漏电或电池漏液腐蚀仪器
步骤 3	沟通核对	（1）携用物至老年人床头。 （2）再次核对房间号、床号、姓名、性别，向老年人告知准备指脉氧测量。 （3）询问老年人有无特殊需求，确定可以操作，说明操作的目的、方法及配合要点，取得配合	态度和蔼，语言亲切
步骤 4	选择合适的测量部位	（1）协助老年人取舒适体位。 （2）观察手部手指情况，选择血运、指甲正常的手指进行测量	测量部位一般选择食指、中指、无名指

续 表

步骤	流程	操作步骤	备注
步骤 5	进行测量	(1) 打开仪器开关，待屏幕显示待机状态。 (2) 将仪器套在老年人的手指上，注意红光发射点放在指甲正中位置。 (3) 避免测量部位为阳光直射面，以免干扰测量结果。 (4) 持续测量时叮嘱老年人勿大幅度摆动测量部位，以免仪器错位脱落，影响测量结果	注意持续监测要适时更换测量手指，防止发生手指压伤
步骤 6	整理用物	(1) 测量结束取下仪器关机，酒精擦拭消毒。 (2) 为老年人取舒适体位，整理床单位。 (3) 洗手，准确记录测量时间及数值	测量值异常时及时告知医生，遵医嘱给予吸氧等治疗
注意事项		(1) 评估老年人配合程度，不配合的要加强看护或适当约束，以免发生意外。 (2) 评估老年人有无血压过低、血管硬化、贫血、黄疸等影响测量结果的疾病因素。 (3) 如若测量部位涂有指甲油应卸去后进行测量。 (4) 测量时要将仪器光源位置对准指甲上方。 (5) 勿长时间测量一个部位。 (6) 仪器不可放在受伤或患病的部位进行测量。 (7) 做好沟通及健康教育，注意人文关怀	

二、操作风险点

1. 测量误差：老年人自身存在影响测量值的因素，如贫血、低血压、黄疸、血管硬化、指甲疾病等。

2. 机器损坏：老年人烦躁不安、不配合的，要先约束再操作，保障老年人安全，防止机器损坏。

3. 皮肤压伤：长时间测量一个手指。

4. 交叉感染：仪器使用后未及时消毒，造成交叉感染。

三、操作关键点

1. 操作前做好评估与沟通，向老年人介绍操作的目的、方法及注意事项，取得配合。

2. 操作时动作轻柔，结合具体情况选择合适的测量部位。

3. 操作符合标准，确保测量值准确、可靠。

4. 将测量结果及时告知医务人员，为治疗及护理提供依据。

单元 10　老年人血压的测量

案例导入

齐奶奶，76 岁，现入住养老院，患高血压 10 多年，口服硝苯地平缓释片 20mg 一日两次，血压控制良好，收缩压 130～135mmHg，舒张压 75～85mmHg，近日因睡眠不好，自述头痛，医生叮嘱注意监测血压。请照护人员为老年人测量血压。

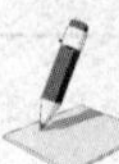

教学目标

1. 掌握为老年人测量血压的方法及具体操作流程。
2. 掌握为老年人测量血压的操作关键点及注意事项。
3. 熟悉血压的基本知识。
4. 能使用不同方法为老年人测量血压。

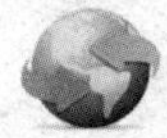

思政目标

践行“以老年人为中心”的服务理念。

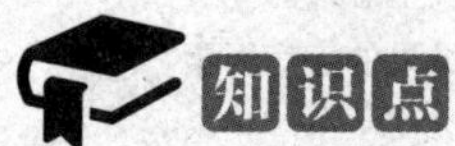

知识点

一、血压的基本知识

1. 血压的定义

血压是血管内流动着的血液对单位面积血管壁的侧压力。

血压分为动脉血压、毛细血管压和脉血压，一般说的血压指动脉血压，通常指上臂测得的肱动脉血压。

在一个心动周期中，动脉血压随着心室的收缩和舒张发生着规律性变化。当心室收缩时，动脉内的血液对动脉管壁所形成的最大压力称为收缩压。当心室舒张末期，动脉内的血液对动脉管壁所形成的最小压力称为舒张压。收缩压与舒张压之差称为脉压。

2. 测量方法

（1）直接测量法：将特制导管经皮肤穿刺插进动脉血管，直接显示血压数值，适用于危重患者和大手术患者术中和术后监护。需专用设备，具有一定创伤性。

（2）间接测量法：即目前普遍采用的袖带加压法，此法采用血压计测量，在医院、诊所或家庭均可进行。

3. 血压计种类：有汞柱式（台式）（见图 1-1-10-1）、弹簧式（见图 1-1-10-2）和电子血压计（见图 1-1-10-3）三种。其中以汞柱式在临床最为常用，测得值较为准确可靠。汞柱式血压计仍是间接法血压测量的金标准，但是由于汞对环境的污染，正在逐渐被无液的血压仪取代，但须经常用血压仪校准以确保准确性。

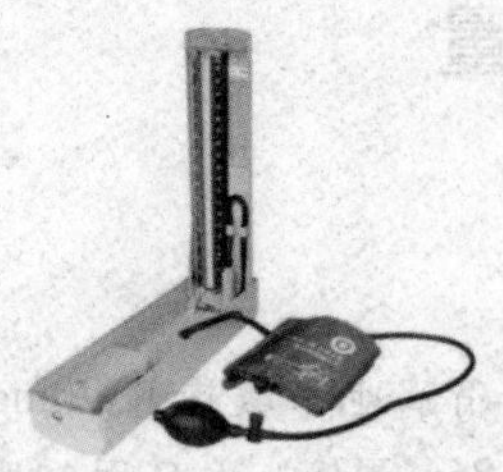

图 1-1-10-1　汞柱式血压计

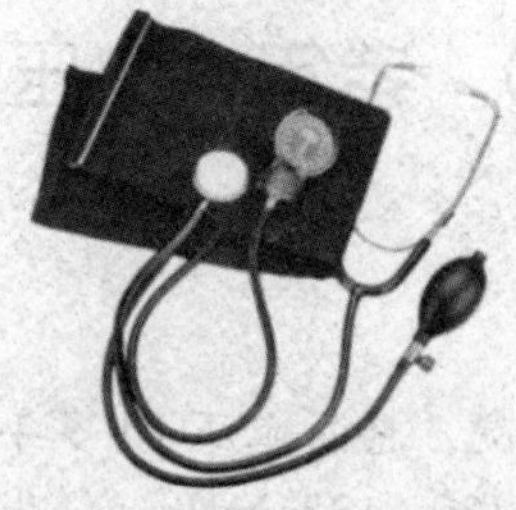

图 1-1-10-2　弹簧式血压计

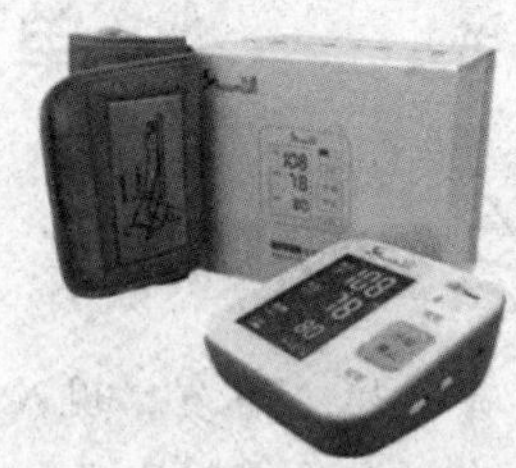

图 1-1-10-3　电子血压计

4. 血压的范围及意义

一般测量的血压以肱动脉血压为准，正常人在安静状态下血压范围是比较稳定的，但可以在一定范围内波动。血压相关范围及意义详见表 1-1-10-1。

表 1-1-10-1

名称	正常值（mmHg）		临床意义
	成人	小儿	
收缩压（SBP）	90~139	年龄×2+80	主要代表心肌收缩力和心排血量的程度
舒张压（DBP）	60~89	收缩压的 1/2~1/3	主要和冠状动脉的血流有关
脉压（DP）	30~40	30~40	代表每搏量和血容量
平均动脉压（MAP）	70~105		反映心脏的功能及外周大动脉的阻力情况

5. 血压的影响因素

在生理情况下，很多因素都会影响血压的变化，多以收缩压改变为主。

剧烈运动、情绪激动、吸烟、饮酒、排泄、摄盐过多、疼痛、药物等都会影响血压的变化。女性在更年期前会低于男性的血压，而更年期后男女血压差别不大；血压会随着年龄的增长而增高，收缩压比舒张压升高得更为显著；通常体型高大、肥胖者血压偏高；通常情况下，卧位血压小于坐位血压，坐位血压小于立位血压。对于长期卧床或使用某些降压药物的老年患者，若突然由卧位改为立位，可出现眩晕、血压下降等直立性低血压的表现。

一般右上肢高于左上肢，下肢血压高于上肢 20~40mmHg，夜间血压降低，清晨起床活动后血压迅速升高。老年人这种血压日夜高低的现象更为显著，有明显的低谷与高峰。睡眠不佳、过度劳累时，血压会稍有升高。

6. 异常血压

（1）高血压：未服抗高血压药情况下，成人收缩压≥140mmHg 和（或）舒张压≥90mmHg。

（2）临界高血压：收缩压在 141~159mmHg 和（或）舒张压在 91~94mmHg。

（3）低血压：收缩压<90mmHg，舒张压<60mmHg，并且有明显的血容量不足的表现。

血压水平分类和定义见表 1-1-10-2。

表 1-1-10-2　　血压水平分类和定义

分级	收缩压（mmHg）	关系	舒张压（mmHg）
理想血压	<120	和	<80
正常高值	120~130	和（或）	80~89
高血压	≥140	和（或）	≥90
1 级高血压（轻度）	140~159	和（或）	90~99
2 级高血压（中度）	160~179	和（或）	100~109
3 级高血压（重度）	≥180	和（或）	≥110
单纯收缩期高血压	≥140	和	<90

7. 测量血压的意义

（1）临床中，血压是最基本、重要的生命体征参数之一。

（2）动脉血压是估计心血管功能的最常用方法，与心排出量和外周血管阻力有直接关系，及时和准确地监测动脉血压，对于了解病情、指导心血管疾病的治疗和保障危重患者的安全具有重要的意义。

（3）为手术患者和重症患者的监测提供数据，为治疗方法和急救措施的制定提供依据。

（4）观察和评估药物、治疗方案的实施效果。

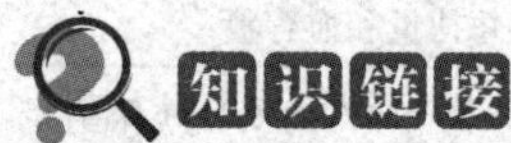

血压计的工作原理

血压计是根据血液通过狭窄的血管形成涡流时发出的响声来测量血压的。

1. 收缩压的判断：血压计的工作原理是向缠缚于测量部位的袖带加压，使动脉完全闭塞，然后缓缓放气，当袖带内的压力与心脏收缩压相等时，血液将通过袖带压迫的狭窄的血管，便能听到血液流过的声响，此时对应的血压值称为收缩压。

2. 舒张压的判断：测量得到收缩压后，继续放气，当袖带内压力低于心收缩压，但高于心舒张压这一段时间内，心脏每收缩一次，均可听到一次声音；当袖带压力降低到等于或稍低于舒张压时，血流恢复通畅，伴随心搏所发出的声音便突然变弱或消失，此时血压计所指的刻度即为舒张压。

如何照护血压异常的老年人

1. 加强监测老年人的血压，观察变化规律，遵医嘱指导老年人按时服药，并观察药物疗效和不良反应。

2. 为高血压老年人制定合理膳食，进食低盐、低脂、低胆固醇、高维生素、高纤维素的食物。避免辛辣刺激性食物，减少钠盐摄入，每日摄入量不超过5g。

3. 引导高血压老年人保持平稳情绪，疏解精神紧张状态，做到心情舒畅愉悦。尽量避免情绪激动、烦躁、焦虑、忧愁等诱发高血压的不良情绪发生。

4. 引导老年人养成规律良好的生活习惯，如按时作息、保证足够的睡眠、注意保暖、养成定时排便的习惯，避免冷热环境刺激等。

5. 鼓励老年人积极参加力所能及的体力劳动和适当的运动锻炼，以促进血液循环，增强心血管功能，如太极拳、步行、快走、慢跑、游泳等有氧运动，应注意量力而为，循序渐进，避免过劳。

6. 控制体重，肥胖者健康是高血压的诱发因素。

7. 指导老年人学会自我监测血压，学会观察药物的不良反应。

二、测量血压的主要用物

1. 血压计的构造

血压计主要由三部分组成。

（1）输气球和压力活门：输气球可向袖带气囊充气；压力活门可调节压力大小。全自动电子血压计没有输气球和压力活门，由一个按钮来启动加压过程。

（2）袖带：由外层布套和内层长方形扁平的橡胶袋组成。选用大小合适的气囊袖带，气囊至少应包裹80%的上臂。袖带的长度以能完全包绕肢体并固定为度。橡胶袋上有两根橡胶管，一根与输气球相连，另一根与测压计相通。

（3）测压计。

①台式血压计：由玻璃管、标尺、水银槽三部分组成。在血压计盒盖内面固定一根玻璃管，每小格为2mmHg（0.5kPa），玻璃管上盖以金属帽和大气相通，下端和水银槽（储有60g水银）相通。台式血压计的优点是测得数值准确可靠，但玻璃管部分易碎裂，且体积较大携带较不方便，另外测量者需经过专业训练方能准确测量。台式血压计应定期校验，准确定标。

②电子血压计：袖带中传感器收集血压声音，将信号经数字化处理，在显示屏上直接显示收缩压、舒张压、脉搏数值。此种血压计操作方便，清晰直观，无须听诊器，省略放气系统，排除听觉不灵敏和噪声干扰等造成的误差，但准确性有待提高。

2. 听诊器

台式血压计需配合听诊器使用。

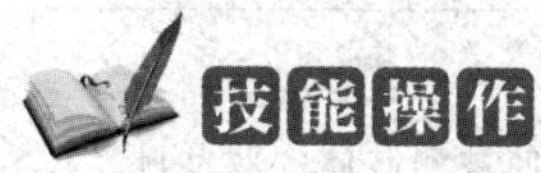

为老年人测量血压（台式血压计、电子血压计）

一、操作规程

步骤	流程	操作步骤	备注
步骤1	操作前评估	（1）站在床前，身体前倾，微笑面对老年人，核对医嘱、对照床头卡核对老年人姓名、床号。 （2）评估老年人的神志、病情、配合程度、肢体活动、基础血压情况等。 “奶奶您好，我是您的照护人员，咱们该测血压了。您还记得最近一次测量是什么时间，测的血压多少吗？” “您昨天也是这个时间测的，固定时间测量能准确反映血压变化情况。”	做好沟通交流，注意老年人感受

续 表

步骤	流程	操作步骤	备注
步骤 2	工作准备	(1) 环境准备：房间干净整洁、温湿度适宜，注意保暖。 (2) 照护人员准备：着装整齐；用“七步洗手法”洗净双手。 (3) 物品准备： ①台式血压计测量法：血压计、听诊器、笔、记录本、免洗洗手液。 ②电子血压计测量法：血压计、笔、记录本、免洗洗手液	(1) 检查血压计部件及功能，确定可以使用。 (2) 电子血压计长期不用要及时取下电池，以免电池漏电或电池漏液腐蚀仪器；充电型要按说明及时充电，保证正常使用
步骤 3	沟通核对	(1) 携用物至老年人床头。 (2) 再次核对房间号、床号、姓名、性别，向老年人告知准备测量血压。 (3) 询问老年人有无特殊需求，确定可以操作，说明操作目的，方法及配合要点，取得配合	态度和蔼，语言亲切
步骤 4	选择测量部位	(1) 协助老年人取坐位或卧位，肘部伸直，手心向上，自然放置。 (2) 卷起衣袖，观察测量部位的情况	测量部位一般选择右上臂，袖带绑在中上 2/3 处
步骤 5	测量	台式血压计： (1) 打开血压计，开启水银槽。 (2) 驱尽袖带内空气，将下缘放在肘上 2~3cm，松紧以能伸入一指为宜。 (3) 将听诊器胸件放置在肱动脉搏动最明显处。 (4) 一手关闭压力活门，握住输气球，均匀速输气加压，充气至搏动音消失再升高 20~30mmHg。 (5) 叮嘱老年人均匀呼吸，保持安静。 (6) 缓慢放气，仔细试听，以 4mmHg 每秒的速度放气，视线与水银柱所指刻度在同一平面上，并注意动脉搏动声音的变化。 (7) 听到第一声搏动音时所指刻度即为收缩压，随后搏动音逐渐减弱，当搏动音消失或明显减弱时即为舒张压。 (8) 测量完毕，取下袖带驱尽空气，整理好放入血压计盒内，向右倾斜 45°水银回槽，盖上盖子。	(1) 使被测肢体的肱动脉、心脏、血压计“0”点位于同一水平。 (2) 袖带过松或过紧均影响测量的准确性；胸件不可置于袖带内手部稍加用力，使胸件紧贴皮肤；充气压力不可过快；动脉搏动音消失说明袖带压力大于心脏收缩的压力，血流中断；第一声搏动音的出现即表示袖带压力降至与心脏收缩压相等。 (3) 需要重复测量的要驱尽袖带空气，待水银柱降至“0”点后，再行测量，使肱动脉、心脏、血压计“0”点位于同一水平

续　表

步骤	流程	操作步骤	备注
步骤 5	测量	电子血压计： （1）将电子血压计的袖带套于测量部位（与上述位置一致），松紧以能伸入一指为宜。 （2）叮嘱老年人均匀呼吸，保持安静。 （3）按动开始键开始测量，测量数值显示，测量结束。 （4）取下袖带	—
步骤 6	整理用物	（1）为老年人取舒适体位，整理床单位。 （2）将血压计、听诊器消毒后放回原处。 （3）洗手，准确记录测量时间及数值	结果异常时及时告知医生，遵医嘱给予治疗
注意事项		（1）避免影响测量血压的因素，房间需保持安静，温度舒适。 （2）测量前，30 分钟避免吸烟、喝咖啡、进食和运动。 （3）坐位测量时，保持坐姿并放松 3~5 分钟，倚靠在椅背上，双腿不交叉，双脚平放于地面。 （4）测量血压期间，测量者和被测者避免与他人交谈。 （5）需持续监测血压应做到“四定”，定时间、定部位、定体位、定血压计，有助于测定的准确性和对照的可比性。 （6）正确选择测量部位，为偏瘫、肢体有损伤的老年患者测血压时应选择健侧肢体；避免选择静脉输液的一侧肢体，以免影响液体输入。 （7）发现血压听不清或异常应重测，重测时，待水银柱降至“0”点，应相隔 1 分钟重复测量，取 2 次读数的平均值记录。如果收缩压或舒张压的 2 次读数相差 5mmHg 以上，应再次测量，取 3 次读数的平均值记录；必要时，作双侧对照。首诊时要测量两上臂血压，以后通常测量较高读数一侧的上臂血压	

二、操作风险点

1. 水银外露：操作不当，测量前未检查玻璃管有无裂痕、水银是否充足、有无断裂，测量时充气过快过猛，测量后未倾斜 45°关闭血压计。

2. 肢体麻木、压伤：充气时间过长或充气过高，造成肢体血流中断时间过长，皮肤受压造成压痕及麻木感。

3. 交叉感染：血压计使用后未及时消毒，造成交叉感染。

三、操作关键点

1. 操作前做好评估与沟通，向老年人介绍操作的目的、方法及注意事项，取得配合。

2. 操作时动作轻柔，结合具体情况选择合适的测量体位、部位。

3. 操作符合标准，确保测量值的准确可靠。

4. 将测量结果及时告知医务人员，为治疗及护理提供依据。

单元 11 老年人生命体征的测量并观察、记录

案例导入

李奶奶，78 岁，现入住养老院 5 年，生活自理，有高血压病史 6 年，今天早起床后鼻塞、头晕。请照护人员为李奶奶测量生命体征并观察、记录。

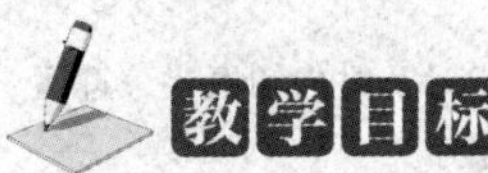

教学目标

1. 掌握生命体征监测的风险点及操作要点。
2. 熟悉生命体征的监测方法。
3. 了解生命体征的观察。
4. 能为老年人进行生命体征监测并观察记录。

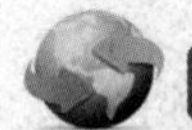

思政目标

善于沟通，具有细致的观察能力。

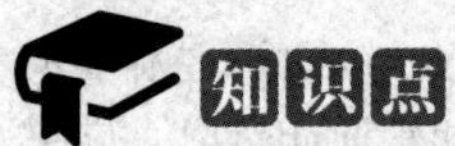

知识点

生命体征是体温、脉搏、呼吸和血压的总称，是机体内在情况的一种客观反映，是测量机体内健康状况的指标。生命体征的测量与观察的主要目的是了解机体重要脏器的功能活动情况，以及为预防、诊断、治疗、护理提供依据。由于老年人身体调节能力较弱，抵抗力较低，慢性病多，所以经常测量和观察生命体征很重要。

一、体温的观察

正常体温是一个温度范围，而不是一个固定值。临床上通常以测量口腔、腋下和直肠的温度为标准，正常体温的平均值及范围见表 1-1-11-1。人的体温虽然比较恒定，但人类个体之间的体温有一定的差异，即使同一人体温在一日内也不是完全一样的，昼夜间体温的波动可达 1℃左右。

表 1-1-11-1　正常体温的平均值及范围

部位	平均值	正常范围
口腔	37℃	36.3~37.2℃
腋下	36.5℃	36.0~37℃
直肠	37.5℃	36.5~37.7℃

在正常情况下，人的体温在清晨2：00~6：00时最低，下午4：00~8：00时最高，但变动范围应在0.5~1℃。同时，进食后、运动或劳动时、情绪波动时体温会上升，在睡眠、饥饿、禁食、卧床休息时体温会下降。老年人因活动量少，机体代谢率低，体温比正常成年人略低。

二、脉搏的观察

1. 正常脉搏

正常成人在安静状态下脉率为60~100次/分钟。

2. 脉搏观察的内容

（1）速率：速率就是脉搏的快慢。若心率在60次/分以下，称为心动过缓，超过100次/分，称为心动过速。

（2）节律：正常心搏应该是整齐、有规律的，即每跳之间的间隔时间一致；如果心搏不规整，称为心律失常。

（3）强弱：脉搏的强弱在一定程度上反映了心脏搏动的强弱和血管的弹性。如休克时脉搏细弱而快，高血压老年人脉搏有力，心血管疾病老年人的脉搏常有强弱交替。

三、呼吸的观察

1. 正常呼吸

正常成年人每分钟呼吸16~20次，老年人呼吸频率略快。呼吸与脉搏频率的比例是1∶4，正常状态下，呼吸的节律规则，频率和深浅度均匀平稳。运动、紧张、激动、疼痛、发热等均可使呼吸加快，休息、睡眠时呼吸则稍慢。

2. 异常呼吸的观察

（1）频率异常。

①呼吸过速：安静状态下呼吸超过24次/分钟。

②呼吸过缓：呼吸慢于12次/分钟。

（2）深度异常。

①深度呼吸：呼吸的深度增加、深长，但有规律。常见于糖尿病酮症酸中毒或尿毒症酸中毒的老年人。

②浅快呼吸：呼吸浅表而不规则，呈叹息样。呼吸时深时浅呈波浪式交替，是呼吸中枢衰竭的表现。

（3）节律异常。

①潮式呼吸：呼吸节律不规则，由浅慢到深快，然后再由深快到浅慢，经过一段时间的呼吸暂停，再开始重复以上的周期性呼吸，周而复始像潮水涨退样的呼吸节律。

②间歇呼吸：有规律地呼吸几次后，突然停止呼吸，间隔一个短时期又开始呼吸，如此反复交替。产生的原因跟潮式呼吸相似，但预后更严重，常常是濒死的表现。

四、血压的观察

1. 正常血压

正常成年人的血压，收缩压为90~140mmHg（1mmHg=0.133pKa），舒张压为60~

90mmHg，脉压差为30~40mmHg。运动、情绪紧张、激动、寒冷等均可暂时使血压增高，正常人的血压随年龄增长而有变化。血压常在清晨最低，午后或黄昏最高。

2. 异常血压

（1）高血压：成年人收缩压≥160mmHg或舒张压≥95mmHg。

（2）临界高血压：收缩压在141~159mmHg或舒张压在91~95mmHg。

（3）低血压：成年人收缩压低于90mmHg或舒张压低于60mmHg。

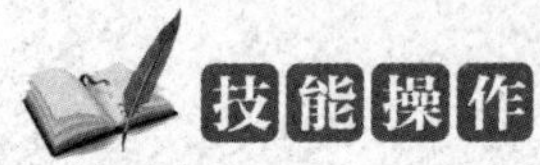

为老年人测量生命体征并观察、记录

一、操作规程

步骤	流程	操作步骤	备注
步骤1	操作前评估	(1) 站在床前，身体前倾，微笑面对老年人，对照床头卡核对老年人姓名、床号。 (2) 评估老年人的自理情况、意识状态、认知情况。 “李奶奶好，我是您的照护人员，现在需要测您的体温、血压，您能配合吗?” “好的，可以。” (3) 评估有无影响测量准确性的因素，如冷热饮、情绪紧张、运动等。 “奶奶，您半小时内有没有喝冷饮或热水?” “没有。” “有没有进行运动?” “没有。” “现在感到紧张吗?” “不紧张。” (4) 评估测量部位皮肤及肢体功能，确定测量部位。 “奶奶，我看下您的右侧胳膊好吗?” “能活动一下吗?”	测量部位无皮肤破损，活动自如，可以测量
步骤2	工作准备	(1) 环境准备：室内环境整洁，温湿度适宜。 (2) 照护人员准备：着装整齐，用“七步洗手法”洗净双手。 (3) 物品准备：体温计、毛巾、手表、血压计、听诊器、记录单、笔、手消液	—
步骤3	沟通核对	(1) 将护理推车摆放在床头。 (2) 再次核对房间号、床号、姓名、性别。 (3) 向老年人告知进行生命体征监测，取得老年人配合。 “李奶奶，您好现在测体温、血压的时间到了。” “好的，可以测了。”	态度和蔼，语言亲切

续 表

步骤	流程	操作步骤	备注
步骤 4	测量生命体征	（1）腋下体温测量：解衣扣—用毛巾擦干腋窝处—将体温计水银端放于腋窝深处紧贴皮肤，协助老年人屈臂过胸—10 分钟后读数记录。 （2）脉搏测量：老年人手臂放在舒适位置，手腕伸展，掌面朝上—照护人员以食指、中指、无名指的指端依次按在老年人桡动脉上—感到脉搏跳动后数 30 秒，将所得脉率乘 2，记录。 （3）呼吸测量：测脉搏后将手仍按在诊脉位置似数脉搏状—观察老年人胸廓起伏次数，数 30 秒，将所得数值乘 2。 （4）血压测量：帮老年人卷袖露出上臂，肘部伸直，手掌向上—放置血压计“0”点、肱动脉与心脏同一水平—打开血压计—驱尽袖带内空气，平整无褶地缠于上臂（袖带下缘距肘窝 2~3cm）—开启水银槽—戴好听诊器—将听诊器胸件置于肱动脉搏动处并固定—向袖带内充气，至动脉搏动音消失，再加压 20~30mmHg—放气，使水银柱以 4mmHg/s 的速度缓慢下降—听诊器出现的第一声搏动音时水银柱所指的刻度为收缩压，当搏动音突然变弱或消失，水银柱所指的刻度为舒张压	脉搏或呼吸异常者，应测 1 分钟
步骤 5	整理用物	（1）测量体温完毕，为老年人系上衣领，为老年人盖好盖被，将体温计消毒备用。 （2）测量血压完毕，驱尽袖带内空气，拧紧阀门，解开袖带，将血压计盒向右倾斜 45°，使水银全部流回槽内，关闭水银槽开关，盖好上盖。 （3）安置好老年人舒适体位，整理床单位	—
注意事项		测量体温注意事项： （1）测量体温前后，应点清体温计数，并检查有无破损，在甩表时，不可触及他物，防止撞碎。 （2）老年人若躁动不配合，照护人员应在旁守护并以手扶托，以防体温计失落或折断。 （3）避免影响测温各种因素，如运动、进食、冷热饮、冷热敷、洗澡、坐浴、灌肠等。 （4）如果体温计破裂，叮嘱老年人离开被汞污染的房间，打开通向走廊的门窗，如测口温时不慎咬破应立即清除老年人口腔内的碎屑，并指导老年人喝牛奶或吃粗纤维食物	
		测量脉搏注意事项： （1）测量时老年人应安静，避免过度兴奋及活动，若有剧烈活动，应先休息 20 分钟后再测。 （2）不可用拇指测脉搏，因拇指的小动脉搏动，易与老年人脉搏相混淆。 （3）如有脉搏短绌，应由两人同时测量，一人听心率，另一人测脉率，两人同时开始，数 1 分钟，以分数记录，记录方法为心率/脉率，如心率为 100 次，脉率为 76 次，则应写成 100/76 次/分	

续 表

步骤	流程	操作步骤	备注
注意事项		测量呼吸注意事项： (1) 在老年人安静的情况下测呼吸，尽量转移其注意力，避免紧张。 (2) 测呼吸时，不要与老年人交谈	
		测量血压时注意事项： (1) 测量前，应检查血压计的水银柱有无裂损，橡胶管和输气球是否漏气，听诊器胶管有无老化。 (2) 在测量血压时，血压计“0”点应和肱动脉、心脏处于同一水平。坐位时，肱动脉平第四肋软骨；卧位时，肱动脉平腋中线。 (3) 如发现血压听不清或异常时，应重复测量，先将袖带内气体驱尽，使水银柱降至“0”点，稍待片刻，再进行测量。 (4) 需要观察血压者，应尽量做到定时间、定部位、定体位、定血压计。偏瘫老年人，应在健侧肢体测量	

二、操作风险点

1. 汞中毒：水银体温计破裂，汞外漏。

2. 动静脉内瘘堵塞：测量部位选择错误，致透析患者手臂置动静脉内瘘堵塞。

三、操作关键点

1. 使用汞柱体温计测量老年人腋温时，一定协助夹紧，尤其对于瘦弱的老年人。

2. 测量呼吸时，照护人员要保持测量脉搏姿势，观察老年人胸廓起伏，转移其注意力，避免紧张。

3. 测血压时，放置血压计“0”点、肱动脉与心脏同一水平线上。

思政课堂

思维导图

课程二 血糖监测及管理技术

单元1 老年人血糖的测量并观察、记录异常变化

扫码查看课程资源

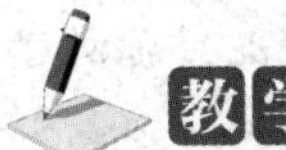

案例导入

李奶奶，75岁，现入住养老院1年，半自理，糖尿病史8年，现在注射长效胰岛素并口服降糖药物，饮食正常，最近经常出现低血糖，医生调整了胰岛素和口服药物剂量。请照护人员遵医嘱给李奶奶进行空腹及餐后血糖监测。

教学目标

1. 掌握血糖监测时间及适用范围。
2. 掌握测量血糖的风险点及操作要点。
3. 了解血糖监测技术、血糖仪的维护和保养。
4. 能判断高、低血糖。
5. 能为老年人进行血糖监测。

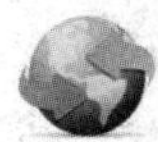

思政目标

注重护患沟通技巧，有同理心。

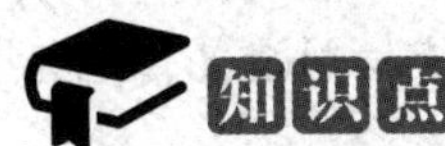

知识点

一、血糖监测技术

1. 血糖测定的方法

血糖测定的方法包括静脉血浆葡萄糖测定、毛细血管血葡萄糖测定和24小时动态血糖测定，前者用于诊断糖尿病，后两种仅用于糖尿病的监测。血糖监测结果可以反映糖尿病患者糖代谢紊乱的程度，用于制定合理的降糖方案，评价降糖治疗效果，指导调整治疗方案。

毛细血管血糖监测是血糖监测的基本形式，采用的毛细血管全血，而实验室检测的是静脉血浆或血清葡萄糖。近年来，血糖监测技术不断向便捷、微创及无创的方向发展，血糖监测的角度更加多维，监测的结果越来越准确。

2. 血糖仪的维护和保养

使用便携式血糖仪是医疗、养老机构常用的血糖监测方法。

（1）保持血糖仪清洁，电池工作状态正常，避开强磁场环境。

（2）更换血糖仪、启用新的试纸条及血糖仪更换电池后，需要用随血糖仪所带的模拟液或质控液进行仪器检测。

（3）当血糖仪结果与临床情况或 HbA1c（糖化血红蛋白）不符时，或怀疑血糖仪不准确时，可及时联系制造商进行校准检测。

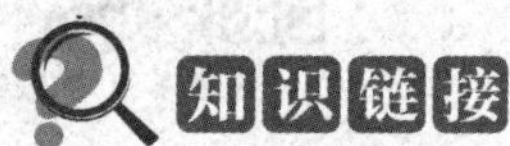

动态血糖监测技术

动态血糖监测（continuous glucose monitoring，CGM）是一种体积很小的微创可穿戴式设备，又名连续血糖监测仪，可通过葡萄糖传感器监测皮下组织间液的葡萄糖浓度变化的技术，提供连续、全面、可靠的全天血糖信息，了解血糖波动情况，弥补了指尖血监测血糖的局限性（见图 1-2-1-1）。其优点如下：

（1）免除疼痛，血糖数据更全面：CGM“敷贴传感器”每贴敷一次，可连续使用 14 天，期间不影响运动、洗澡等，有效减少每天针刺的痛苦；并且可收集数百个血糖信息（包括夜间），可准确、全面地反映患者昼夜血糖变化规律。

（2）查找隐匿性低血糖或高血糖：传统血糖仪由于受测量时间点的限制，容易造成异常血糖数值的遗漏，而通过动态血糖仪可以了解传统血糖监测方法难以发现的餐后高血糖、夜间低血糖、黎明现象、苏木杰现象等。

（3）及时发现血糖波动的原因：通过使用 CGM 可随时随地获得血糖值，对应自身的药物、食物、运动信息，有利于自己根据食物—运动—血糖数据关系调整饮食、运动及药物等。

（4）实时监控、全程评估病情变化：CGM 与电脑进行关联，可生成血糖日趋势图、每周总结、每月总结等报告形式，让患者更全面地了解自我病情控制情况，也为以后的治疗方案调整提供更直观的信息。

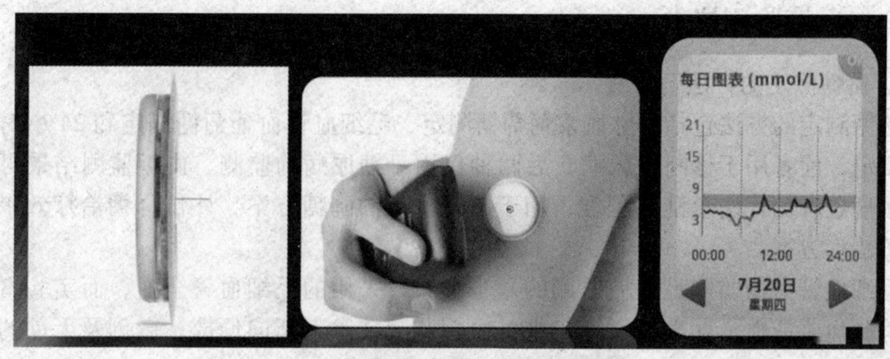

图 1-2-1-1　动态血糖仪监测技术

二、血糖监测时间及适用范围

血糖监测可以选择一天中的不同时间点，包括餐前、餐后 2 小时、睡前及夜间（一般为凌晨 2：00~3：00），也可根据出现的情况随时监测，各时间点监测的适用范围如下：

（1）餐前：空腹血糖较高或有低血糖风险时（老年人、血糖控制较好者）。

（2）餐后 2 小时：空腹血糖已得到良好控制，但 HbA1c 仍不达标者，了解饮食和运动对血糖的影响。

（3）睡前：注射胰岛素的老年人，特别是晚餐前注射胰岛素的老年人。

（4）夜间：经治疗血糖已经接近达标，但空腹血糖仍高，或疑有夜间低血糖。

（5）其他：出现低血糖症状时，应及时监测血糖，剧烈运动前后应监测血糖。

三、判断高、低血糖

（1）老年糖尿病患者血糖控制目标（见表 1-2-1-1）。

表 1-2-1-1　　老年糖尿病患者血糖控制目标

血糖监测指标	未使用低血糖风险较高药物			使用低血糖风险较高药物		
	良好	中等	差	良好	中等	差
HbA1c（%）	<7.5	<8.0	<8.5	7.0~7.5	7.5~8.0	8.0~8.5
空腹或餐前血糖（mmol/L）	5.0~7.2	5.0~8.3	5.6~10.0	5.0~8.3	5.6~8.3	5.6~10.0
睡前血糖（mmol/L）	5.0~8.3	5.6~10.0	6.1~11.1	5.6~10.0	8.3~10.0	8.3~13.9

注：低血糖风险较高的药物有胰岛素、磺脲类药物、格列奈类药物等；餐后血糖控制的目标可根据 HbA1c 对应的餐后平均血糖水平确定餐后血糖控制目标，即 HbA1c 6.50%~6.99%对应血糖 9.1mmol/L，HbA1c 7.00%~7.49%对应血糖 9.8mmol/L，HbA1c 7.50%~7.99%对应血糖 10.5mmol/L，HbA1c 8.00%~8.50%对应血糖 11.4mmol/L。

（2）低血糖：典型低血糖症状包括出汗、心慌、手抖等交感兴奋症状和脑功能受损症状。但老年糖尿病患者低血糖时临床表现有极大的异质性，出现低血糖时常不表现为交感兴奋症状，而表现为头晕、视物模糊、意识障碍等脑功能受损症状。低血糖可增加痴呆发生风险，而有认知障碍的糖尿病老年人更易发生低血糖事件。

（3）高血糖危象主要包括 HHS（高血糖高渗综合征）和 DKA（糖尿病酮症酸中毒）。HHS 是糖尿病的严重急性并发症之一，临床以严重高血糖、血浆渗透压升高、脱水和意识障碍为主要表现，通常无明显的酮症和代谢性酸中毒。老年糖尿病患者中的 DKA 不常见，一旦出现，会同时出现各种并发症、伴发病，导致器官系统功能损害。监测到低血糖或高血糖时应及时汇报医生，遵医嘱及时给予处理。

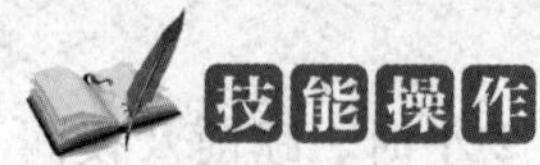

为老年人测量血糖并观察、记录异常变化

一、操作规程

步骤	流程	操作步骤	备注
步骤1	操作前评估	(1) 站在床前，身体前倾，微笑面对老年人，核对医嘱，对照床头卡，核对老年人姓名、床号。 (2) 评估老年人自理情况、意识状态、采血部位皮肤颜色、温度、血液循环情况，有无红肿、破损等。 “李奶奶好，我是您的照护人员，能让我看看您的手指吗，现在需要给您测血糖。”	—
步骤2	工作准备	(1) 环境准备：房间干净、整洁，安静、光线明亮。 (2) 照护人员准备：着装整齐；用“七步洗手法”洗净双手，戴口罩。 (3) 物品准备：化验单、血糖仪、血糖试纸、75%的乙醇、无菌棉签、采血针、弯盘、锐器盒、笔、手消液。 (4) 老年人取舒适体位	血糖仪电量充足，血糖试纸条码与血糖仪一致
步骤3	沟通核对	(1) 将治疗盘放在床头桌。 (2) 再次核对房间号、床号、姓名、性别。 (3) 核对血糖监测时间。 (4) 向老年人告知进行血糖监测，取得老年人配合。 “李奶奶，现在是午饭后2小时了，根据您的病情医生让我给您监测现在的血糖。”	(1) 态度和蔼，语言亲切。 (2) 询问老年人就餐时间，核对监测时间是否正确
步骤4	血糖监测	(1) 用无菌棉签蘸取75%的乙醇消毒指腹皮肤，待干。 (2) 打开血糖仪，取出血糖试纸1条装入试纸区，血糖仪显示滴血状态，立即盖好试纸瓶盖。 (3) 把采血针去帽放在选定的采血部位，紧贴皮肤。迅速按下采血针后，并抬起，将使用后的采血针置入锐器盒内。 (4) 用干棉签轻轻拭掉第一滴血。 (5) 血糖试纸浸取血液，血量充足。 (6) 迅速用1根干棉签按压采血处数分钟。 (7) 数秒钟后，血糖仪显示屏显示血糖测试结果。 (8) 核对并将显示结果记录到化验单	—

续 表

步骤	流程	操作步骤	备注
步骤5	整理用物	(1) 帮助老年人取舒适体位，整理床单位。 (2) 按照医疗垃圾分类进行医疗废物处理	根据监测血糖值偏高或偏低通知医生，并采取相应的措施
注意事项		(1) 一定要待乙醇晾干后才能采血。 (2) 将采血部位所在的手臂自然下垂，使用适当的采血器获得足量的血样，切勿以过度挤压采血部位的方式获得血样，以免大量组织间液混入血样而影响血糖测试结果。 (3) 血糖试纸取出后必须马上盖好试纸盒的盖，以免潮湿。 (4) 测试时建议一次性吸取足量的血样量（使用某些满足二次加样设计的血糖仪，也应在规定时间内追加足量血样）。 (5) 当怀疑有低血糖时，应随时加测血糖。若末梢血糖测定值与静脉血浆血糖测定值之间的误差增大，应及时关注，及时上报医护人员。 (6) 严格按照血糖仪操作说明书进行操作，并在血糖仪产品适宜的操作温度范围内进行测量。 (7) 测试后记录血糖测试结果，如果测试结果可疑，建议重新测试一次。若仍有疑问，及时上报医护人员	

二、操作风险点

感染：未消毒采血；采血针未更换，重复使用。

三、操作关键点

1. 核对监测时间，尤其餐后两小时血糖，是自老年人进食第一口饭开始计时。
2. 核对试纸条码与血糖仪显示条码一致。
3. 采集自然流出的足量血标本，切勿挤压。

单元2 协助老年人测量身高、体重、腰围、臀围、腹围并记录

案例导入

李奶奶，72岁，现入住养老院3年，身高160cm，体重80kg，腰围105cm，高血压病史9年，糖尿病病史3年，活动无耐力，为控制血糖、减轻体重，养老院医生及营养师为其制定个性化饮食及运动方案。为监测李奶奶体重变化，请照护人员协助做好体重、腰围的测量并记录。

教学目标

1. 掌握身高、体重、腰围、臀围、腹围测量的方法。
2. 掌握测量中的风险点和测量要点。
3. 了解身高、体重、腰围、臀围、腹围测量的意义。

4. 能为老年人测量身高、体重、腰围、臀围、腹围。

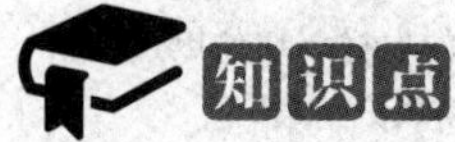

善于沟通，具有细致的观察能力。

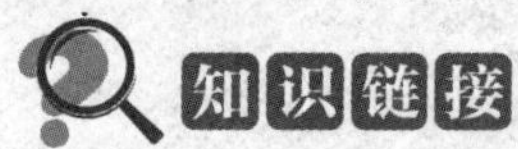

身高、体重、腰围、臀围、腹围测量的意义和方法

1. 身高

（1）意义：反映人体骨骼纵向生长水平。

（2）测量方法：受测者呈立正姿势站在身高计的底板上（躯干挺直，上肢自然下垂，脚跟并拢，脚尖分开约60°），脚跟、骶骨部及两肩胛间与身高计的立柱接触，头部正直，两眼平视前方，耳屏上缘与眼眶下缘最低点呈水平，记录测量尺读数，以cm为单位。

2. 体重

（1）意义：反映人体发育程度和营养状况。

（2）测量方法：测量时，受测者自然站在体重秤中央，站稳后，读取数据，记录以kg为单位。

知识链接

危重卧床老年患者体重测量方法

1. 测量工具：电子病床透析秤（以下简称透析秤）。

2. 两人称重法：适合康复期及长期卧床、病情较轻者。

首先为老年患者更换提前称量好的被服，即C值。然后推透析秤至床旁，接通电源，按“开始”键开始。用4个称量平台同时撑起病床的4个脚轮，此时透析秤上显示的是A值。老年患者左右两侧分别站一人，一人托住老年患者的颈、腰部，一人托住老年患者的肩及臀部，同时将老年患者抬起，记录病床重量，即B值。

3. 三人称重法：适合留置管道较多者。

首先为老年患者更换提前称量好的被服，即C值。然后推透析秤至床旁，接通电源，按“开始”键开始。用4个称量平台同时撑起病床的4个脚轮，此时透析秤上显示的是A值。老年患者左右两侧分别站1人，一人托住老年患者的肩、臀部，一人托住老年患者的腰及腿部，头侧站1人，抬老年患者头颈部并负责各种管道。3人同时将老年患者抬起，记录病床重量，即B值。

4. 四人称重法：适合体重较重及病情危重、管道较多者。

首先为老年患者更换提前称量好的被服，即C值。然后推透析秤至床旁，接通电源，按“开始”键开始，用 4 个称量平台同时撑起病床的 4 个脚轮，此时透析秤上显示的是 A 值。老年患者一侧站 1 人，托住腰、臀部。另一侧站 2 人，一人托住老年患者肩及臀部，一人托住老年患者腿部。头侧站 1 人，抬老年患者头颈部并负责各种管道及病情观察。4 人同时将老年患者抬起，记录病床重量，即 B 值。

5. 计算体重值：用总重量减去病床的重量，再减去床上用物的重量就是老年患者体重。

老年患者体重＝A－B－C

式中，A 为总重量＝病床＋老年患者＋床上用物的重量；B 为病床＝床＋床垫＋床褥的重量；C 为床上用物＝床上被服＋各种管道的重量。

6. 同一老年患者多次测量称重法

首先用两人称重法测量 A 值、C 值。然后计算体重，通常 B 值不会改变，在第 1 次测量后作为恒定值记录在体重观察表中备用，所以老年患者体重＝A－B－C。

7. 超重称重法

推透析秤至床旁接通电源，按“开始”键开始。用 4 个称量平台撑起病床的 4 个脚轮，按“除皮”键归零。然后让老年患者躺在病床上，此时的称量值即为老年患者体重。

8. 注意事项

为危重老年患者测量体重时应密切观察老年患者生命体征，如有病情变化立即停止测量，同时进行相应处理。卧床、危重老年患者通常都有留置管道，应注意各管道的妥善固定，防止脱出；躁动、意识障碍老年患者可按医嘱给予镇静药物；使用约束带的老年患者解开双手并请专人固定。测量 B 值时，将老年患者和被子一同抬起，被子的重量要计算在 C 值中。抬起老年患者后，每个人都不能接触病床。提前关闭门窗，室温保持在 26℃左右。测量时应安排足够的人员，不能使老年患者造成磕碰等意外伤害。遵循力量平衡和配合原则，做好个人防护，防止损伤。

3. 身体质量指数（BMI）

BMI 是目前国际上常用的衡量人体胖瘦程度及是否健康的标准之一。其计算公式如下：身体质量指数（BMI）＝体重（kg）/身高（m）的平方。比如，一个人身高 170cm，体重 60kg，这个人的 BMI＝60÷（1.70×1.70）＝20.7612。

中国人的健康标准为：正常 BMI 指数为 18.5～23.9；超重 BMI≥24；偏胖 BMI 在 24～27.9；肥胖 BMI≥28；消瘦 BMI<18.5。

4. 腰围

（1）意义：腰围能反映脂肪总量和脂肪分布情况。腰围大，是因为脂肪堆积在腰部，称为中心性肥胖。中心性肥胖是心脏病和脑卒中的独立危险因素。中国成年男性腰围≥85cm，女性腰围≥80cm 时，患高血压、糖尿病、血脂异常的危险增加。

（2）测量方法：被测量者取垂直站立姿势，双足自然分开 30cm 左右，使体重均匀分布，平稳呼吸，避免吸气；检查者用一个没有弹性的软尺，在被测量者髂嵴最高点和第 12 肋下缘连线的中点，沿水平方向围绕腹部一周，保持软尺各部分处于水平位置，紧贴而不压迫皮肤进行测量，记录以 cm 为单位。

5. 臀围

(1) 意义：臀围是经臀峰点水平位置处体围周长，是反映臀部脂肪分布的重要指标。

(2) 测量方法：站立位，均匀呼吸，腹部放松，双臂自然下垂，双足并拢，穿贴身内衣。将软尺轻轻贴住皮肤，经过臀部最高点，围绕身体一周，记录以 cm 为单位。

6. 腰臀比

腰臀比是腰围和臀围的比值，腰臀比（W/H）= 腰围（cm）/臀围（cm），男性>0.9 或女性>0.8，则可诊断为中心性肥胖，可导致心脏病、糖尿病的风险增加。目前一般用腰围代替腰臀比来判断中心性肥胖。中国成人超重和肥胖的体重指数和腰围界限值与相关疾病危险的关系见表 1-2-2-1。

表 1-2-2-1　中国成人超重和肥胖的体重指数和腰围界限值与相关疾病危险的关系

分类	体重指数（kg/m²）	腰围		
		男：<85	男：85-95	男：≥95
		女：<80	女：80-90	女：≥90
体重过低	<18.5	—	—	—
体重正常	18.5~23.9	—	增加	高
超重	24.0~27.9	增加	高	极高
肥胖	≥28	高	极高	极高

注：相关疾病指高血压、糖尿病、血脂异常和危险因素聚集。

7. 腹围

(1) 意义：腹围是经过肚脐环绕一周的长度。用于观察腹部脂肪变化，对于有腹腔积液的，腹围的测量是观测病情的重要数据。

(2) 测量方法：缓慢呼吸，呼气时测量准确，软尺过两侧髂嵴，平脐一周，记录以 cm 为单位。

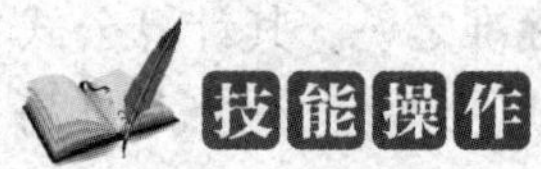

协助老年人测量身高、体重、腰围、臀围、腹围并记录

一、操作规程

步骤	流程	操作步骤	备注
步骤 1	操作前评估	(1) 站在床前，身体前倾，微笑面对老年人，对照床头卡，核对老年人姓名、床号。 (2) 评估老年人自理情况、意识状态、认知情况。 “李奶奶好，我是您的照护人员，您能下床测下身高、体重吗?” “好的，可以。”	—

续 表

步骤	流程	操作步骤	备注
步骤 2	工作准备	（1）环境准备：室内环境整洁，温湿度适宜。 （2）照护人员准备：着装整齐，用“七步洗手法”洗净双手。 （3）物品准备：身高体重计、软尺、记录单、笔、手消液。体重计放置在宽敞空间内，旁边有扶手装置处	建议用没有弹性、最小刻度为 1mm 的软尺
步骤 3	沟通核对	（1）核对老年人的床号、姓名、性别。 （2）向老年人告知身高、体重、腰腹围的测量，取得老年人配合。 “李奶奶，您好现在需要给您测下身高、体重、腰围、腹围可以吗?” “好的，可以。”	态度和蔼，语言亲切
步骤 4	测量身高、体重、腰围、臀围、腹围	（1）将老年人引导到体重计前，协助老年人脱去厚重外套，仅穿轻薄衣物，并协助老年人脱掉鞋子。 （2）身高测量：老年人呈立正姿势站在身高计的底板上（躯干挺直，上肢自然下垂，脚跟并拢，脚尖分开约 60°），脚跟、骶骨部及两肩胛间与身高计的立柱接触，头部正直，两眼平视前方，耳屏上缘与眼眶下缘最低点呈水平，记录测量尺读数，以 cm 为单位。 （3）体重测量：老年人自然站在体重秤中央，站稳后，读取数据并记录，以 kg 为单位。 （4）腰围测量：老年人垂直站立，双足自然分开 30cm 左右，平稳呼吸，避免吸气，在髂嵴最高点和第 12 肋下缘连线的中点，沿水平方向围绕腹部一周，保持软尺各部分处于水平位置，紧贴而不压迫皮肤进行测量，记录以 cm 为单位。 （5）臀围测量：站立位，老年人均匀呼吸，腹部放松，双臂自然下垂，双足并拢，穿贴身内衣。将软尺轻轻贴住皮肤，经过臀部最高点，围绕身体一周，记录以 cm 为单位。 （6）腹围测量：老年人缓慢呼吸，呼气时测量准确，软尺过两侧髂嵴，平脐一周，记录以 cm 为单位	—
步骤 5	整理用物	（1）协助老年人穿鞋子、外衣，回房间休息。 （2）整理身高体重仪、软尺。 （3）记录整理，异常上报	—
注意事项		（1）测量时关注老年人安全，可轻轻扶住老年人，防止跌倒。 （2）测量腰围、臀围、腹围时均匀呼吸，呼气时测量	

二、操作风险点

跌倒：老年人站立不稳，照护人员没有扶住。

三、操作关键点

1. 腰围、臀围、腹围测量位置要准确。
2. 测量时，老年人均匀呼吸，避免吸气时测量。
3. 测量软尺轻轻贴住老年人皮肤，松紧适度。
4. 测量时，老年人如有不适，立即停止测量。

思政课堂

思维导图

模块二 给药照护技术

课程一 口服给药法

扫码查看课程资源

单元1 协助老年人口服用药

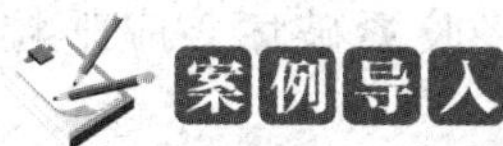

李奶奶，80岁，刚入住养老院，有高血压病史5年、糖尿病病史8年，口服多种降压、降糖药物，但是李奶奶在家经常忘记服药，现入住养老院后需要照护人员协助，并注意观察用药后的反应并报告，保证用药安全。

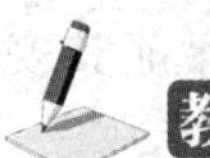
教学目标

1. 掌握口服药不同剂型的正确服用方法。
2. 了解常用口服药剂型。
3. 能协助老年人口服用药。
4. 能观察老年人用药后的反应并报告。

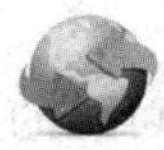
思政目标

践行“以老年人为中心”的服务理念。

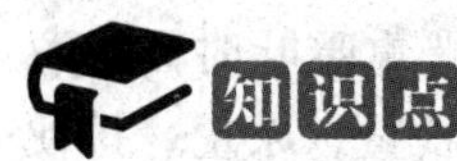

一、常用口服药剂型

口服药指经口腔途径吞服、舌下含服的药物，分为固体剂型和液体剂型。固体剂型包括片剂、丸剂、散剂、胶囊等；液体剂型包括口服液、酊剂和合剂等。

二、口服药不同剂型的正确服用方法

1. 口含片与舌下片

口含片又称含片，多用于口腔及咽喉疾病，具有局部消炎、杀菌、收敛、止

痛的作用，如西瓜霜润喉片、草珊瑚含片、西地碘含片等。使用时应在口腔内含化，不可咀嚼或吞咽，含服中、含服后不可立即饮用液体，以延长疗效。舌下片是通过舌下黏膜或舌下腺直接吸收，起全身作用或在口腔中溶解覆盖口腔黏膜上起作用的片剂，如硝酸甘油。使用时将药片放在舌下，闭嘴利用唾液使药片溶解吸收。

2. 口服片剂

口服片剂是自口腔服下，经胃肠道吸收而作用于全身，或滞留于肠胃肠道内作用于胃肠局部的片剂药物。无特殊要求的口服片剂一般采用吞服。吞服是将完整的药物用温开水送服到胃内，让药物在胃内或肠道中吸收，但维生素类、助消化药不宜用温水送服。

3. 口服胶囊

胶囊是将药物填塞在空心硬质的胶囊中，或密闭于弹性软质胶囊中制成的剂型，以掩盖药物不良嗅味及提高药物的稳定性。服用时不能将胶囊破坏，应整粒吞服。

4. 口服溶液

口服溶液多见于糖浆类药物，如止咳糖浆、复方甘草合剂、蜜炼川贝枇杷膏等。服用后，药物在病变咽喉部黏膜表面形成保护膜，不宜使用温开水送服。

药物剂型种类繁多，使用不当，不仅可能导致疗效降低，而且可能引起不良反应。因此，需要遵医嘱及说明书正确使用，以发挥药物的最大疗效，保证其安全性。

三、各类口服药用药后的观察要点

1. 服用治疗心血管系统疾病类药物注意观察的要点

老年人心前区疼痛、胸闷、心慌等自觉症状是否减轻，发作频率是否改变；服用利尿剂要记录尿量；注意有无头晕、乏力、晕厥等现象发生。

2. 服用治疗呼吸系统疾病类药物注意观察的要点

老年人咳嗽的程度和伴随的症状；痰液的色、量、气味及有无咯血等肉眼可见的变化；注意观察体温的变化，了解感染控制情况。

3. 服用治疗消化系统疾病类药物注意观察的要点

观察老年人食欲，恶心、呕吐程度，腹痛、腹泻、发热症状，严重呕吐时需注意有无尿少、口渴、皮肤黏膜干燥等脱水现象。准确记录入水量、进食量、尿量、排便量、呕吐量及出汗情况。

4. 服用治疗泌尿系统疾病类药物注意观察的要点

观察老年人尿量、排尿次数、尿色及排尿时伴随的症状，有无尿频、尿急、尿痛及血尿症状。

5. 服用治疗血液系统疾病类药物注意观察的要点

观察老年人贫血的程度，通过头晕、耳鸣、疲乏无力、活动后心悸、气短的情况判断贫血的程度；观察老年人皮肤黏膜瘀点、瘀斑，消化道出血情况，判断疾病是否好转。

6. 服用治疗内分泌及代谢疾病类药物注意观察的要点

服用降糖药要观察老年人有无心慌、出汗、嗜睡或者昏迷等低血糖症状；服用治疗代谢疾病的药物要注意身体外形是否逐渐恢复正常，如突眼、毛发异常、身体外形异常改善，情绪变化。

7. 服用治疗风湿性疾病类药物注意观察的要点

观察老年人四肢及脊柱关节疼痛与肿胀的程度，关节僵硬程度，活动受限程度。

8. 服用治疗神经系统疾病类药物注意观察的要点

观察老年人头疼、头晕程度的变化；是否有伴随症状，如呕吐、神志变化、肢体抽搐；嗜睡、昏睡和昏迷情况；发音困难、语音不清、语言表达不清等言语障碍程度的变化；肢体随意活动能力的变化。

四、用药后不良反应/症状的观察及处理流程

1. 不良反应/症状

（1）胃肠道反应：如恶心、呕吐、腹痛、腹泻、便秘等。

（2）泌尿系统反应：如出现血尿、排尿困难、肾功能下降。

（3）神经系统反应：如发热、头痛、乏力、头晕、失眠、手颤。

（4）循环系统反应：如出现心慌、头痛、面色苍白、眩晕等。

（5）呼吸系统反应：如出现支气管哮喘等。

（6）皮肤反应：如皮炎、荨麻疹。

（7）过敏性休克的症状。

①呼吸道阻塞症状：如胸闷、心悸、喉头堵塞感、呼吸困难等。

②微循环障碍症状：如面色苍白、畏寒、冷汗、脉搏微细、血压下降等。

③中枢神经系统症状：如烦躁不安、意识丧失、昏迷、抽搐、大小便失禁等。

④其他症状：如皮疹、荨麻疹、咳嗽等。

2. 处理流程

仔细阅读药物说明书，了解临床不良反应及相应的处理方法，对严重的不良反应者应做如下处理：

（1）立即停药，马上报告医生或老年人的家属。

（2）协助老年人平卧，头偏向一侧，防止呕吐引起窒息，保持呼吸道通畅。

（3）如果发生心搏、呼吸骤停，立即进行心肺复苏抢救。有条件的马上给予吸氧。

（4）加强病情观察和照顾，密切观察老年人呼吸、心搏、意识、尿量，做好病情变化的动态记录，注意保暖。

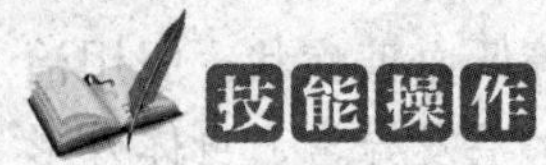

协助老年人口服用药

一、操作规程

步骤	流程	操作步骤	备注
步骤 1	操作前评估	(1) 站在床前，身体前倾，微笑面对老年人，核对医嘱、对照床头卡核对老年人姓名、床号。 (2) 评估老年人自理情况、药物过敏史及吞咽功能，有无口腔疾患，有无咳嗽、憋喘，有无恶心呕吐，程度如何。 “李奶奶好，我是您的照护人员，您现在需要吃哪些药您了解吗？您对什么药过敏？” “我知道，没有过敏的。” “现在吃东西呛咳吗？有没有恶心呕吐的情况？” “没有。” “请您张开口，我看看您口腔有没有感染溃疡。”	—
步骤 2	工作准备	(1) 环境准备：房间干净、整洁，安静、光线明亮。 (2) 照护人员准备：着装整齐；用“七步洗手法”洗净双手，戴口罩。 (3) 物品准备：服药单、药杯内盛放药物、温开水、必要时量杯、笔和记录单、免洗洗手液。 (4) 老年人取舒适体位	—
步骤 3	沟通核对	(1) 将护理推车摆放在床头。 (2) 再次核对房间号、床号、姓名、性别。 (3) 核对口服药种类和剂量。 (4) 向老年人告知准备服药，取得老年人配合。 “李奶奶，我们现在需要吃药了，这是根据医嘱给您准备的降糖、降压药物。”	态度和蔼，语言亲切
步骤 4	服药前准备	(1) 老年人在床上，协助老年人坐位。 “奶奶，我扶您坐起来吧，方便吃药。” (2) 根据药量为老年人倒好温水	温水量按照 2 ~ 4 片需要 100mL 准备

续 表

步骤	流程	操作步骤	备注
步骤5	协助服药	(1) 将药杯递给老年人，告诉老年人先饮一小口润滑咽喉。 “奶奶，吃药前您先喝口水，润滑咽喉好吗?” (2) 看着老年人将药服下。服用片剂时，若有大片药难以咽下，可将药片磨成粉状并加水搅拌成糊状再服用。服用水剂时，先将药液摇匀，一手将量杯上举使其刻度与视线平齐，另一手拿药瓶（将标签放在掌心），到药液至所需的刻度处，计量准确后倒入药杯再服用。服用油剂溶液或按滴数计算的药液时，先将少许凉开水倒入小勺中，再将药液按照应服用的剂量滴入凉开水中一起服用。服用中药大蜜丸时，可根据老年人的具体情况将药丸搓成小丸，以便老年人服用。服中药冲剂时，将药粉用温开水冲调后再服用。 (3) 检查口腔是否有漏服的药物。 “奶奶，您张开口，我检查下您是否把药都咽下去了。”	—
步骤6	整理用物	(1) 将水杯放回原处。 (2) 整理床单位，协助老年人取舒适体位。 (3) 药杯收回，浸泡消毒，晾干备用。 (4) 记录服药时间，观察询问老年人服药后的反应	—
注意事项		(1) 遵医嘱协助老年人服药，不得私自加减药物或停药。 (2) 老年人对药品有疑问时，需要再次核对无误方能给药，并要向老年人解释说明。 (3) 用药后发现异常，应及时报告医护人员或协助就诊。 (4) 对于有吞咽困难的老年人，照护人员要咨询医护人员或根据药物的说明书，决定是否可以将药物切割成小块或研碎服用。 (5) 协助精神疾患的老年人服药，要要求其张口检查药物是否全部咽下。 (6) 了解所服药的药理作用、不良反应以及某些药物服用的特殊要求，向老年人做宣教	

二、操作风险点

误服药品：服药前未核对。

三、操作关键点

1. 服药前认真核对床号、姓名及药物名称、剂量。

2. 掌握不同剂型口服药的服用方式。

单元 2　喂老年人口服药

案例导入

李奶奶，85 岁，入住养老院 2 年，有脑梗死病史 3 年，左侧偏瘫，高血压病史 7 年，生活不能自理。最近李奶奶咳嗽、发热，遵医嘱需要增加止咳糖浆、感冒药冲剂药物辅助治疗，请照护人员给李奶奶喂口服药。

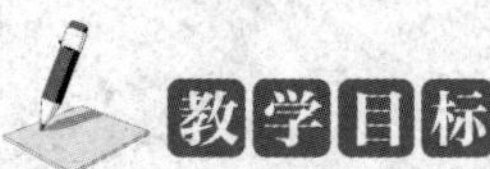

教学目标

1. 掌握不同类型失能老年人喂口服药的技巧方法。
2. 掌握喂老年口服药的风险点和操作要点。
3. 能喂老年人口服药。

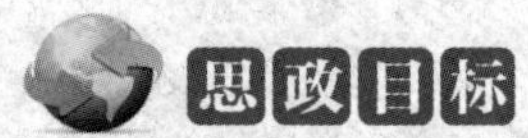

思政目标

践行“以老年人为中心”的服务理念。

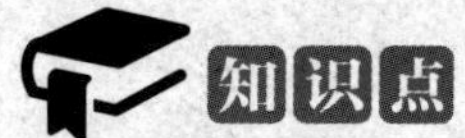

知识点

不同类型失能老年人喂口服药的技巧方法

1. 失智老年人的喂药技巧方法

（1）药物的安全性：对于失智老年人，用药安全很重要，药品须有照护人员保管，不能放置在失智老年人能接触到的地方，避免重复服药、超剂量服药、带包装服药、错服药（将其他老年人的药品服下）。对服用镇静催眠药、降压药、降糖药等具有安全隐患的药品，要重点关注老年人的状态。

（2）拒绝吃药的照护：对于失智老年人不可强制喂药，一次强迫可能造成老年人对吃药更加抗拒，失去安全感。可采取将药物混在食物或水中服用，或者采取奖励的方式，奖励老年人喜欢的东西或喜欢做的事情，达到让老年人吃药的目的。

2. 吞咽功能障碍老年人的喂药技巧

吞咽障碍是脑卒中患者的常见症状，发生率为 22%~65%，常对患者的生理、心理健康造成严重影响。在生理方面，吞咽功能减退可造成误吸、支气管痉挛、气道阻塞窒息及脱水、营养不良，卒中后误吸与进展为肺炎的高危险性有关。对于有吞咽障碍的老年人喂药需要评估安全性并有效实施。

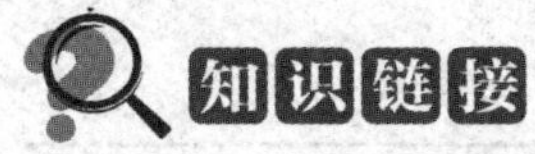

吞咽障碍评定方法

1. 吞咽障碍常见临床表现：流涎，低头时明显；饮水呛咳，吞咽时或吞咽后咳嗽；进食时发生哽噎，有食物黏着于咽喉的感觉；吞咽后口腔食物残留，在吞咽时可能会有疼痛症状；频发的清嗓动作，进食费力、进食量减少、进食时间延长；有口、鼻反流，进食后呕吐；反复发热、肺部感染。

2. 吞咽障碍评估

（1）洼田饮水试验：为日本学者洼田俊夫提出的评定吞咽障碍的试验方法，分级明确清楚，操作简单，利于选择有治疗适应证的患者。患者端坐，喝下30mL温开水，观察所需时间和咳喘情况（见表2-1-2-1）。

表 2-1-2-1　　洼田饮水试验方法及评定

分级		描述	勾选	吞咽功能说明	建议
1级（优）	1a	5秒内1次喝完，无呛咳	□	正常	监测
	1b	5秒以上1次喝完，无呛咳	□	可疑吞咽障碍	进行V-VST评估
2级（良）		分2次以上，能不呛咳地咽下	□		
3级（中）		能1次咽下，但有呛咳	□	吞咽障碍	
4级（可）		分2次以上咽下，但有呛咳	□		
5级（差）		频繁呛咳，不能全部咽下	□		

（2）容积-黏度吞咽测试（V-VST）评估：建议有洼田饮水试验阳性临床检查结果的患者使用V-VST评估，V-VST评估是通过给予患者不同黏度及容积的液体，来评估吞咽的安全性和有效性。

测试时选择的容积分别是少量（5mL）、中量（10mL）、多量（20mL），通过增稠剂将水分别调至低稠度（水样）、中稠度（糖浆状）、高稠度（布丁状），按照不同组合，观察患者吞咽的情况，记录安全性和有效性指标（见表2-1-2-2），得出最适宜患者进食的一口量和黏稠度。

1）具体测试方法：

①开始给患者吞咽5mL糖浆稠度液体，观察安全性受损指标，如吞咽过程安全，则依次吞咽10mL、20mL糖浆稠度液体；如在吞咽任何容积液体时存在安全问题，则直接进入吞咽5mL布丁稠度半固体环节。

②上一步安全吞咽，则让患者一次吞咽5mL、10mL、20mL水，观察吞咽过程，在分别吞咽三种不同体积水时一旦出现吞咽困难情况，则须停止吞咽水，进行布丁状稠度半固体吞咽评估环节；如吞咽安全，则同样需进入下一步。

③让患者一次吞咽5mL、10mL、20mL布丁状稠度半固体，观察吞咽过程，在分别吞咽三种不同体积布丁状稠度半固体时一旦出现吞咽困难情况，则须停止吞咽并结束

试验；如吞咽安全则结束试验。

表 2-1-2-2　　V-VST（容积-黏度吞咽测试）评估使用记录表

不同稠度		糖浆状稠度			液体-水			布丁状稠度		
不同容积		5mL	10mL	20mL	5mL	10mL	20mL	5mL	10mL	20mL
安全性受损相关指标	咳嗽									
	音质改变									
	血氧饱和度下降									
有效性受损相关指标	唇部闭合不全									
	口腔残留									
	咽部残留									

2）测试结果解释：

①无安全性/有效性受损评估结果：患者无口咽性吞咽障碍。

②有效性受损，但无安全性受损评估结果：患者有口咽性吞咽障碍。患者可安全吞咽，但有效性受损，这可能危及患者的营养和补水状况。饮食指导原则：保证患者吞咽过程不出现有效性问题的前提下，最佳方案是选择最低稠度和最高容积的液体。

③安全性受损（伴或不伴相关有效性问题）评估结果：患者有口咽性吞咽障碍。吞咽过程的安全性下降提示该患者可能已经发生误吸。饮食指导原则：最安全的摄取液体体积和稠度相当于患者能够安全吞咽时液体的稠度。安全性一致的前提下，须优先考虑尽可能大的容积，以保证吞咽有效性和患者优选的稠度。

（1）体位摆放：对于体力较好者，应尽量采取坐位姿势，头部略微前屈喂药。体力较弱者，不能采取坐位的老年人，可采取半卧位，头部确保维持在30°以上，头部前屈，偏瘫侧肩部垫枕，老年人健侧喂药。

（2）包裹剂：一般适合吞咽的摄食入口量为，稀液 1~20mL；布丁 5~7mL；浓稠泥状食物 3~5mL；肉团约 2mL。可根据老年人吞咽功能选择喂药方式，即将药品混合水或食物送服。同食的食物应具备以下特点：流体食物黏度适当；固态食品不易松散；密度均匀丝滑。老年人服用药片或胶囊时，可选择凝胶（如常用的和药顺）包裹后送服，以确保药物的治疗作用与进食安全。

（3）放入位置：放在口腔中最能感受食物的位置，如健侧的舌头后部或颊部。

3. 戴有鼻饲管的老年人喂药技巧

当老年人经口无法用药时，鼻饲给药成为重要途径。

（1）查对药物剂型，选择适合鼻饲药物：

①固体药物按释放类型可分为立即释放型以及缓释、控释等经过修饰的药物释放剂型。缓释片、控释片等禁止研磨后进行鼻饲给药，因为研磨后，可能会降低疗效，并有可能会因为药物短期内的大量释放导致严重后果。

②液体剂型分为溶液剂、溶胶剂、混悬剂等，可直接给药而不破坏其剂型结构，更接近于经口服药，但选择液体剂型鼻饲时，患者是否受益，很大程度取决于液体药物的渗透压。胃肠渗透压一般在 250~1000kPa，而部分液体制剂渗透压超过 2500kPa，

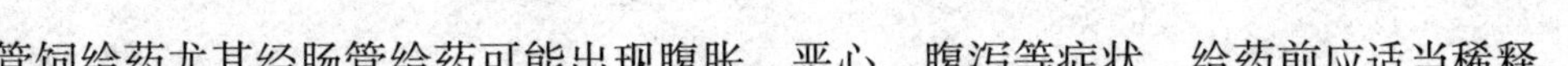

管饲给药尤其经肠管给药可能出现腹胀、恶心、腹泻等症状，给药前应适当稀释。

③胶囊剂型分为普通胶囊、胶丸及肠溶胶囊等，胶囊药物在打开胶囊时需慎重，应在药师指导下取用。胶丸是指将油类或液体药物包制成圆形或长柱形不等的透明的胶囊，因脂溶性物质很难溶于水，而且附壁严重，难以确保给药剂量。肠溶胶囊的设计是为了避免药物在胃中被破坏，不可研碎后经胃管给药。

（2）药物的研碎与稀释：药物的研磨是指使用杵、臼或其他研磨工具，在相对密闭的空间内将药物研磨成为微小颗粒的过程。研磨药物时施加的外力，以及研磨后药物微粒暴露的表面积增大，都有可能加速药物分子结构的变化，如果 2 种或 2 种以上药物一起研磨，极有可能相互作用并形成复合物，而且药物中的各种添加剂也有可能相互作用，因此，药物在制备时应该分开研磨。

（3）药物与营养液的相互作用：药物与营养液是否能够同时鼻饲，需要考虑很多因素。营养液方面，蛋白质的类型、添加的纤维素和矿物质等都影响药物间的相互作用；而药物方面，pH、黏度、渗透压、乙醇及矿物质成分等都可能与营养液成分相互作用。美国肠外肠内营养学会建议，药物与营养液不能同时管饲，间隔至少 30 分钟，并用至少 15mL 水冲洗管道。

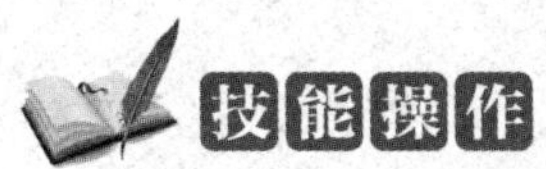

喂老年人口服药

一、操作规程

步骤	流程	操作步骤	备注
步骤 1	操作前评估	（1）站在床前，身体前倾，微笑面对老年人，核对医嘱、对照床头卡，核对老年人姓名、床号。 （2）评估老年人自理情况、药物过敏史及吞咽功能，有无口腔疾患，有无咳嗽、憋喘，有无恶心呕吐，程度如何。 “李奶奶好，我是您的照护人员，您现在需要吃药了？” 查看老年人卧床，左侧肢体瘫痪，喝水试验 2 级，口腔无疾患，无恶心呕吐，偶有咳嗽	—
步骤 2	工作准备	（1）环境准备：房间干净、整洁，安静、光线明亮。 （2）照护人员准备：着装整齐；用“七步洗手法”洗净双手，戴口罩。 （3）物品准备：服药单、药杯内盛放药物、温开水、服药碗、毛巾、量杯、勺子、吸管、笔和记录单、免洗洗手液	—

续 表

步骤	流程	操作步骤	备注
步骤3	沟通核对	（1）将护理推车摆放在床头。 （2）再次核对房间号、床号、姓名、性别。 （3）核对口服药种类和剂量。 （4）向老年人告知准备服药，取得老年人配合。 “李奶奶，我们现在需要吃药了，这是根据医嘱给您准备的降压药、止咳糖浆和感冒冲剂。”	态度和蔼，语言亲切
步骤4	服药前准备	（1）摇高床头至少30°，左侧肩下垫软枕，协助老年人头部右侧卧位，照护人员站在老年人右侧，把毛巾铺在老年人颌下。 “奶奶，我给您抬高床头，给您左侧肩下垫个枕头，让您方便吃药。” （2）根据医嘱用温水冲好感冒冲剂，用量杯量好止咳糖浆的量	—
步骤5	喂口服药	（1）用勺子先给老年人喂一口温水，润滑口腔和食管。 “奶奶，吃药前您先喝口水，润滑咽喉好吗？” （2）喂老年人口服药依次是片剂、冲剂、水剂，止咳糖浆放在最后。①服用片剂时：若有大片药老年人难以咽下，可将药片磨成粉状并加水搅拌成糊状再服用。②服用水剂时：先将药水摇匀，一手将量杯上举使其刻度与视线平齐，另一手拿药瓶（将标签放在掌心），到药液至所需的刻度处，计量准确后倒入药杯再服用。③服用油剂溶液或按滴数计算的药液时：先将少许凉开水倒入小勺中，再将药液按照应服用的剂量滴入凉开水中一起服用。④服用中药大蜜丸时：可根据老年人的具体情况将药丸搓成小丸，以便老年人服用。⑤服中药冲剂时：将药粉用温开水冲调后再服用。 （3）检查口腔是否有漏服的药物。 “奶奶，您张开口，我检查下您是否把药都咽下去了。” （4）用毛巾擦净口周，撤掉毛巾	服用水剂或冲剂可以根据老年人的情况选择使用吸管
步骤6	整理用物	（1）将物品放回原处。 （2）整理床单位，协助老年人取舒适体位。 （3）药杯收回，浸泡消毒，晾干备用。 （4）记录服药时间，观察询问老年人服药后的反应	—
注意事项		（1）遵医嘱喂老年人服药，不得私自加减药物或停药。 （2）服用止咳糖浆后不宜马上喝水，水会稀释药液，减弱止咳作用。 （3）用药后发现异常，应及时报告医护人员或协助就诊。 （4）喂精神疾患的老年人服药，要要求其张口检查药物是否全部咽下。 （5）鼻饲喂药与营养液间隔30分钟，以免相互影响	

二、操作风险点

1. 误服药品：服药前未核对。

2. 呛咳：未评估存在吞咽障碍的老年人，未采取改善措施。

三、操作关键点

1. 服药前认真核对床号、姓名、药物名称、剂量。

2. 对不同剂型的口服药掌握不同服药方式。

思政课堂

思维导图

课程二　雾化吸入法

扫码查看课程资源

单元1　为老年人提供超声波雾化吸入

案例导入

吴爷爷，68岁，吸烟25年，间断出现咳嗽伴喘息，诊断为“支气管哮喘”，医嘱予以乙酰半胱氨酸超声波雾化吸入治疗，一天2次。请照护人员为吴爷爷提供超声波雾化吸入。

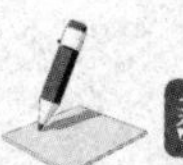

教学目标

1. 掌握超声波雾化吸入的护理要点、风险点、操作关键点。
2. 熟悉超声波雾化吸入法的定义、给药的目的、常用药物。
3. 能为老年人提供超声波雾化吸入。

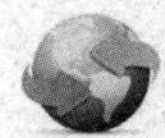

思政目标

注重护患沟通技巧，有同理心。

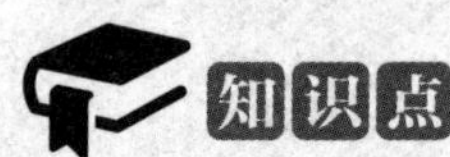

知识点

一、超声波雾化吸入法定义

超声波雾化吸入法是利用超声波声能，将药液变成细微的气雾，由呼吸道吸入，随深而慢地吸气到达终末支气管及肺泡，达到治疗目的。其特点是雾化液温暖舒适，雾滴小而均匀，雾量大小可调。

二、雾化吸入给药的目的

1. 湿化呼吸道

常用于呼吸道湿化不足、痰液黏稠、气道不畅患者。

2. 预防呼吸道感染

常用于胸部手术前后的患者。

3. 改善通气功能

解除支气管痉挛，保持呼吸道通畅，常用于支气管哮喘等患者。

4. 控制呼吸道感染

消除炎症，减轻呼吸道黏膜水肿，稀释痰液，帮助祛痰，常用于咽喉炎、支气管扩张、肺炎、肺脓肿、肺结核等患者。

三、雾化吸入的常用药物

1. 稀释痰液药物

常用α-糜蛋白酶、乙酰半胱氨酸（痰易净），可稀释痰液，帮助祛痰。

2. 抗生素类药物

常用庆大霉素、卡那霉素，可控制呼吸道感染，消除炎症。

3. 支气管解痉药物

常用氨茶碱、沙丁胺醇（舒喘灵）等，可使支气管扩张，解除支气管痉挛。

4. 减轻呼吸道黏膜水肿药物

常用地塞米松等，地塞米松与抗生素常联合使用，可增加抗炎效果，减轻呼吸道黏膜水肿。

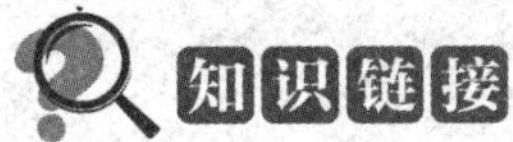

超声波雾化吸入器

1. 基本构造

（1）超声波发生器：接通电源后可输出高频电能，面板上有电源和雾量调节开关、指示灯和定时器。

（2）水槽与晶体换能器：水槽内盛冷蒸馏水，底部有一个晶体换能器，接收超声波发生器输出的高频电能，并将其转化为超声波声能。

（3）雾化罐和透声膜：雾化罐内盛放药液，底部是半透明的透声膜。

（4）螺纹管和口含嘴（或面罩）。

2. 作用原理

超声波发生器通电后输出高频电能，电能通过水槽底部的晶体换能器转换成超声波声能，声能震动并通过雾化罐底部的透声膜作用于罐内的药液，使药液表面张力被破坏而形成细微的气雾，通过螺纹管在患者深吸气时进入呼吸道。特点是雾滴小而均匀，直径在5μm以下；雾量大小可以调节；药液可随深吸气到达终末支气管和肺泡；对药液温和加热，使吸入的气雾温暖、舒适。

四、雾化吸入的护理要点

（1）向老年人及其家属解释超声波雾化吸入的目的、方法及注意事项。

（2）药物现配现用。

（3）雾化过程中，嘱老年人做深而慢的呼吸，使气雾进入呼吸道深部。

（4）雾化结束后，协助老年人清洁口腔，擦干面部。

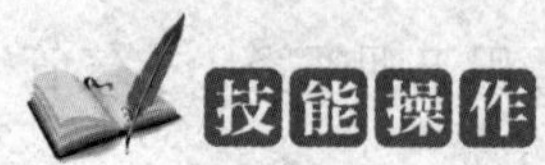

为老年人提供超声波雾化吸入

一、操作规程

步骤	流程	操作步骤	备注
步骤1	操作前评估	(1)站在床前，身体前倾，微笑面对老年人，核对医嘱、对照床头卡，核对老年人姓名、床号。 (2)评估老年人的呼吸道状况、意识状态、合作程度。 “吴爷爷好，我是您的照护人员，您现在感觉怎么样？有没有感到痰液咳不出来？有没有气促，呼吸不通畅的情况发生？” “感觉有点痰液咳不出来，痰比较浓。” “这样啊，那您不要担心，今天根据医生的医嘱，我过来给您进行雾化吸入。” “别着急爷爷，在进行雾化吸入前，我先看下您的呼吸道情况。”	—
步骤2	工作准备	(1)环境准备：房间干净、整洁，空气清新、无异味。 (2)照护人员准备：着装整齐；用“七步洗手法”洗净双手，戴口罩。 (3)物品准备：毛巾、水壶、冷蒸馏水、超声雾化器、无菌盘（内放纱布、20mL注射器、螺纹管、口含嘴）、医嘱雾化用药、洗手液	—
步骤3	沟通核对	(1)将护理推车摆放在床头。 (2)再次核对房间号、床号、姓名、性别。 (3)核对药物。 (4)向老年人告知准备雾化吸入，取得老年人配合。 “吴爷爷，这次我们是用乙酰半胱氨酸进行雾化吸入，待会您用嘴巴深吸气，用鼻子呼气，以利于药液吸收。我这样说您可以听得明白吗？” “好的。”	态度和蔼，语言亲切
步骤4	摆放体位	(1)将床头摇高，使老年人呈坐位或半坐位。 (2)协助老年人把头部放好。 “爷爷，为了更好地进行雾化吸入，我协助您摇高床头，取右侧半卧位好吗？” “好。”	(1)照护人员向老年人解释需摇高床头。 (2)注意老年人反应及沟通

续　表

步骤	流程	操作步骤	备注
步骤 5	雾化吸入前准备	（1）再次洗手。 （2）物品摆放合理。 （3）在老年人的颌下垫毛巾。 （4）雾化水槽注入适量冷蒸馏水，浸没透声膜，水位在最高和最低水位之间。 （5）核对医嘱，抽取药液，将药液倒入雾化罐内	—
步骤 6	雾化吸入	（1）携物品至老年人旁，再次核对。 （2）雾化器置入床头柜上，接通电源，打开开关，预热 3 分钟。 （3）接好口含嘴或面罩，调节雾化时间，15~20 分钟。 （4）调节雾量，将面罩罩住老年人口鼻或者放置好口含嘴。 “爷爷，雾化的流量我已经给您调好了，您在雾化的过程中要是有什么不舒服的话请您举手示意我。” （5）指导老年人雾化吸入，用嘴深吸气，用鼻子呼吸，以利于药液吸入。 “爷爷，我们现在把口含嘴含上，用嘴巴吸气，鼻子呼气。” （6）观察雾化时候的反应，有痰时协助排出。 （7）雾化结束，取下面罩或者口含嘴。 （8）先关雾化开关，再关电源开关。 （9）漱口，擦净面部，取舒适的卧位，整理床单位。 “爷爷，现在雾化结束啦，您要先漱口，因为嘴巴里有残余药液。请注意，喝的第一口水不要吞下去。” “好的。” “爷爷还有什么不舒服的地方吗？” “没有。” “那我给您擦擦嘴，这样更舒服。”	雾化过程中密切观察老年人反应，有痰时协助排出，告知如有不适时，及时示意照护人员
步骤 7	整理用物	（1）撤下弯盘和毛巾。 “爷爷，我们现在已经做完雾化了，那您现在感觉怎么样呢，想要咳痰吗？” “不想。” “好的。” （2）清洗用物。倒掉水槽的水，擦干，盖好罐盖。 （3）将储药罐，口含嘴，螺纹管和面罩在消毒液内浸泡 30 分钟，洗净，晾干。 （4）洗手，记录	（1）面罩每次使用后均要消毒，专人专用。 （2）操作和清洗时注意动作轻柔，保护透声膜和电晶片

续 表

步骤	流程	操作步骤	备注
注意事项		(1) 对症使用相应的药物治疗，要选择合适的雾化器具，雾化完毕之后暂时不要喝水，要记得先漱口。 (2) 雾化治疗一般适用于呼吸系统疾病，所以要在有适应证的情况下才选择雾化治疗。最好选择专用的雾化制剂，因为专用雾化制剂适合雾化，不容易产生微小颗粒，对肺组织没有危害。 (3) 要选择合适的雾化器具。要选择符合国家标准的雾化器，这样药物雾化得比较细，吸入气管发挥效果才比较好，最好选择氧动力的雾化器，能够防止缺氧。 (4) 雾化完成之后不能立即吃东西或喝水，因为口腔会有药物残留，如果吃东西或喝水就有可能会把药物吞到消化道里面，有可能会对身体健康产生不利的影响，所以雾化完成之后，先用清水漱口，把残留的药物排出体外，预防口腔白念珠菌感染	

二、操作风险点

1. 雾化药物错误：未按操作流程要求核对药品。
2. 污染：物品（口含嘴、管）反复使用或未按要求严格消毒。
3. 仪器损坏

(1) 关机时顺序错误，如先关电源开关，再关雾化开关，损坏电子管。

(2) 水槽内装水过多，超过250mL，使电子元件受潮。

(3) 未正确控制水槽内温度，超过60℃，容易损坏晶体换能器。

(4) 操作后用硬物擦、刮换能器晶片。

(5) 用力过大，把透声膜损坏。

三、操作关键点

1. 操作前做好评估与沟通，取得老年人的信任。
2. 确保老年人口腔黏膜完好无破损。
3. 操作结束后应让老年人及时漱口，清除口腔的残余药液。

单元2　为老年人提供氧气雾化吸入

案例导入

刘奶奶，72岁，患有慢性支气管炎20余年，近期又发作，出现咳嗽、咳痰、喘息，精神状态较差，医嘱予以庆大霉素8万单位和0.9%的氯化钠溶液5mL氧气雾化吸入治疗。请照护人员为老年人提供氧气雾化吸入。

教学目标

1. 掌握氧气雾化吸入的护理要点、操作风险点和操作关键点。
2. 熟悉氧气雾化吸入的目的和优点。

3. 了解氧气雾化吸入法的定义以及氧气雾化装置的原理和构造。

4. 能为老年人提供氧气雾化吸入。

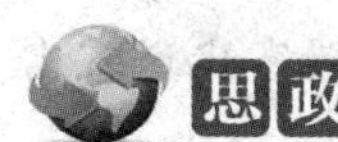

在照护老年人过程中，充分体现爱老、敬老照护理念。

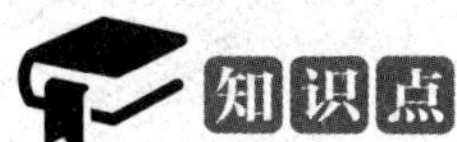

一、氧气雾化吸入的概述

1. 定义

氧气雾化吸入法是利用高速氧气（压缩空气）气流使药液形成雾状经鼻、口吸入呼吸道和肺部，达到治疗目的。其特点是药液直接到达终末支气管和肺泡，起效快，效果好，药量少，不良反应小。

2. 目的

同超声波雾化吸入。

二、氧气雾化装置的概述

1. 构造

由输氧管、喷嘴、储药瓶、射流孔、储药瓶盖、T 形接头、吸嘴等构成。

2. 原理

常用的氧气雾化装置为射流式雾化器。其基本原理是借助高速气流通过毛细管口并在管口产生负压，负压将药液从小管吸出，所吸的药液又被毛细管口高速的气流冲击成细小的雾滴，呈气雾状喷出。

三、氧气雾化吸入的优点

（1）多：雾化吸入后，药物的有效成分在呼吸道局部沉积得多，而外周血液的浓度低。

（2）快：直接作用于病变部位，起效快。

（3）好：同肌注和静脉注比，痛苦小，同时减少了全身使用激素的副作用。

（4）省：疗效确切，缩短住院时间，节省费用。

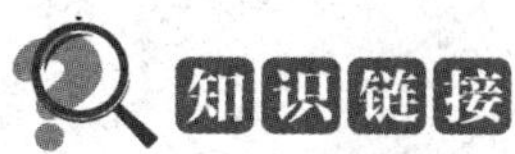

氧气雾化与雾化器雾化的区别

1. 治疗机制不同：氧气雾化是指将药物与氧气混合后，通过口腔或鼻腔进行吸入；而雾化器雾化是将药物分散成颗粒，进入患者的呼吸道进行治疗。

2. 作用方式不同：氧气雾化在治疗过程中可以增加氧气的供应量，对于缓解患者呼吸困难的症状有所帮助；而雾化器雾化会直接将药物作用于人体呼吸道的黏膜部位，对于药物挥发具有更好的效果。

3. 使用方式不同：氧气雾化通常会使用氧气气瓶和喷雾器，而雾化器雾化通常需要使用雾化器设备。

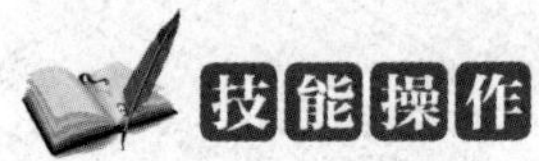

为老年人提供氧气雾化吸入

一、操作规程

步骤	流程	操作步骤	备注
步骤 1	操作前评估	(1) 站在床前，身体前倾，微笑面对老年人，核对医嘱、对照床头卡，核对老年人姓名、床号。 (2) 评估老年人的呼吸道状况、意识状态、合作程度。 “刘奶奶好，我是您的照护人员，您现在感觉怎么样？有没有感到痰液咳不出来？最近大小便正常吗？有没有气促，呼吸不通畅的情况发生？” “感觉有点痰液咳不出来，痰比较浓。” “这样啊，那您不要担心，今天根据医生医嘱，我过来给您进行氧气雾化吸入。” “好的。” “别着急奶奶，在进行雾化吸入前，我先看下您的呼吸道及口腔情况。”	—
步骤 2	工作准备	(1) 环境准备：房间干净、整洁，空气清新，无易燃易爆物品，禁止使用明火。 (2) 照护人员准备：着装整齐；用“七步洗手法”洗净双手，戴口罩。 (3) 物品准备：注射器、氧气瓶或管道氧气装置、医嘱雾化用药、氧气雾化吸入器 1 套（专人专用）、毛巾、洗手液	药物可以在备物间提前备好
步骤 3	沟通核对	(1) 将护理推车摆放在床头。 (2) 再次核对房间号、床号、姓名、性别。 (3) 核对药物。 (4) 向老年人告知准备氧气雾化吸入，取得老年人配合。 “奶奶，这次我们是用庆大霉素 8 万单位和生理盐水 5mL 进行氧气雾化吸入，待会您用嘴巴吸气，鼻子呼气，我这样说您可以听得明白吗？”	态度和蔼，语言亲切

续　表

步骤	流程	操作步骤	备注
步骤 4	摆放体位	(1) 将床头摇高与床水平线呈 30°角，使老年人呈半卧位。 (2) 协助老年人把头部放好。 “奶奶，为了更好地进行氧气雾化吸入，我协助您摇高床头，取右侧半卧位好吗?”	注意老年人反应及沟通
步骤 5	雾化前准备	(1) 再次洗手。 (2) 物品摆放合理。 (3) 在老年人的颌下垫毛巾。 (4) 核对医嘱，正确配置药液，注入氧气雾化瓶内。 (5) 检查氧气雾化吸入装置是否完好，连接雾化器和给氧装置，检查管道有无漏气。 (6) 打开氧气开关和流量开关，调节氧流量 6~8L/min	湿化瓶内不能放水，以免稀释药液影响疗效
步骤 6	雾化吸入	(1) 指导老年人正常呼吸。 “奶奶，我们准备做雾化了，您雾化过程中，要用嘴深吸气，呼气时用鼻子呼气，这样以利于药液吸收。” “奶奶，我先示范给您看一下，来，嘴巴吸气，鼻子呼气。我们一起做一遍。” “奶奶您做得真棒，我们一会儿就这么做。” (2) 雾化过程中观察老年人的呼吸情况，及时协助排痰，发现异常立即停止雾化。 “奶奶，这个雾化的流量，我已经给您调好了，您在雾化的过程中不要去调节流量。您有任何不舒服的话请举手示意我。” “奶奶，在雾化过程中，如有痰液，请您深吸气后屏气 3~5 秒，用力做爆破性咳嗽，这样有助于痰液排出体外。” (3) 观察痰液的颜色、性质和量。 (4) 雾化结束后协助漱口，擦净面部，协助老年人取舒适的卧位，整理床单位。 “奶奶，现在雾化结束啦。您有什么不舒服的地方吗?” “没有。” “奶奶，我协助您用温水漱口，以免药物残留在口腔引起念珠菌感染。” “好的。”	—
步骤 7	整理用物	(1) 撤下弯盘和毛巾。 (2) 清洗用物，洗净，晾干，备用。 (3) 洗手，记录	重点观察老年人雾化后有无呼吸困难等不适症状并记录

续 表

步骤	流程	操作步骤	备注
注意事项		(1) 正确使用氧气雾化装置，注意用氧安全，氧气湿化瓶内勿盛水，以免药液被稀释影响疗效。 (2) 雾化时指导老年人用嘴深长吸气后屏气 3~5 秒，用鼻呼气。 (3) 注意观察老年人痰液排出情况，雾化后协助老年人清洁口腔。 (4) 应该注意对雾化器进行全面严格的消毒，从而保证治疗过程的安全、卫生，同时进行氧气雾化吸入时，还应该注意加强对咽部、鼻以及口的卫生护理。 (5) 氧气流量为 6~8L/min，不可擅自调节氧流量，禁止在有氧设备附近吸烟或出现明火。 (6) 控制氧气雾化吸入的时间，每次进行雾化吸入，应把时间控制在 20 分钟之内，如果用量过大，很可能诱发肺水肿。 (7) 注意观察老年人的呼吸情况，在进行氧气雾化吸入时，要密切关注老年人的呼吸情况，如果老年人出现呼吸困难的症状，应迅速停止雾化治疗。 (8) 雾化完成之后不能立即吃东西喝水，因为口腔会有药物残留，如果吃东西喝水就有可能会把药物吞到消化道里面，有可能会对身体健康产生不利的影响，所以雾化完成之后，先用清水漱一下口，把残留的药物排出体外	

二、操作风险点

1. 损伤鼻黏膜。

(1) 动作鲁莽暴躁，过于用力，造成老年人鼻黏膜损伤。

(2) 调节流量时未先移开吸氧管，引起高压氧充入呼吸道损伤鼻黏膜。

2. 肺组织损伤：未调节合适氧气流量，流量过大，大量氧气进入损伤肺泡。

三、操作关键点

1. 用氧前，检查氧气装置有无漏气，是否通畅。

2. 严格遵守操作规程，注意用氧安全，做好“四防”(防震、防火、防热、防油)。

3. 核对医嘱，正确配置药液，注入氧气雾化器内。

4. 取半卧位或坐位，使膈肌下降，增加呼吸深度及气体交换，更利于药物吸入气道及肺泡。若为单侧肺部病变，根据气体上行原理，建议健侧卧位，利于药物沉积患处。

5. 打开氧气开关，调节氧气流量为 6~8L/min。

6. 指导老年人手持雾化器，深吸气，呼气时拿开面罩，如此反复，直至药液全部喷完。

7. 雾化时间结束，取下面罩或口含嘴后，再关闭氧气开关和流量开关。

8. 协助老年人漱口，用毛巾擦脸，取舒适卧位，整理床单位。

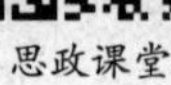

思政课堂

思维导图

课程三 注射给药法

扫码查看课程资源

单元1 为老年人进行胰岛素笔（诺和笔）皮下注射

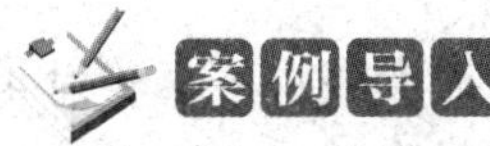

王奶奶，69岁，因“口渴，多饮多食3年，加重10天”入院，入院评估：身高160cm，体重60kg，血糖14.0mmol/L，诊断为2型糖尿病，遵医嘱使用胰岛素治疗，以改善胰岛素抵抗。请照护人员为王奶奶进行胰岛素笔（诺和笔）皮下注射。

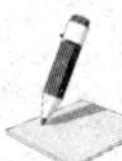
教学目标

1. 掌握胰岛素笔（诺和笔）皮下注射部位的选择、轮换、检查及捏皮。
2. 掌握胰岛素笔（诺和笔）皮下注射的护理要点、风险点、操作关键点。
3. 能为老年人进行胰岛素笔（诺和笔）皮下注射。

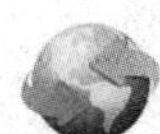
思政目标

在为老年人照护过程中，谨记“以老年人为中心”的服务理念。

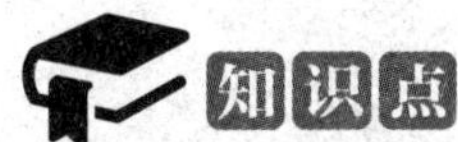

一、注射部位的选择

（1）耻骨联合以上约1cm，最低肋缘以下约1cm，脐周2.5cm以外的双侧腹部。

（2）双侧大腿前外侧的上1/3。

（3）双侧臀部外上侧。

（4）上臂外侧的中1/3。

二、注射部位的轮换

注射部位的轮换包括不同注射部位之间的轮换和同一注射部位内的轮换。注射部位不同，其胰岛素吸收速率不同。因此，为准确预测每次注射胰岛素后的药效，必须严格遵守“每天不同时间，注射不同部位”或“左右轮换”（见图2-3-1-1）。一旦发现注射部位有疼痛、凹陷、硬结等现象出现，应立即停止在该部位注射，直至症状消失。

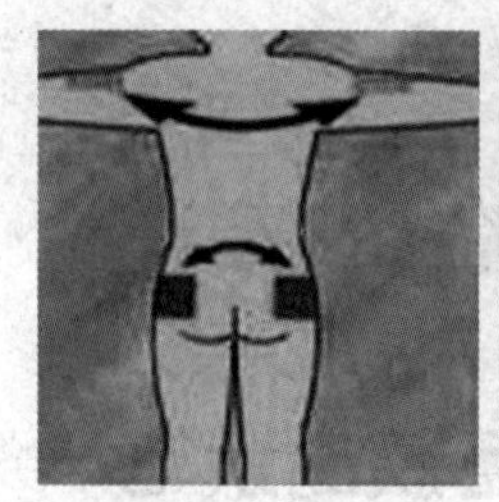
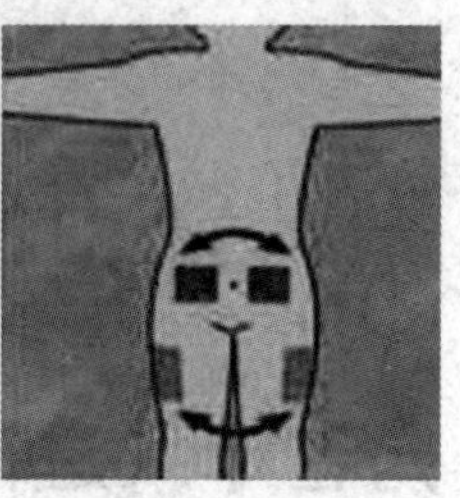

图 2-3-1-1　注射部位轮换

1. 不同注射部位之间的轮换

一天注射 3 次，早餐前注射腹部，午餐前注射上臂，晚餐前注射大腿；一天注射 4 次，早餐前注射腹部，午餐前注射上臂，晚餐前注射大腿，睡前注射腹部。

2. 左右轮换

左边一周，右边一周，部位对称轮换；左边一次，右边一次，部位对称轮换。

3. 同一注射部位内的轮换

每次注射应与上次注射点间隔至少 1cm。

三、注射部位的检查

（1）应于注射前检查注射部位。

（2）不可在皮下脂肪增生、炎症、水肿、溃疡或感染的部位注射。

（3）注射时，应保持注射部位的清洁。

四、捏皮

捏起皮肤形成皮褶，与皮褶表面呈 90°进针后，缓慢推注胰岛素；当活塞完全推压到底后，针头在皮肤内停留至少 10 秒（采用胰岛素笔注射）；拔出针头；松开皮褶。

五、注射的护理要点

（1）注射前为老年人做好心理准备。

（2）注射治疗的教育：注射治疗的方案、注射装置的选择及管理、注射部位的选择、护理及自我检查、正确的注射技术、注射相关并发症及其预防、选择合适的针头长度、针头使用后的安全处置。

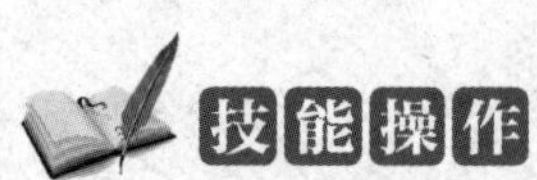

为老年人进行胰岛素笔（诺和笔）皮下注射

一、操作规程

步骤	流程	操作步骤	备注
步骤 1	操作前评估	（1）站在床前，身体前倾，微笑面对老年人，核对医嘱、对照床头卡，核对老年人姓名、床号。	—

续　表

步骤	流程	操作步骤	备注
步骤 1	操作前评估	(2) 评估老年人注射部位的皮肤情况、意识状态、合作程度。 “奶奶好，我是您的照护人员，您现在感觉怎么样？注射胰岛素的时间到了，根据医嘱，我们要注射胰岛素后再吃饭。” “我感觉挺好的。” (3) “奶奶，在进行胰岛素注射前，我要检查一下注射部位皮肤。我们早上都在腹部注射，我先检查一下腹部周围。” 检查注射部位周围皮肤无皮下脂肪增生、炎症、水肿、溃疡或感染等	—
步骤 2	工作准备	(1) 环境准备：房间干净、整洁，空气清新、无异味。 (2) 照护人员准备：着装整齐；用“七步洗手法”洗净双手，戴口罩。 (3) 物品准备：75%的乙醇、棉签、弯盘、胰岛素笔、针头	—
步骤 3	沟通核对	(1) 将护理推车摆放在床头。 (2) 再次核对房间号、床号、姓名、性别。 (3) 核对药物。 (4) 向老年人告知准备注射胰岛素，取得老年人配合	严格执行“三查七对”制度，遵守无菌操作规程
步骤 4	定位消毒	选择注射部位，常规消毒皮肤，待干。 “奶奶，在注射胰岛素之前，我先用75%的乙醇为您腹部周围皮肤消毒。”	(1) 按注射原则选择注射部位。 (2) 经常注射的老年人，应定期更换注射部位，建立轮流交替注射计划，确保最大治疗效果
步骤 5	再次核对	“奶奶，我们准备注射了，请您再告诉我一下您叫什么名字。”	确保核对老年人信息
步骤 6	排气进针	拿起诺和笔，使针头向上，用指头连续轻弹笔架数下，使气泡上升到笔芯上端	—
步骤 7	注入药液	针头刺入体内后，应完全按下注射推键，直到听到或感觉到滴答声，剂量显示应为“0”	使用较短（4mm 或 5mm）的针头时，大部分老年人无须捏起皮肤，并可90°进针；使用较长（≥6mm）的针头时，需要捏皮和（或）45°进针以降低肌内注射风险
步骤 8	拔针按压	在完全按下注射推键后，应在拔出针头前至少停留10秒。 “奶奶，药物已经注射完了，我需要把针头停留10秒，确认所有药物都注入体内，以维持血糖的稳定。”	确保药物剂量全部被注入体内，同时防止药液渗漏

续 表

步骤	流程	操作步骤	备注
步骤 9	核对交代	拔针后再次交代注意事项。 “奶奶，胰岛素已经打好了，您需要在 15～30 分钟进餐，以免发生低血糖。”	操作后核对
步骤 10	整理，记录	（1）整理老年人床单位，协助老年人取舒适卧位，清理用物。 （2）垃圾分类处理。 （3）洗手，记录注射时间及老年人的反应	注意分类处理
注意事项		（1）注意时间用餐时间：确定注射前的进餐时间，部分胰岛素应该在进餐前 30 分钟注射。 （2）做好准备工作：准备 75%的乙醇、棉签、针头、胰岛素笔等，并注意胰岛素笔和胰岛素必须是同一制造商的产品，以避免不匹配。 （3）注射前预混型胰岛素要摇匀。 （4）注射局部皮肤需保持清洁干燥，注射速度不能太快。 （5）胰岛素使用的过程中要保持局部的皮肤清洁干燥，应选择合适的注射部位	

二、操作风险点

1. 皮下脂肪增生：注射部位的皮下组织出现增厚的“橡皮样”病变，质地硬，或呈瘢痕样改变。

2. 脂肪萎缩：脂肪细胞缺失，临床表现为皮肤不同程度的凹陷。脂肪萎缩是由胰岛素结晶引发的机体对脂肪细胞产生的局部免疫反应。

3. 疼痛：多数胰岛素注射是无痛的，极少会发生锐痛。老年人注射的不适感与三个关键因素有关，即针头长度（及被穿透的组织层）、针头直径及注射环境。

4. 出血和淤血：针头在注射过程中偶尔会碰到血管或毛细血管床，产生局部出血或淤血。

三、操作关键点

1. 胰岛素的注射部位包括上臂外上侧、腹部、大腿前外侧和臀部外上侧，这些部位皮下的脂肪组织有利于胰岛素的吸收，神经末梢分布较少，可减少注射的不适感。

2. 注射部位应轮换。反复在同一部位注射胰岛素会使该部位产生红肿、硬结或皮下脂肪萎缩，将导致药物吸收率下降，吸收时间延长，进而导致血糖波动。

3. 胰岛素应保证皮下注射，避免进入肌层，否则影响药物的吸收，导致血糖出现较大的波动；严禁注入静脉，否则可导致危险。为确保皮下注射，不同的针型进针的角度有所不同：

（1）使用较短（4mm 或 5mm）的针头时，大部分老年人无须捏起皮肤，并可 90°进针。

（2）使用较长（≥6mm）的针头时，需要捏皮和（或）45°进针，以降低肌内注射风险。

4. 不能用含碘消毒剂消毒皮肤，因为胰岛素中的氨基酸遇到碘以后会发生变性，可能会影响胰岛素的药效。

5. 针头要一针一换，反复使用针头有以下弊端：

（1）易使空气或其他污染物进入笔芯。

（2）造成笔芯内药液外漏。

（3）针头中残留的药液会影响注射剂量的准确性，如果针头内残留的胰岛素形成结晶，会堵塞针头，妨碍注射。

（4）容易造成针尖钝化，增加注射疼痛。

（5）出现皮下硬结或皮下脂肪萎缩等，使胰岛素吸收变慢，导致胰岛素用量增加，增加治疗费用，影响治疗效果。

6. 注射前混匀胰岛素，混匀方法：将胰岛素水平滚动和上下翻动各10次，使瓶内药液充分混匀，直至胰岛素变为均匀的云雾状白色液体。

7. 注射部位要检查，检查的内容包括注射部位的选择是否合适、注射部位是否有异常皮肤问题、注射部位的轮换是否合理等。

8. 使用胰岛素注射笔注射，注射后需停留10秒，确保药物剂量全部被注入体内，同时防止药液渗漏。

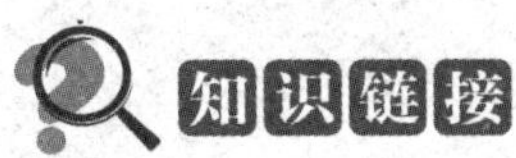

胰岛素注射相关问题

1. 胰岛素的储存

胰岛素稳定性易受各种因素，如温度、光照情况和振动等的影响。因此，必须时刻关注可能缩短胰岛素有效期或者降低药效的各种因素。最主要的因素之一是温度。在低于0℃的条件下，胰岛素的活性会遭到破坏；一旦温度超过25℃，胰岛素的活性会降低。因此，保存胰岛素时，应避免极端的温度条件。未开封的胰岛素（包括瓶装胰岛素、胰岛素笔芯和胰岛素预充注射笔）应储藏在2~8℃的环境中，避免冷冻和阳光直射，防止反复震荡。研究表明，已开封的胰岛素可室温保存，在28天内使用是无菌的，但随存放时间延长，药物效价下降，因此应减少药液开启后的存放时间。

2. 胰岛素的混匀

中效胰岛素和预混胰岛素为云雾状的混悬液，在注射前须摇晃混匀，若混匀不充分易造成胰岛素注射浓度不稳定，导致吸收不稳定，不利于血糖的平稳控制。

3. 胰岛素漏液

因注射胰岛素而导致的漏液有三种类型：

（1）由于针头和胰岛素笔芯之间密封不良导致药液从注射笔漏出。

（2）针尖漏液：因未正确按压拇指按钮或因针头过快从注射部位拔出。

（3）皮肤漏液（反流或逆流出注射部位）：因过快拔出针头或某些其他原因（肥胖患者）。

摘自：《中国糖尿病药物注射技术指南（2016年版）》。

单元 2　为老年人进行肌内注射

案例导入

王奶奶，75 岁，已入住养老院 3 年，于 10 天前因感冒受凉后出现间断咳嗽、咳痰，痰为白色黏痰，量少，易咳出，伴发热、盗汗，体温最高可达 39℃，伴畏寒、寒战，无恶心、呕吐等不适，医生诊断为“肺炎”。查体：T 36.5℃，P 78 次/分，R 20 次/分，BP 132/79mmHg。医嘱：链霉素 0.75g、肌内注射、每日 1 次，链霉素皮试结果为阴性。请照护人员为王奶奶进行肌内注射。

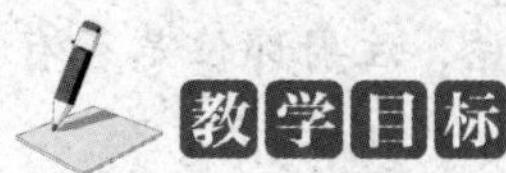

1. 掌握肌内注射的目的、部位和注射部位。
2. 掌握肌内注射的护理要点、操作风险点、操作关键点。
3. 能为老年人进行肌内注射。

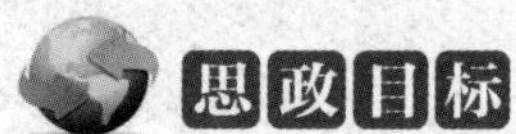

注重沟通技巧，有同理心，能与老年人共情。

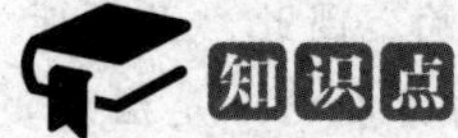

一、肌内注射概述

1. 定义

肌内注射是将一定药液注入肌肉组织，作用于全身，起到治疗作用。由于毛细血管壁是多孔的类脂质膜，药物透过的速度较透过其他生物膜快，因此药物吸收快。

2. 目的

（1）当药物需在一定时间内产生药效而不能或不宜口服时采用。

（2）药物不宜或不能做静脉注射，要求比皮下注射更快发生疗效时采用。

（3）注射刺激性较强或药量较大的药物采用。

二、肌内注射部位

一般选择肌肉较厚，远离大神经、大血管的部位。如臀大肌、臀中肌、臀小肌、股外侧肌及上臂三角肌，其中临床最常用的部位是臀大肌。

1. 臀大肌注射定位法

（1）十字法：从臀裂顶点向左右各划一水平线，然后从髂前上棘最高点作一垂直线，将臀部分成四个象限，选其外上象限并避开内角，即为注射区。

(2) 连线法：取髂前上棘和尾骨连线的外上三分之一处为注射部位。

2. 臀中肌、臀小肌的定位法

(1) 构角法：以示指尖和中指尖分别置于髂前上棘和髂嵴下缘处，示指、中指和髂嵴之间构成的三角形区域为注射区域。

(2) 三指法：髂前上棘外侧三横指处。

3. 股外侧肌定位法

取大腿中段外侧，膝关节上 10cm、髋关节下 10cm 处，宽约 7.5cm。此区大血管、神经干很少通过，同时部位较广，适于多次注射。

4. 上臂三角肌注射定位法

上臂外侧，肩峰下 2~3 横指处。此处肌肉不如臀部丰厚，只能做小剂量注射。

三、肌内注射的护理要点

(1) 核对药物及老年患者身份信息。

(2) 协助取适当体位，暴露注射部位，注意保护隐私。

(3) 消毒皮肤。

(4) 一手绷紧皮肤，一手持注射器，针尖与皮肤垂直，快速进针刺入肌内。

(5) 确认无回血后缓慢注入药液。

(6) 注射完毕，快速拔针，棉签轻压进针处片刻。

知识链接

肌内注射相关问题

一、适应证

1. 药物不能或不宜口服、皮下注射，需在一定时间内产生药效者。

2. 刺激性较强或药量较大不宜皮下注射的药物，如油剂、混悬液。

3. 要求比皮下注射更迅速发生药效，不宜或不能做静脉注射的药物。

二、禁忌证

1. 注射部位有炎症、瘢痕、硬结或皮肤受损。

2. 有严重出、凝血异常的患者。

3. 破伤风发作期、狂犬病痉挛期。

4. 癫痫抽搐、不能合作的患者。

三、并发症及处理

1. 坐骨神经损伤

(1) 原因：部位选择不正确；注射药量多、刺激性强或推药速度太快，压迫或刺激神经。

(2) 表现：患侧肢体疼痛，走路跛行，久可肌肉萎缩。

(3) 预防及处理：正确选择注射部位和正规推注药液；损伤后及时处理，可给予红外线、电磁波照射或按摩理疗；使用营养神经的药物。

2. 晕厥或晕针

（1）原因：心理因素和疼痛反应，由于精神紧张，过度恐惧或药物刺激性强，推药过快，引起剧烈疼痛而使交感神经兴奋，血管收缩，头部供血不足；患者体质虚弱或过度疲劳使应激能力下降。

（2）表现：心率加快，呼吸急促，面色苍白，出冷汗。

（3）预防及处理：评估患者有无晕厥史，在注射前做好解释工作，使患者有充分的心理准备；注射时告诉患者要放松，可一边推注药液一边与患者交流，分散注意力，消除紧张情绪；提高注射水平，成人注射应做到“两快一慢”，即进针快、推药慢、拔针快，以达到无痛注射；若因空腹注射发生晕厥，可让患者平卧，吸氧并口服葡萄糖水。

3. 断针

（1）原因：进针手法不当；针头质量差或已有损坏未查出；患者肌肉紧张、身体移动。

（2）预防和处理：熟练掌握注射手法；操作前认真检查注射器质量；协助患者采取舒适体位；若发生断针，操作者保持镇静，患者勿移动，一手固定局部，下压皮肤，暴露针梗，另一手持止血钳夹住断端，迅速拔出；若针头断端已埋入皮下，应让患者保持原体位，采用外科手术切开取针。

4. 感染

（1）原因：无菌操作不严格。

（2）表现：注射部位红肿热痛、化脓，体温升高，血白细胞升高。

（3）预防：严格无菌操作；注射前做好注射部位评估，避开有炎症、瘢痕、硬结、皮肤受损的部位；若发生感染，可进行局部抗感染治疗，必要时结合全身抗生素治疗。

5. 局部硬结

（1）原因：多次在同一部位注射；药物刺激性大，吸收缓慢；注射的深度不够。

（2）表现：局部皮肤发红，凸起；接触时有硬感，患者有疼痛感；在同一部位再次注射时患者疼痛难忍，操作者推药困难。

（3）预防与处理：交替更换注射部位；选用细长针头进行深部注射；发生硬结后采用局部热敷、理疗等方法。

四、肌内注射常用的几种体位

1. 卧位

（1）侧卧位：大腿伸直，放松，小腿稍弯曲。

（2）俯卧位：足尖相对，足跟分开，头偏向一侧。

（3）仰卧位：患者自然平躺于床上。

2. 坐位：患者端坐于床旁或就诊椅（供臀部注射）；采取“手臂叉腰”姿势（供上臂三角肌注射）。

摘自：《肌内注射法临床技能操作指南》。

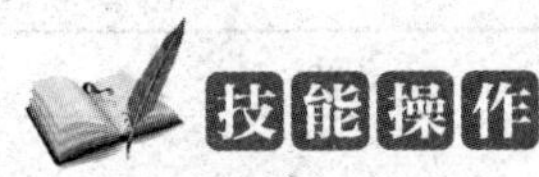

为老年人进行肌内注射

一、操作规程

步骤	流程	操作步骤	备注
步骤 1	操作前评估	(1) 站在床前，身体前倾，微笑面对老年人，核对医嘱、对照床头卡，核对老年人姓名、床号。 (2) 了解老年人的患病情况及合作程度。 “奶奶好，我是您的照护人员，您现在感觉怎么样?” “还会咳嗽、咳痰，感觉有点冷。” “奶奶，是这样的，根据您的病情，医生给您开了链霉素，这样有助于减轻您的不适症状。” “好的。” (3) 评估老年人的意识状态、药物过敏史及用药史。 “奶奶，您对什么药物过敏呢?” “没有。” “那您的家人对什么药物过敏吗?” “没有。” “奶奶，您以前用过链霉素吗?” “有。” “使用过程中有无不适?” “没有。” “刚才做的链霉素皮试结果是阴性的，可以进行注射。” “好的。” (4) 评估注射部位皮肤及肌肉组织状况。 “奶奶，我帮您翻个身，背对着我，看一下您臀部皮肤情况。” “好的。” 查看老年人右侧臀部皮肤状况，注射部位皮肤完好、无皮下硬结、无炎症等，适宜操作	—
步骤 2	工作准备	(1) 环境准备：房间干净、整洁，空气清新、无异味，必要时用屏风遮挡。 (2) 照护人员准备：着装整齐；用“七步洗手法”洗净双手，戴口罩。 (3) 物品准备。 ①治疗车上层：注射盘、弯盘、砂轮、注射器、碘伏、棉签、注射单或医单、药物、洗手液、医嘱单、注射卡。 ②治疗车下层：生活垃圾桶、医用垃圾桶、锐器盒	(1) 保护隐私。 (2) 根据药物量和性质选择合适注射器。 (3) 遵医嘱抽吸药液

续　表

步骤	流程	操作步骤	备注
步骤 3	沟通核对	（1）将护理推车摆放在床头。 （2）再次核对房间号、床号、姓名、性别。 （3）核对药物。 （4）向老年人告知准备进行肌内注射，取得老年人配合。 “奶奶，您好！请告诉我下您的名字？” “王××。” “奶奶，我现在准备为您打针了。” “好的。”	严格执行“三查七对”制度，并向老年人做好说明
步骤 4	摆放卧位	根据注射部位，协助老年人采取正确的体位 “奶奶，我协助您翻身背对我，请您上腿伸直，下腿弯曲，请不要紧张，我动作尽量轻柔。” “好的。”	使老年人松弛注射部位肌肉，减少疼痛
步骤 5	定位消毒	选择十字法或连线法，正确进行臀大肌定位，用碘伏棉签消毒皮肤，范围直径在 5cm 以上。 “我现在为您消毒一下皮肤，会有点凉。” “好的。”	避开神经和血管
步骤 6	再次核对	“奶奶，请您再告诉一下您的名字，确保药物注射准确无误。” “王××。”	操作中核对
步骤 7	排气进针	（1）排尽注射器内空气，左手拇指和食指分开固定注射皮肤部位。 （2）右手以握笔姿势持注射器，中指固定针栓，针头与皮肤呈 90°角，右手手腕带动手臂，用力适中快速刺入针梗的三分之二。 （3）抽动活塞，确认无误回血后，缓慢推注药液。 “奶奶，您有什么不舒服吗？我会尽量慢点推，请您配合，暂时不要动。”	有回血则拔针
步骤 8	拔针按压	注射完毕，用无菌棉签轻压针刺处，快速拔针，按压片刻	—
步骤 9	再次核对	“奶奶，请再说一下您的名字，我再核对一下。” “王××。” “针已经打完了，您好好休息，如果有任何不适请及时按床头的呼叫器。” “好的。”	操作后核对

续　表

步骤	流程	操作步骤	备注
步骤10	整理，记录	（1）整理老年人床单位，协助老年人取舒适卧位，清理用物。 （2）洗手，记录	（1）注意分类处理。 （2）记录注射时间及病人的反应
注意事项		（1）严格执行查对制度和无菌操作原则。 （2）选择注射部位时避开炎症、硬结、瘢痕处。需长期注射者，有计划地更换注射部位，并选择细长针头；注射刺激性强的药物时，也应选择长针头深部注射。 （3）勿将针梗全部刺入，以防针梗从根部衔接处折断。 （4）观察疗效及不良反应。 （5）需同时注射两种药物时，应注意配伍禁忌。 （6）根据药液的量、黏稠度和刺激性的强弱选择合适的注射器和针头。 （7）回抽无回血时，方可注入药物。 （8）定位准确，尤其是臀大肌注射应避免损伤坐骨神经。 （9）为居家老年患者注射药物30分钟后，确认无药物不良反应后，方可离开	

二、操作风险点

1. 过敏反应：注射的药物可能引起老年人胸闷、呼吸困难、面色苍白、冷汗、皮肤瘙痒等过敏反应。

2. 局部感染：操作过程中没有严格执行无菌技术、消毒区域范围过小等，注射部位出现发红、肿胀、发热和疼痛等症状，甚至形成局部脓肿、坏死。

3. 局部硬结、疼痛：长期使用同一部位注射或使用刺激性药物，注射时速度过快或者药液难以吸收，可能造成局部形成硬结疼痛。

三、操作关键点

1. 选择注射部位时，松弛肌肉，避开神经和血管。

2. 拇指和示指固定注射部位皮肤时，不能污染消毒部位皮肤。

3. 注射时针头与皮肤呈90°，切勿将针头全部刺入。如有回血，应立即拔针，不能注入药液。

单元3　为老年人进行外周静脉输液

案例导入

王爷爷，65岁，因“腹痛伴停止排便排气三天，加重一天”到医院就诊，平车入病房，急查X线示“肠管扩张，见液气平面”，入院时：神志清，精神萎，腹痛明显，呈屈膝卧位，T 38.5℃，BP 130/80mmHg，P 90次/分，医嘱予“0.9%氯化钠溶液250mL+维生素C 1g”静脉滴注。请照护人员为王爷爷进行外周静脉输液。

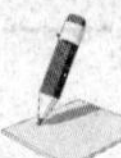

教学目标

1. 掌握外周静脉输液的护理要点、风险点、操作关键点。
2. 熟悉外周静脉输液的目的、常用输液部位。
3. 能为老年人进行外周静脉输液。

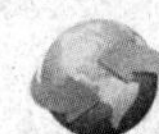

思政目标

促进医患关系和谐，培养学生对老年病人的人文关怀。

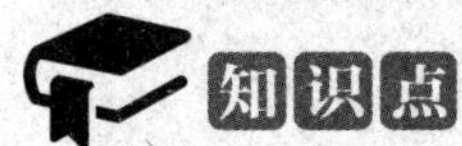

知识点

一、外周静脉输液的目的

（1）注入药物，用于不宜口服、皮下注射或肌内注射，需要迅速发生药效的药物。
（2）诊断性检查，由静脉注入药物，如为肝、肾、胆囊等 X 线摄片。
（3）输液或输血。
（4）静脉高营养治疗。

二、外周静脉输液的部位

外周静脉输液的常用部位有肘部浅静脉（贵要静脉、肘正中静脉、头静脉）、腕部静脉、手背静脉、足背部静脉。

三、外周静脉输液常用溶液的种类

1. 晶体溶液
0.9%的氯化钠溶液、5%的葡萄糖溶液等。
2. 胶体溶液
低分子右旋糖酐、5%的白蛋白溶液等。
3. 静脉高营养液
复方氨基酸、脂肪乳剂等。

四、外周静脉输液的护理要点

（1）协助取舒适体位。
（2）选择型号适宜的针头。
（3）选择粗直、弹性好、易于固定的静脉，避开关节和静脉窦。
（4）穿刺部位下垫巾，穿刺点上方 10cm 处扎止血带。
（5）消毒皮肤，针头与皮肤呈 15°～30°角直刺静脉，见回血后再进入少许；如为外周静脉留置针则固定穿刺针芯，送外套管入静脉，退出针芯。

（6）妥善固定。

（7）根据药物性质及病情需要调节滴速。

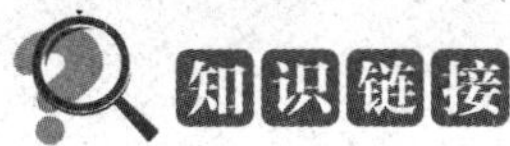

外周静脉输液术相关知识

1. 静脉穿刺失败的常见原因

（1）针头未刺入血管内：刺入过浅，或因静脉滑动，针头未刺入血管，表现为抽吸无回血，推注药液局部隆起、疼痛。

（2）针头（尖）未完全进入血管内：针头斜面部分在血管内，部分尚在皮下，表现为可抽吸到回血，但推注药液可有局部隆起、疼痛。

（3）针头（尖）刺破对侧血管壁：针头斜面部分在血管内，部分在血管外，表现为抽吸有回血。

（4）针头（尖）穿透对侧血管壁：针头刺入过深，穿透下面的血管壁，表现为抽吸无回血。

2. 提高静脉穿刺成功率的方法

（1）老年患者：皮肤松弛，静脉多硬化，脆性增强，血管易滑动，针头不易刺入。可用手指固定穿刺段静脉上下两端后在静脉上方直接刺入。

（2）肥胖患者：皮下脂肪多，静脉较深，静脉显露不明显，但较固定，摸准血管后再行正面刺入，进针角度应稍大（30°~40°）。

（3）消瘦患者：皮下脂肪少，静脉易滑动，但静脉较明显，穿刺时须固定静脉，正面或侧面刺入。

（4）水肿患者：静脉不明显，可按静脉走行的解剖位置，用手指压迫局部，以暂时驱散皮下水分，显露静脉后迅速刺入。

（5）脱水患者：静脉萎缩，充盈不良，可做局部按摩、热敷，待血管扩张显露后再穿刺。

摘自：金莉，郭强．老年基础护理技术［M］．武汉：华中科技大学出版社，2021.

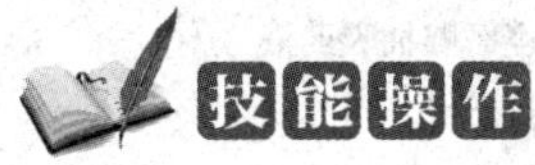

为老年人进行外周静脉输液

一、操作规程

步骤	流程	操作步骤	备注
步骤 1	操作前评估	（1）站在床前，身体前倾，微笑面对老年人，核对医嘱、对照床头卡，核对老年人姓名、床号。 （2）了解老年人的患病情况及合作程度。	—

续　表

步骤	流程	操作步骤	备注
步骤1	操作前评估	“爷爷，您好！我是您的照护人员，您现在感觉怎么样？” “肚子还是会痛。” “医生开了医嘱，要给您进行静脉输液生理盐水，静脉输液也就是我们平常所说的挂瓶。” “好的。” （3）评估老年人的意识状态、药物过敏史及用药史。 “您以前做过静脉输液吗？” “做过。” “您以前对什么药物过敏吗？” “没有。” “您的家人对什么药物过敏吗？” “没有。” “好的。” （4）评估穿刺点皮肤、静脉充盈度、血管壁弹性及肢体活动度。 “爷爷，您平时习惯用哪只手进行静脉输液？” “左手。” “我看一下您左手的皮肤情况。局部皮肤完好，无破损、无硬结、无红肿、无炎症，血管粗直弹性良好。” 避开静脉输液瓣和关节处按压皮肤。 “爷爷，这样会疼吗？” “不会。” “您活动一下胳膊。” “肢体活动度良好。”	—
步骤2	工作准备	（1）环境准备：房间干净、整洁，空气清新、无异味，必要时屏风遮挡。 （2）照护人员准备：着装整齐；用“七步洗手法”洗净双手，戴口罩。 （3）物品准备。 ①治疗车上层：注射盘、注射器、头皮针、药物、安尔碘、无菌棉签、止血带、小垫枕、治疗巾、洗手液、医嘱单、注射卡。 ②治疗车下层：生活垃圾桶、医用垃圾桶、锐器盒	（1）保护隐私。 （2）遵医嘱抽吸药液
步骤3	核对解释	携用物至病床，核对姓名、药液，向老年人及其家属解释静脉输液的目的。 “爷爷，生理盐水是可以补充体内水分的，我这样说您能理解并配合吗？”	严格执行“三查七对”制度
步骤4	安置卧位	根据输液部位，协助老年人采取舒适的体位	—

续 表

步骤	流程	操作步骤	备注
步骤 5	排气	将输液瓶挂在输液架上，茂菲滴管倒置，打开调节器排液到茂菲滴管的 1/2~2/3 满时转正，当液体流至乳头和头皮针连接处，关闭调节器	排尽空气，防止发生空气栓塞
步骤 6	二次排气	打开调节器，排尽留置针内的空气，关闭调节器	—
步骤 7	选择静脉	以手指探明静脉方向及深浅，在穿刺部位的肢体下垫小垫枕和治疗巾，扎止血带，选择合适静脉，松止血带	选择粗直、弹性好、不易滑动而易于固定的静脉，避开关节及静脉瓣
步骤 8	消毒皮肤	穿刺肢体下放置小垫枕，铺治疗巾，在穿刺点上方 8~10cm 处扎止血带，常规消毒皮肤，待干。 “我现在为您消毒一下皮肤，会有点凉。”	使静脉回流受阻，远心端静脉充盈，利于穿刺；止血带末端向上
步骤 9	二次核对	“爷爷，请您再告诉一下您的名字，确保药物注射准确无误。” “王××。”	操作中核对
步骤 10	穿刺进针	以左手拇指绷紧静脉下端皮肤，使其固定，右手持针，针尖斜面向上，并与皮肤成 15°~30°，由静脉上方或侧方刺入皮下，再沿静脉方向潜行刺入静脉，见回血后，证明针头已刺入静脉，再顺静脉进针 0.5~1cm，松开止血带，松拳。 “爷爷，请您左手握拳，在操作过程中可能会有些疼痛，但我尽量会动作轻柔的。” “好。” “爷爷，松一下您的拳头。” “好。”	一旦出现局部血肿，应立即松开止血带，拔出针头，按压局部
步骤 11	固定调速	打开调节器，询问老年人感受，无不适再以胶布固定，根据老年人的病情、年龄及药物性质调节滴速	—
步骤 12	再次核对	再次核对老年人信息，取下治疗巾和止血带。 “爷爷，请再说一下您的名字，我再核对一下。” “王××。” “挂瓶已经给您挂了，您好好休息，如果有任何不适请及时按床头的呼叫器。” “好。”	操作后核对
步骤 13	整理，记录	（1）整理老年人床单位，协助老年人取舒适卧位，清理用物。 （2）洗手，记录。 （3）加强巡视，观察老年人情况及有无输液反应	（1）注意分类处理。 （2）记录注射时间及老年人的反应

续 表

步骤	流程	操作步骤	备注
注意事项		（1）严格执行无菌技术操作和查对制度。 （2）对需要长期静脉给药的老年人，应保护血管，由远心端至近心端选择血管。 （3）静脉注射对静脉有强烈刺激的药物，可另备一盛有生理盐水的注射器，穿刺成功后先注入少量生理盐水，证明针头在血管内后，再调换有药液的注射器推药，以免药液外溢引起组织坏死。 （4）根据老年人的年龄、病情及药物性质，掌握注入药液的速度，注射过程中随时观察老年人的反应。 （5）防止空气进入血管形成气栓，及时更换输液瓶，输液完毕后及时拔针。 （6）发生输液反应时应当及时处理。 （7）连续 24 小时输液者，输液器应每日更换一次	

二、操作风险点

1. 发热反应：用物清洁灭菌不彻底、输入溶液或药物制品不纯、消毒剂保存不良等，输液过程中未能严格执行无菌操作所致。

2. 循环负荷过重：输液速度过快，短期内输入大量液体，使循环血容量急剧增加，心脏负荷过重而引起；或老年人原有心肺功能不良，多见于急性左心功能不全者。

3. 静脉炎：长期输注高浓度、刺激性较强的药液，或静脉内放置刺激性大的留置管或留置管放置时间过长，引起局部静脉壁发生化学性炎症。

4. 空气栓塞：输液前，输液管内空气未排尽，输液管连接不紧密、输液管漏气；加压输液时无人守护；液体输完未及时更换药液或拔针，导致空气进入静脉，发生空气栓塞。

5. 液体外渗：静脉穿刺时刺破血管或输液过程中，针头或留置导管滑出血管外，使液体进入血管外组织而引起。

6. 感染：操作过程中没有严格执行无菌技术、消毒区域范围过小等，穿刺部位出现发红、肿胀、发热和疼痛等症状，甚至形成局部脓肿、坏死。

三、操作关键点

1. 告知老年人及其家属操作目的及配合要点。

2. 告知老年人及其家属不可随意调节滴速，穿刺部位的肢体避免下垂、用力过度。

3. 若为留置针，避免剧烈活动，穿刺处避免沾水。

4. 指导居家老年人出现穿刺点疼痛、肿胀、留置针脱出血管或其他异常情况时，及时告知照护人员。

思政课堂

思维导图

扫码查看课程资源

课程四　局部给药方法

单元1　为老年人使用滴眼剂、滴耳剂、滴鼻剂

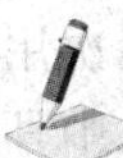

案例导入

刘奶奶，76岁，现入住养老院3年，5年前因脑梗死导致左侧瘫痪，右侧肢体能活动，但是不能坐稳，长期卧床。5天前左眼做完白内障手术，为预防术后感染，遵医嘱滴妥布霉素地塞米松滴眼液，每天4次。请照护人员遵医嘱为刘奶奶滴眼药。

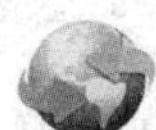

教学目标

1. 掌握滴眼剂、滴耳剂、滴鼻剂的操作要点、风险点及操作关键点。
2. 熟悉滴眼剂、滴耳剂、滴鼻剂的种类、成分及特点。
3. 能为老年人使用滴眼剂、滴耳剂、滴鼻剂。

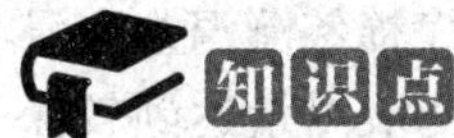

思政目标

促进医患关系和谐，培养学生对老年人的人文关怀。

知识点

一、滴眼剂的使用

滴眼剂指药物制成供滴眼用的溶液，眼膏和眼用凝胶一般也属于滴眼剂的范畴。

（一）滴眼剂

1. 认识滴眼剂

滴眼剂属于灭菌制剂，由结膜直接吸收，因此使用滴眼剂时一定要注意手部卫生。滴眼剂在使用前应先将药瓶轻轻摇晃，如果发现药液混浊和絮状团块，表明药水已被污染，切勿再用。

2. 滴眼剂的使用要求及方法

为了保证疗效，上药前应清洗干净眼部分泌物，告知老年人如何配合。上药时注意交叉感染，两眼都滴药时，先滴健眼、后滴病眼，先滴病情轻眼、后滴病情重眼。操作过程中注意瓶塞口、瓶口不触及任何东西（包括眼睑、睫毛），以免造成老年人不适和污染药液。如数种药同时使用，中间须间隔5~10分钟。有些药液经角膜吸收后可引起心血管和呼吸系统的毒性，因此在用药过程中要注意观察老年人全身反应。

（二）眼膏

1. 认识眼膏

为了增加眼部用药与眼表结构的接触时间，可选用眼膏。在角膜受损时用眼膏可起到润滑和衬垫作用，能有效地减轻眼部的刺激症状。

2. 眼膏的使用要求及方法

在上药前，应先将瓶口剪开，剪刀、瓶口须消毒，瓶口要少剪一些，只露出一小孔。点药完毕，应将眼药瓶盖紧，置于通风、阴凉处保存。

二、滴耳剂的使用

1. 认识滴耳剂

滴耳剂是用于耳道内的液体制剂，主要用于耳道感染或疾患的局部治疗。

2. 滴耳剂的使用要求及方法

滴药前用棉签先将耳道内的分泌物擦拭干净，以保证疗效。滴药时，先将药瓶在手中握一会儿摇匀，当药液温度与体温接近后使用，以免引起内耳反应。一般每次用药 5~10 滴或遵医嘱，每日 2 次。滴药后须轻轻地抚揉、压迫耳郭，使药液进入中耳腔，保持原位 3~5 分钟后，再滴另一只耳朵。注意观察滴药后老年人是否有刺痛或烧灼感，通常连续用药 3 天患耳仍疼痛则应停药就医。

三、滴鼻剂的使用

1. 认识滴鼻剂

滴鼻剂是在鼻腔内使用，经鼻黏膜吸收而发挥局部和全身作用的制剂，剂型有滴剂、喷雾剂等。

2. 滴鼻剂的使用要求及方法

滴药前先将鼻涕等分泌物排出，如果鼻腔内有干痂，应先用干净棉签蘸温盐水浸软、取出并擦拭干净后再滴药。滴药前先吸气，头尽量向后仰，使药液尽量达到较深部位，充分发挥药效通常每次滴药 2~3 滴，注意瓶壁不要碰到鼻黏膜；滴药后仰卧 1~2 分钟再坐起，如果药液流入口腔可将其吐出并漱口。

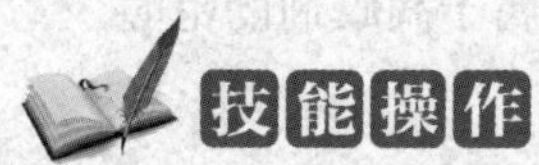

为老年人使用滴眼剂（以滴眼药水为例）

操作规程

步骤	流程	操作步骤	备注
步骤 1	工作准备	（1）环境准备：房间干净、整洁，空气清新，温湿度适宜。 （2）照护人员准备：衣帽整洁，修剪指甲、洗手、戴口罩。	用药单核对的信息包括药名、浓度、剂量、用法、患者信息、用药部位等，检查示例：持瓶身下 1/3，倾斜 45°；妥布霉素地塞米

续　表

步骤	流程	操作步骤	备注
步骤1	工作准备	(3) 物品准备：老年人用药单，妥布霉素地塞米松滴眼液、无菌棉签、笔和记录单、免洗洗手液。 (4) 老年人准备：平卧于带床挡的床上	松滴眼液，有效期至××××年××月，在有效期内，瓶口无松动，瓶身无裂痕，摇晃，平视，溶液澄清，无混浊沉淀，絮状物；消毒棉签，有效期至××××年××月，在有效期内，包装完好无破损，挤压无漏气，可以使用
步骤2	评估沟通	(1) 向老年人解释操作的目的和配合的方法，以取得老年人的合作。 (2) 应评估老年人的身体状况，以确认是否可进行滴眼药水的操作。 “奶奶好，我是您的照护人员，您的眼睛现在感觉怎么样?” “还有点发胀不舒服。” “现在发胀的这种感觉是暂时的，手术后千万不要揉眼睛，一定要保持眼睛的清洁卫生，以防感染，按时根据医嘱滴眼药水。我这就给您滴上，好不好?” “好的。”	态度和蔼，语言亲切
步骤3	核对	(1) 检查核对老年人姓名，核对药瓶上的姓名、药品名称、给药途径、用法、给药时间、药品质量和有效期。 (2) 确认是滴左眼、右眼还是双眼滴药。 “奶奶，您看这是医生给您开的药——妥布霉素地塞米松，上边标注了您的信息。”	态度和蔼，语言亲切
步骤4	清洁眼部	(1) 协助老年人取仰卧位或坐位，先用棉签拭净眼部分泌物，嘱老年人头略后仰，眼往上看。 (2) 拔开瓶塞，应将瓶塞侧面或瓶塞口向上，最好将其置放于一张干净纸或器皿上	动作到位，注意不要污染瓶塞
步骤5	悬滴药液	(1) 左手（或用干净棉签）向下轻轻拉下老年人的眼睑并固定。 (2) 右手持眼药水瓶、摇匀，距眼2~3cm将眼药水滴入下结膜内1~2滴。 (3) 轻提上眼睑，使结膜囊内充盈药液	动作轻柔、准确，距离到位，注意不要污染药水瓶口

续 表

步骤	流程	操作步骤	备注
步骤6	闭眼吸收	嘱咐老年人轻轻闭上眼，轻轻转动眼球，用消毒棉签为老年人拭去眼部外溢药液，作为医疗垃圾放入污物杯中。 “奶奶，我现在已经给您滴上眼药水了，您闭好眼睛，转动眼球，这样可以促进药物吸收，发挥药效。” “嗯，好的，哎呀，药水流出来了。” “奶奶，您不用担心，溢出的药液我帮您用棉签拭去了。现在您闭上眼睛再休息会儿，有不舒服及时告诉我。”	态度和蔼，语言亲切
步骤7	整理用物	（1）滴药完毕，整理用物，协助老年人取舒适卧位。 （2）观察、询问老年人无不适后离开。 （3）清理用物，处理污物，洗手，记录	重点观察老年人用药后有无不适症状并记录
注意事项		（1）使用滴眼液前应先混匀药液。 （2）滴药时动作应轻柔，避免损伤黏膜。 （3）滴眼液的保存应参照相关说明执行，需要时放入冰箱保存	

为老年人使用滴眼剂（以涂敷眼药膏为例）

一、操作规程

步骤	流程	操作步骤	备注
步骤1	工作准备	（1）环境准备：房间干净、整洁，空气清新，温湿度适宜。 （2）照护人员准备：衣帽整洁，修剪指甲、洗手、戴口罩。 （3）物品准备：核对老年人用药单，操作用物包括诺氟沙星滴耳液、消毒棉球、无菌棉签、污物杯、笔和记录单、免洗洗手液。 （4）老年人准备：平卧于带床挡的床上	用药单核对的信息包括药名、浓度、剂量、用法、患者信息、用药部位等
步骤2	评估沟通	（1）向老年人解释操作的目的和配合的方法。 （2）应评估老年人的身体状况以确认是否可以进行上眼药膏的操作	—

续　表

步骤	流程	操作步骤	备注
步骤 3	核对	携用物至老年人床旁，核对老年人姓名、药品名称、给药途径、用法、给药时间、药品质量和有效期。确认是左眼、右眼还是双眼上眼药膏	态度和蔼，语言亲切
步骤 4	清洁眼部	协助老年人取仰卧位或坐位，先用棉签拭净眼部分泌物，嘱老年人头略后仰，眼往上看，拔开瓶塞，应将瓶塞侧面或瓶塞口向上，最好将其置放于一张干净纸或器皿上	注意老年人反应及沟通
步骤 5	上眼药膏	(1) 左手（或用干净棉签）向下轻轻拉下老年人的眼睑并固定。 (2) 将眼药膏瓶口垂直向下，并用手轻轻地挤出少许眼药膏，挤出的眼药膏呈一条细直线状。 (3) 从外眼角方向顺眼裂水平挤在下眼睑结膜与眼球结膜交界处（即下穹隆），先使下眼睑恢复原位，再轻提上眼睑，使结膜囊内充盈眼药膏	注意老年人反应及沟通
步骤 6	闭眼吸收	(1) 上药完毕，嘱老年人闭上眼睛，轻轻转动眼球。 (2) 用消毒棉签为老年人拭去眼部外溢眼药膏，将用过的消毒棉签放入污物杯内。 (3) 询问、观察老年人有无不适	重点观察老年人有无不适症状并记录
步骤 7	整理用物	(1) 协助老年人取舒适卧位。 (2) 整理用物，处理污物，洗手，记录	
注意事项		白天宜用滴眼剂，临睡前可用眼药膏涂敷，这样不影响生活，且药物附着眼壁时间长，可维持有效浓度。其他注意事项同滴眼药水	

二、操作风险点

1. 交叉感染：滴管口触及老年人黏膜。

2. 药物使用错误：未按工作流程要求核对药品。

3. 药物污染：操作前未洗手，用手拿药；药盒未消毒；药剂开口处触及他物。

三、操作关键点

1. 操作前根据给药单做好核对，用药单核对的信息包括药名、浓度、剂量、用法、患者信息、用药部位等。

2. 操作中老年人取仰卧位或坐位，头略后仰，嘱老年人眼睛向上注视，照护人员左手取一干棉球放于老年人下眼睑处，并用示指固定上眼睑，拇指将下眼睑向下牵拉，右手持滴管或滴瓶在距离眼睑 1~2cm 处，将 1 滴药液滴入结膜下穹隆中央。如果涂眼药膏，则将眼药膏挤入下穹隆部 1cm 左右长度即可。

3. 操作后重点观察老年人有无不适症状并记录。

为老年人使用滴耳剂

一、操作规程

步骤	流程	操作步骤	备注
步骤 1	工作准备	（1）环境准备：房间干净、整洁，空气清新，温湿度适宜。 （2）照护人员准备：衣帽整洁，修剪指甲、洗手、戴口罩。 （3）物品准备：核对老年人用药单，操作用物包括诺氟沙星滴耳液、消毒棉球、无菌棉签、污物杯、笔和记录单、免洗洗手液。 （4）老年人准备：平卧于带床挡的床上	用药单核对的信息包括药名、浓度、剂量、用法、患者信息、用药部位等
步骤 2	评估沟通	（1）向老年人解释操作的目的和配合的方法，以取得老年人的配合。 （2）应评估老年人的身体状况，以确认是否可以进行滴耳的操作	态度和蔼，语言亲切
步骤 3	核对	携用物至老年人床旁。检查核对姓名，核对药品名称、给药途径、用法、给药时间、药品质量和有效期。确认是左耳、右耳还是双耳道滴药	态度和蔼，语言亲切
步骤 4	清洁耳道	协助老年人取坐位或半卧位，头偏向一侧，使患侧耳在上，健侧耳在下。用棉签将耳道内分泌物反复清洗至干净，用干棉签拭干	为老年人摆放适宜体位
步骤 5	滴入药液	用左手将老年人耳郭向后上方轻轻牵拉，使耳道变直，用右手持药液瓶，将掌跟轻置于耳旁。将药液沿耳道后壁滴入耳道内 5~10 滴（或遵医嘱）	—
步骤 6	轻揉耳郭	（1）协助老年人轻轻压住耳屏，使得药液充分进入中耳，或用消毒棉球塞入外耳道口，以避免药液流出。 （2）询问并观察老年人有无不适	重点观察老年人有无不适症状并记录
步骤 7	整理用物	（1）协助取舒适位。 （2）清理用物，处理污物。 （3）洗手，记录	—
注意事项		（1）老年人耳聋、耳道不通或耳膜穿孔时，不应使用滴耳剂。 （2）滴药后嘱老年人保持原体位 1~2 分钟，以利于药物吸收	

二、操作风险点

1. 交叉感染：滴管口触及老年人皮肤。

2. 损伤耳黏膜：动作鲁莽暴躁，过于用力，造成老年人耳黏膜损伤。

3. 药物使用错误：未按工作流程要求核对药品。

三、操作关键点

1. 操作前协助患者侧卧位，患耳向上，用棉签清洁耳道。

2. 操作中一手持干棉球，向上向后轻拉患者耳郭，使耳道变直。另一手持滴管，将药液沿外耳孔顺耳后壁滴入3~5滴，并轻提耳郭或在耳屏上加压，使气体排出，药液容易流入；将干棉球塞入外耳道。

3. 操作后重点观察老年人有无不适症状并记录。

为老年人使用滴鼻剂

一、操作规程

步骤	流程	操作步骤	备注
步骤1	工作准备	（1）环境准备：房间干净、整洁，空气清新，温湿度适宜。 （2）照护人员准备：衣帽整洁，修剪指甲、洗手、戴口罩。 （3）物品准备：核对老年人用药单，操作用物包括滴鼻剂、消毒棉球、无菌棉签、污物杯、笔和记录单、免洗洗手液。 （4）老年人准备：平卧于带床挡的床上	用药单核对的信息包括药名、浓度、剂量、用法、患者信息、用药部位等
步骤2	评估沟通	（1）向老年人解释操作的目的和配合的方法，以取得老年人的配合。 （2）应评估老年人的身体状况，以确认是否可进行滴鼻操作	态度和蔼，语言亲切
步骤3	核对	携用物至老年人床旁。检查核对姓名，核对药品名称、给药途径、用法、给药时间、药品质量和有效期。确认是左鼻腔、右鼻腔还是双鼻腔滴药	—
步骤4	清洁鼻腔	滴药前，先协助老年人将鼻涕等分泌物排出，并擦拭干净	—
步骤5	滴入药液	协助老年人取平卧位，头尽量向后仰。嘱咐老年人先吸气，然后滴入药液2~3滴	注意滴鼻剂瓶口不要碰到鼻黏膜
步骤6	轻揉鼻翼	滴药完毕，以手轻轻地揉按鼻翼两侧，使药液能均匀地渗到鼻黏膜上，询问并观察老年人有无不适	重点观察老年人有无不适症状并记录

续 表

步骤	流程	操作步骤	备注
步骤 7	整理用物	（1）协助取舒适位。 （2）清理用物，处理污物。 （3）洗手，记录	—
注意事项		（1）如果老年人鼻腔内有干痂，应先用温盐水清洗浸泡，待干痂变软取出后再滴药。 （2）滴药后保持仰卧位 1~2 分钟，以利于药物吸收。 （3）如果药液流入口腔，可叮嘱老年人将其吐出。 （4）混悬剂在使用前应充分摇匀。 （5）药瓶不要与鼻腔皮肤接触	

二、操作风险点

1. 交叉感染：滴管口触及老年人鼻黏膜。

2. 药物使用错误：未按工作流程要求核对药品。

3. 损伤鼻黏膜：动作鲁莽暴躁，过于用力，造成老年人鼻黏膜损伤。

三、操作关键点

1. 操作前嘱老年人先排出鼻腔分泌物并清洁鼻腔，协助患者取仰卧位或侧卧位。

2. 操作中，手持一干棉球，并轻推鼻尖，暴露鼻腔。另一手持滴瓶距离鼻孔 2cm 处滴入药液，每侧滴入 2~3 滴。轻捏鼻翼或嘱老年人将头部向两侧轻轻晃动，促使药液均匀分布到鼻窦口，提高药液效果。

3. 操作后注意观察老年人用药后是否出现黏膜充血加剧。

单元 2　为老年人皮肤表面用药

案例导入

文爷爷，68 岁，近 1 个月躯干、四肢皮肤相继出现红斑、丘疹伴瘙痒，瘙痒以夜间为甚，患者既往身体健康，无药物过敏史及皮肤病史。在患病及治疗期间，其老伴亦有相同症状。患者 1 月前和几位老年人相约外出旅游住过旅馆，就医诊断为疥疮。遵医嘱用 10%的硫磺软膏于颈部以下皮肤外用，每日 2 次，连用 3 日，同时给予对症治疗，叮嘱患者搽药期间不洗澡、不更衣，第 4 日更衣后把床上用品及衣物进行煮沸消毒或日光暴晒。请照护人员为老年人皮肤表面用药。

教学目标

1. 掌握皮肤表面用药的操作风险点及操作关键点。

2. 熟悉皮肤用药的种类及使用方法。

3. 能为老年人进行皮肤表面用药。

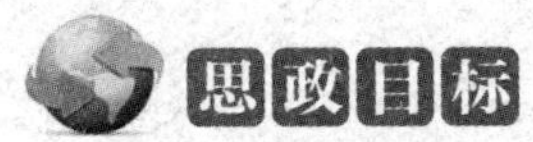

注重护患沟通技巧，有同理心，增进学生的共情。

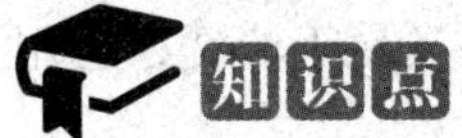

一、皮肤用药概述

皮肤用药是指将药物直接涂于皮肤，以起到局部治疗的作用。常用于皮肤的剂型有溶液剂、糊剂、软膏等，使用时根据不同药物剂型，采取不同给药方法。涂搽药物前一般用温水与中性洗涤剂清洗皮肤，如果皮肤有炎症，则只用清水清洁即可。

二、皮肤用药的种类及使用方法

1. 溶液剂

（1）特点：一般为非挥发性药物的水溶液，如3%的硼酸溶液、依沙吖啶溶液。

（2）使用方法：用塑料布或橡胶单垫于患处下面，用钳子夹持蘸湿药液的棉球洗抹患处，至清洁后用干棉球抹干即可；亦可用湿敷法给药。

2. 糊剂

（1）特点：为含有多量粉末的半固体制剂，如氧化锌糊、甲紫糊等。

（2）使用方法：用棉签将药糊直接涂于患处，药糊不宜涂得太厚，亦可将糊剂涂在纱布上，然后贴在受损皮肤处，外加包扎。

3. 软膏

（1）特点：具有保护、润滑和软化痂皮等作用，如硼酸软膏、硫酸软膏等。

（2）使用方法：用搽药棒或棉签将软膏涂于患处，不必过厚，如为角化过度的皮损，应略加摩擦，除用于溃疡或大片糜烂受损皮肤外，一般不需包扎。

4. 乳膏剂

（1）特点：药物与乳剂型基质制成的软膏。乳膏剂分霜剂（如樟脑霜）和脂剂（如尿素脂）两种。

（2）使用方法：用棉签将乳膏剂涂于患处，禁用于渗出较多的急性皮炎。

5. 酊剂和醑剂

（1）特点：不挥发性药物的乙醇溶液为酊剂，如碘酊；挥发性药物的乙醇溶液为醑剂，如樟脑醑。

（2）使用方法：用棉签蘸药涂于患处，注意因药物有刺激性，不宜用于有糜烂面的急性皮炎、黏膜以及眼、口的周围。

6. 粉剂

（1）特点：为一种或数种药物的极细粉均匀混合制成的干燥粉末样制剂，如滑石粉、痱子粉等。

（2）使用方法：将药粉均匀地扑撒在患处；注意，粉剂多次应用后常有粉块形成，可用生理盐水湿润后除去。

三、根据皮损特点用药

除了根据发病原理用药，还要注意根据皮损特点用药。

1. 乳膏

目前最常见的治疗皮肤病的剂型是乳膏，乳膏的渗透性较好，又易于清洗，适用于亚急性或慢性皮炎、湿疹等。

2. 软膏

非常常见的一种剂型，是由药物与凡士林及羊毛脂等油脂性、水溶性基质混合制成的半固体外用制剂。软膏的渗透作用较乳膏强，适用于慢性湿疹、神经性皮炎、银屑病等的治疗。有渗出性皮损则不宜用软膏。

3. 糊膏

有一定的吸收水分和收敛作用，适用于有轻度渗出的亚急性皮炎、湿疹。毛发部位不宜用糊膏。

4. 硬膏

又称贴剂，由于硬膏贴于皮肤表面后，阻止水分蒸发，增加了皮肤的水合作用，从而有利于药物的吸收。适用于慢性、局限性皮肤损伤。有毛部位不宜应用。

5. 油剂

是以植物油或矿物油为溶剂或以不溶性粉末混于上述油类而制成的剂型。常用的有 40%的氧化锌油。适用于渗出不多的急性皮炎、湿疹，有清洁、保护、减轻炎症的作用。

6. 搽剂

指药物用乙醇、油或适宜的溶剂制成的溶液、乳状液或混悬液，供无破损皮肤擦用的液体制剂。

7. 涂膜剂

指药物溶解或分散于含成膜材料溶液中，涂患处后形成薄膜的外用液体制剂。

8. 凝胶剂

指药物与能形成凝胶的辅料制成均一、混悬或乳状液型的稠厚液体或半固体制剂，局部涂后形成一层薄膜，清洁透明。

9. 散剂（粉剂）

有干燥、保护、散热等作用，适用于无渗出性的急性、亚急性皮炎，常用的有滑石粉、氧化锌粉等。

10. 洗剂

用前应充分震荡混匀，有散热、干燥、消炎、止痒的作用，适用于急性皮炎无渗出者，常用的有炉甘石洗剂等。

11. 溶液

是药物的水溶液，有清洁、散热、消炎及促进上皮新生的作用。主要作湿敷用。适用于有渗出性的急性皮炎、湿疹或有小片糜烂、溃疡的皮肤损害。

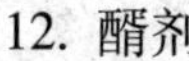

12. 酯剂

乙醇挥发后，溶于其中的药物均匀地分布于皮肤表面，发挥其药理性能，破损皮肤及口腔周围忌用。

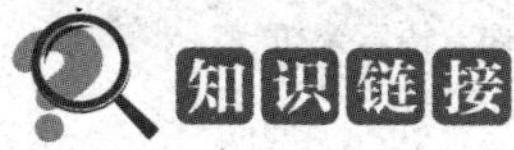

不同剂型适合不同的皮损情况

病期	剂型	皮损情况
急性	粉剂、洗剂、溶液湿敷	红斑、丘疹、丘疱疹、无糜烂及渗出
	溶液湿敷、油剂	水泡、糜烂、渗出
亚急性	糊膏、油剂	有少许渗出
	乳膏、软膏、凝胶剂	无渗出
慢性	乳膏、软膏、酯剂	泛发慢性皮损
	硬膏、软膏、乳膏、凝胶剂、涂膜剂	局限性肥厚皮损
	酯剂、洗剂、乳膏、搽剂	单纯瘙痒而无原发皮损

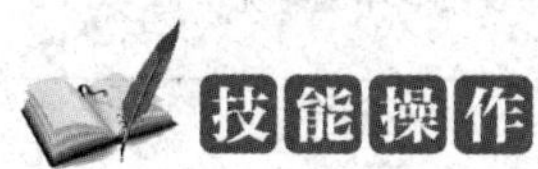

为老年人皮肤表面用药

一、操作规程

步骤	流程	操作步骤	备注
步骤 1	工作准备	(1) 环境准备：房间干净、整洁，空气清新，温湿度适宜。 (2) 照护人员准备：衣帽整洁，修剪指甲、洗手、戴口罩。 (3) 物品准备：核对老年人用药单，操作用物包括硫黄软膏、无菌棉签、污物杯、笔和记录单、免洗洗手液。 (4) 老年人准备：休息在床	用药单核对的信息包括药名、浓度、剂量、用法、患者信息、用药部位等
步骤 2	评估沟通	(1) 了解患病情况及合作程度。 (2) 评估老年人意识状态、药物过敏史及用药史。 (3) 观察皮肤情况。 (4) 评估环境的温度及隐蔽性。 “爷爷，过会给您擦药需要充分暴露用药部位的皮肤，温度已经调节好了，也把门窗关好了，您觉得可以吗?”	态度和蔼，语言亲切

续 表

步骤	流程	操作步骤	备注
步骤 3	摆放体位	协助老年人取合适体位，充分暴露用药部位。 “爷爷，擦药过程中，需要充分暴露用药部位的皮肤，擦药不同部位的皮肤这个过程需要翻身，您只要配合我就可以，有不舒服的地方，随时告诉我。”	态度和蔼，语言亲切
步骤 4	清洁皮肤	清洁局部皮损，清除原有药液、血迹、体液及分泌物。 “爷爷，为了更好地促进药物的吸收，我先帮您清洁一下皮肤表面，好不好？” “好。”	用药前，用温水与中性洗涤剂清洗皮肤，如果皮肤有炎症，则只用清水清洁即可
步骤 5	涂药	使用无菌棉签蘸取药膏，将药物涂于皮肤表面，沿毛发方向揉擦	（1）根据皮肤受损面积确定药量。 （2）告知其皮肤给药的目的及配合要点。 （3）教会居家老年患者及照护者皮肤给药的方法
步骤 6	整理用物	（1）协助老年人取舒适体位。 （2）叮嘱老年人搽药期间不洗澡、不更衣	询问并观察老年人有无不适
注意事项		（1）药物要涂抹均匀。 （2）局部出现红肿及过敏反应时，立即停止给药，并去除皮肤上的残留药物	

二、操作风险点

1. 受凉：未注意保暖或暴露时间过长。

2. 用错药物：未按工作流程要求核对药品。

三、操作关键点

1. 操作前根据给药单做好核对，用药单核对的信息包括药物名称、浓度、剂量、用法、老年人信息、用药部位等。

2. 操作中使用无菌棉签蘸取药膏，将药物涂于皮肤表面，沿毛发方向揉擦。

3. 操作后重点观察老年人有无不适症状，局部出现红肿及过敏反应时，立即停止给药，并去除皮肤上的残留药物。

单元 3　协助老年人直肠、阴道用药

案例导入

吴奶奶，69 岁，1 月余前出现白带稀薄，呈淡黄色，伴外阴瘙痒及灼热感；妇科检查可见阴道呈老年性改变，上皮萎缩、菲薄，皱襞消失，阴道黏膜充血，可见小出血点或浅表溃疡，溃疡面可与对侧粘连，诊断为萎缩性阴道炎（老年性阴道炎），遵医

嘱使用雌三醇软膏，每日一次，每次0.5g软膏放入阴道内，连续使用2周。请照护人员协助并指导老年人正确使用药物治疗。

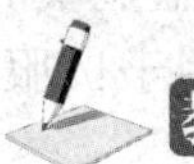

教学目标

1. 掌握滴直肠用药、阴道用药的操作要点、风险点及操作关键点。
2. 熟悉直肠用药、阴道用药的特点。
3. 能为老年人进行直肠用药、阴道用药。

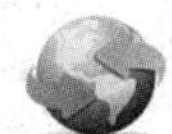

思政目标

在为老年人服务过程中，谨记“以老年人的生命健康为中心”的服务理念。

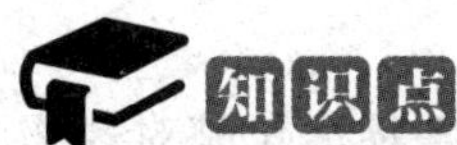

知识点

插入治疗技术常用的药物为栓剂，包括直肠栓剂和阴道栓剂。栓剂是药物与适宜基质制成的供腔道给药的固体制剂，其熔点为37℃左右，插入体腔后栓剂缓慢融化而产生疗效。

一、直肠用药

直肠用药是指通过肛门将药物送入肠管，通过直肠黏膜的迅速吸收进入血液循环，发挥药效以治疗全身或局部疾病的给药方法。

（一）直肠用药的主要方法

1. 保留灌肠法

保留灌肠法是采用一次性注射器，根据患者的用药量，选择5~20mL一次性注射器，拔掉注射针头，抽取所需直肠用药的药液后，接入一次性直肠滴入导管，通过直肠注入给药，来达到治疗疾病的一种给药方法。

2. 直肠点滴法

直肠点滴法是将药液或药物装入输液瓶，把输液管剪掉过滤器，接入一次性直肠滴入导管，通过直肠滴入给药，达到治疗疾病效果的一种直肠用药方式。

3. 栓剂塞入法

栓剂塞入法是临床上常用的一种直肠用药方式，通常采用对人体无害的混合脂肪酸甘油酯为栓剂基质加药物（原料药）配制而成，如临床上常用于小儿发热的小儿退热栓、用于止痛的双氯芬酸钠栓、马应龙痔疮栓等。

（二）直肠用药理论

1. 直肠用药的理论依据

中医学认为，肺主宣发肃降，外合皮毛，与大肠相表里。药物从直肠吸收后，通过经脉上输于肺，通过肺的宣发作用输送至全身从而达到治疗效果。现代医学认为。直肠黏膜血液循环旺盛，吸收能力较强。

2. 直肠用药的适应证

直肠用药可用于临床上许多常见病、多发病的治疗。如上呼吸道感染、肺炎、支气管炎、支气管哮喘、细菌性痢疾、溃疡性结肠炎、单纯性阑尾炎、急慢性盆腔炎、前列腺疾病、泌尿系感染、便秘、内外痔等疾病，疗效好，痛苦小，特别适用于口服给药和静脉输液困难的老年患者，减轻老年患者及家属的心理负担。

3. 直肠用药的吸收途径

直肠吸收药物包括以下三条途径：

(1) 通过直肠中静脉、下静脉和肛管静脉，绕过肝脏直接进入（下腔静脉）大循环，可以避免首过效应；

(2) 通过直肠上静脉，经门静脉进入肝脏代谢后，再循环至全身；

(3) 通过直肠淋巴系统吸收后，通过乳糜池、胸导管进入血液循环。

4. 直肠用药临床优势

(1) 避免了肝脏对药物的首过消除效应，提高了药物的生物利用度，同时减少了对肝脏的副作用。

(2) 不经过上消化道，避免了对胃肠的刺激，还可避免胃酸和各种消化酶对药物的破坏。

(3) 吸收快、起效快，疗效确切。大量的临床实践证明，直肠用药与静脉滴注在起效和疗效方面无明显差异，且直肠给药的生物利用率是口服给药的 2 倍。

(4) 操作简单快捷，无创伤，无痛苦，老年患者接受度高，提高了给药的顺应性。

(5) 给药剂量准确、方便、安全。

(6) 减少了打针、住院的时间，节约了有限的卫生资源。

5. 直肠用药的注意事项

(1) 严重肛疾病、急腹症疑有肠坏死穿孔老年患者禁用。

(2) 严重直肠疾患、直肠癌老年患者不宜应用。

(3) 注意配伍禁忌，易过敏药应作药敏皮试。

(4) 酸碱性药物。

二、阴道用药

(一) 阴道用药的理论知识

阴道用药一般都需要在外阴和阴道清洁之后，使用固定的器械或者是栓剂将药物放入阴道内。阴道用药常用来治疗阴道炎症或宫颈炎症，在使用时，由于阴道内分泌物可能会影响药物的吸收，所以应该首先将外阴和阴道做正常的清洗，最好选择在晚上睡前进行此操作。

在阴道冲洗之后，使用清洁后的指套涂抹少许润滑剂，将需要使用的药物沿阴道的方向推入最深处（后穹隆），此时就可以正常休息。药物在阴道内逐渐吸收，就会发挥正常的药物作用。药物吸收后，可能会有少量的分泌物流出，所以再次用药前应重新做阴道冲洗。

（二）阴道用药相关技术要点

1. 阴道栓剂插入法

协助老年患者取仰卧位，双腿分开，屈膝仰卧于检查床上，支起双腿。照护人员一手戴指套或手套取出栓剂，嘱患者张口深呼吸，尽量放松。利用置入器或戴上手套将阴道栓剂沿阴道下后方轻轻送入 5cm，达阴道穹隆。嘱老年患者平卧 15 分钟。为避免药物或阴道渗出物弄污内裤，可使用卫生棉垫。指导老年患者在治疗期间避免性交，观察用药效果。

2. 阴道冲洗技术

（1）评估与观察要点。

①了解患病情况、婚姻状况及合作程度。

②评估意识状态、药物过敏史及用药史。

③评估环境温度及隐蔽性。

（2）操作要点。

①协助取膀胱截石位，臀下垫治疗单。

②将灌洗桶置于高于床沿 60~70cm 处，连接橡胶管排去管内空气。

③用窥阴器扩开阴道，检查阴道壁、宫口及分泌物情况。

④边冲洗边轻轻旋转窥阴器。

⑤冲洗液约剩 100mL 时，再次冲洗外阴部。

⑥轻压窥阴器外端，使阴道内液体流出。

⑦取出窥阴器，擦干外阴。

（3）健康指导要点。

①告知其阴道冲洗的目的及配合要点。

②告知居家老年患者及其照护者，注意阴道流出物的性状，有出血及时就诊。

（4）阴道冲洗的注意事项。

①注意保暖。冲洗过程中动作应轻柔，避免老年患者疼痛及擦伤阴道黏膜及宫颈组织。

②灌洗桶不宜挂得过高，以免压力过大。

③注意窥阴器使用方法，避免损伤阴道黏膜，减轻患者痛苦。

④冲洗液温度应在 38~41℃，冲洗液保存在恒温箱中，放置时避免贴壁放置以免温度过高。

⑤阴道出血者禁止做阴道冲洗，以防引起上行感染。

⑥健康宣教。在操作过程中指导老年患者放松，告知老年患者如厕后正确清洁会阴（从前往后），告知操作后可能会有褐色液体流出阴道，为含碘消毒液，不必担忧。

⑦配制方法：用 1000mL 灭菌注射用水和 110mL 碘伏原液，配成 0.05%的含碘溶液。

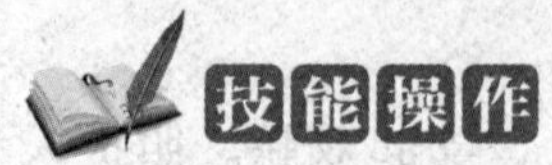

为老年人直肠用药操作流程

一、操作规程

步骤	流程	操作步骤	备注
步骤 1	工作准备	(1) 环境准备：房间干净、整洁，空气清新，温湿度适宜。 (2) 照护人员准备：衣帽整洁，修剪指甲、洗手、戴口罩。 (3) 物品准备：核对老年人用药单，操作用物包括直肠用栓剂、消毒棉球、无菌棉签、污物杯、笔和记录单、免洗洗手液。 (4) 老年人准备：在带有床挡的床上休息	用药单核对的信息包括药名、浓度、剂量、用法、患者信息、用药部位等
步骤 2	评估沟通	(1) 了解老年人患病情况及合作程度。 (2) 评估意识状态、药物过敏史及用药史。 (3) 观察肛周情况。 (4) 评估环境温度及隐蔽程度	态度和蔼，语言亲切
步骤 3	摆放体位	协助取左侧卧位，膝部弯曲，暴露肛门	变换体位动作轻柔
步骤 4	戴指套	戴上指套或手套，准确持药	遵循无菌原则
步骤 5	上药	(1) 嘱老年人张口深呼吸尽量放松，将栓剂插入肛门，用示指将栓剂沿直肠壁朝脐部方向送入 6~7cm。 (2) 置入栓剂后，保持侧卧位 15 分钟，以防药物栓滑脱或融化后渗出肛门外。观察是否产生预期药效，若栓剂滑脱出肛门外，应重新插入	(1) 注意老年人反应及沟通，告知居家老年人用药后至少侧卧 15 分钟。 (2) 指导老年人在给药时放松，深呼吸；指导居家老年人及其照护人员正确使用栓剂的方法
步骤 6	整理	(1) 协助取舒适位。 (2) 清理用物，处理污物。 (3) 洗手，记录	—
注意事项		(1) 直肠活动性出血或腹泻者，不宜直肠用药。 (2) 确保药物放置在肛门括约肌以上	

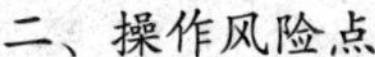

二、操作风险点

1. 药物使用错误：未按工作流程要求核对药品。

2. 损伤黏膜：动作鲁莽暴躁，过于用力，造成老年人黏膜损伤。

3. 受凉：皮肤暴露时间过长或未注意保暖。

三、操作关键点

1. 操作前，协助老年人取左侧卧位，膝部弯曲，暴露肛门。

2. 操作中，指导老年人在给药时放松，深呼吸，并确保药物放置在肛门括约肌以上。

3. 操作结束后，用药后至少侧卧15分钟。

为老年人阴道用药操作流程

一、操作规程

步骤	流程	操作步骤	备注
步骤1	工作准备	（1）环境准备：房间干净、整洁，空气清新，温湿度适宜。 （2）照护人员准备：衣帽整洁，修剪指甲、洗手、戴口罩。 （3）物品准备：核对老年人用药单，操作用物包括雌三醇软膏、窥阴器、消毒棉球、无菌棉签、污物杯、笔、记录单、免洗洗手液、屏风或围帘。 （4）老年人准备：躺卧在带有床挡的床上	用药单核对的信息包括药名、浓度、剂量、用法、患者信息、用药部位等
步骤2	评估沟通	（1）了解患病情况、婚姻状况及合作程度。 （2）评估意识状态、药物过敏史及用药史。 （3）评估环境温度及隐蔽性	态度和蔼，语言亲切
步骤3	摆放体位	（1）阴道后穹隆塞药，协助取仰卧屈膝位，臀下垫治疗垫。 （2）阴道上药，协助取仰卧屈膝位，臀下垫治疗垫	动作轻柔
步骤4	戴手套	取无菌手套，戴好	遵循无菌原则
步骤5	上药	（1）阴道后穹隆塞药，用纱布分开小阴唇，将药物放阴道内，并推入后穹隆。 （2）阴道上药，用窥阴器张开阴道，暴露阴道；用有尾线的纱布蘸药物后塞至宫颈处，线尾露于阴道口外，取出窥阴器	态度和蔼，语言亲切，动作准确轻柔

续　表

步骤	流程	操作步骤	备注
步骤 6	整理	（1）协助取舒适位。 （2）清理用物，处理污物。 （3）洗手，记录	重点观察老年人有无不适症状并记录
注意事项		（1）子宫出血者，不应从阴道用药。 （2）使用窥阴器力度适中，防止损伤阴道及宫颈口	

二、操作风险点

1. 损伤阴道黏膜：使用窥阴器过于粗鲁，力度过大。

2. 用错药物：未按工作流程要求核对药品。

3. 受凉：暴露时间过长或未注意保暖。

三、操作关键点

1. 操作前告知老年人睡前用药可延长药物作用时间，提高疗效；根据给药单做好核对，包括用药单核对的信息包括药名、浓度、剂量、用法、患者信息、用药部位等。

2. 操作中，放置药物或窥阴器时指导老年人放松。

3. 操作结束后，药物放置后卧床 30 分钟，12~24 小时后取出纱布。

思政课堂

思维导图

课程五　输液泵技术

扫码查看课程资源

单元 1　注射泵/输液泵的应用

案例导入

秦爷爷，69 岁，胃痛 2 月余，2 月前无明显诱因下出现胃部不适，遂至本院医疗区，体格检查：T 36.5℃（字母版）、P 85 次/分、R 20 次/分，BP 90/60mmHg。体形消瘦、全身浅表淋巴结未扪及肿大。辅助检查：胃镜提示“胃癌，距幽门 5cm 处可见肿物向胃内突出”，初步诊断为：胃癌。

考虑秦爷爷身体状况及化疗药物的特殊性，采用输液泵通过静脉给药治疗。请照护人员遵医嘱为秦爷爷使用输液泵。

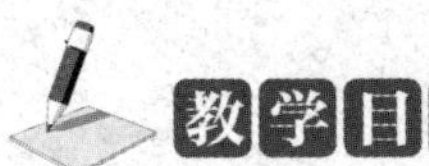

教学目标

1. 掌握注射泵/输液泵应用的操作要点、操作风险点及操作关键点。
2. 熟悉注射泵/输液泵的特点。
3. 能进行注射泵/输液泵的应用。

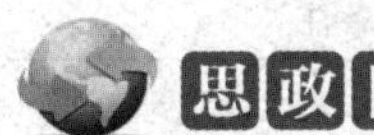

思政目标

注重护患沟通技巧，有同理心，学生能共情。

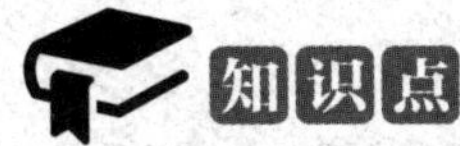

知识点

一、注射泵/输液泵概述

注射泵/输液泵是一种输液控速装置，当老年患者的病情和输入的药物性质需要控制速度时可使用。安全正确使用注射泵/输液泵，根据病情和医嘱准确输入药物总量或单位时间药物剂量，保证安全用药，使药物发挥最佳的疗效。

二、微量注射泵的应用

1. 认识注射泵

微量注射泵能准确地控制和调节输注速度，将小剂量药液持续、均匀、定量、准确注入人体静脉。

2. 注射泵的应用

在ICU或CCU连续低流量注射液体药剂、麻醉剂、抗癌剂或抗凝剂；低流量注射、输血；各种激素的注射等。注射泵操作简便，在抢救危重症老年患者时能减轻工作量，提高工作效率，准确、安全、有效地配合医生抢救。

三、微量输液泵的应用

1. 认识输液泵

输液泵是指机械或电子控制装置，能将药液长时间微量、均匀恒定、精确地输入体内，临床上常用于需要严格控制输入液量和药物的老年患者，如应用升压药物、抗心律失常药物和静脉麻醉时，危重症老年患者的治疗与抢救。

2. 输液泵的应用

输液泵能够准确控制输液滴数、输液流速，保证药物能够速度均匀，药量准确、安全地进入老年患者体内发挥作用的一种仪器，常用于需要严格控制输液量和药量的情况。输液泵的种类虽多，但主要组成与功能大体相同，在工作中可根据不同的型号选择使用。

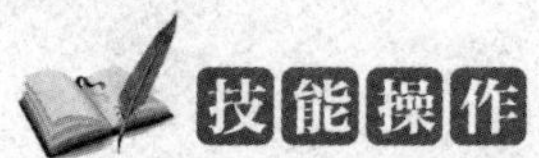

为老年人注射/输液

一、操作规程

步骤	流程	操作步骤	备注
步骤1	工作准备	(1) 环境准备：室内环境要清洁、安静、有足够的照明。 (2) 照护人员准备：衣帽整洁，修剪指甲、洗手、戴口罩。 (3) 物品准备。 治疗车上层：无菌注射盘内备碘伏、无菌棉签、无菌纱布、注射泵延长管、头皮针、敷贴，需要时备三通管；注射盘外备注射泵/输液泵，抽好药液的注射器，注射/输液卡、手消毒液，笔和记录单，免洗洗手液。 治疗车下层：生活垃圾桶、医用垃圾桶、锐器回收盒。 (4) 老年人准备：舒适卧于带床挡的床上	主要检查无菌用品的包装、质量和有效期
步骤2	评估沟通	(1) 向老年人解释操作的目的和配合的方法。 (2) 应评估老年人的身体状况以确认是否可以进行注射/输液操作	态度和蔼，语言亲切

续　表

步骤	流程	操作步骤	备注
步骤3	备药	携用物至老年人床旁，检查核对药品名称、给药途径、用法、给药时间、药品质量和有效期	严谨查对制度，核对老年人用药单和注射卡/输液卡，用药单核对的信息包括药名、浓度、剂量、用法、患者信息等
步骤4	固定安装	（1）按医嘱准备静脉推注药物，接好延长管。 （2）将微量注射泵固定在输液架上。 （3）将注射器安装在微量注射泵上，再将延长管与头皮针连接	遵循无菌原则
步骤5	设置参数	设定注射速度：一般10mL注射器注射速度为0.1～200mL/h；20～50mL注射器注射速度为0.1～300mL/h	严格、规范操作
步骤6	注射/输液	（1）将注射器与头皮针连接。 （2）静脉穿刺，选择静脉、皮肤消毒、头皮针穿刺的方法同四肢静脉注射法。 （3）注射开始，静脉穿刺成功后，用胶布将头皮针固定好后按“开始”键，注射开始。 （4）注射继续，继续注射药物，当药液即将注射完毕时，“即将结束键”闪烁并报警。 （5）注射结束，“静音键”停止铃声，药液注射完毕，机器自动停止，再按压“静音键”，关闭“完毕”和“操作灯毕键”闪烁并发出连续响声报警	注射过程中加强巡视，随时评估老年人的反应和药物输注情况，发现报警信号，及时处理并排除故障
步骤7	整理	（1）协助老年人取舒适卧位，清理用物，注意分类处理。 （2）洗手，记录，记录注射时间、老年人用药后的反应	重点观察老年人有无不适症状并记录
注意事项		（1）用微量注射泵时宜单独建立静脉通路。因多种药物联合应用时，药物间易出现配伍禁忌，导致药物疗效降低，甚至产生不良反应。 （2）药液持续泵入，使药物浓度忽高忽低，血药浓度受到影响，引起病情变化，延误治疗，出现不良反应。 （3）注射开始后严格无菌操作，连续输液者24小时更换注射器和泵管1次，若有污染要及时更换。 （4）无明显原因而出现血压、心率较大变化时，应观察注射泵连接管、血管是否通畅，将微量泵延长管部分与正压接头处脱开，观察连接管、血管是否通畅，切勿折叠延长管并向血管内挤压，尤其在应用硝普钠时，以免造成患者血压突然下降。 （5）使用中，应随时查看输液泵的工作状态，及时排除报警、故障，根据报警提示及时做出正确的处理。 （6）特殊用药须有特殊标记，避光药物须用避光泵管。 （7）正确设定输液速度及其他必需参数，防止设定错误延误治疗	

二、操作风险点

1. 污染：未严格执行无菌操作规程，导致输液管道污染。

2. 出现不良反应：药物输入速度过快。

3. 仪器损伤：操作不当引起。

三、操作关键点

1. 操作前，设置速度必须符合医嘱，经两人核对。

2. 操作中，若更改输液速度则先按停止键，重新设置后再按启动键；如有回血，应先按停止键再按冲洗键，待血回流后，再按回启动键；掌握故障产生的原因及处理方法，根据报警提示及时做出正确的处置。

3. 操作后，做好消毒，并检查注射泵、输液泵的性能，妥善存放备用。

单元2 胰岛素泵的应用

胰岛素泵概述

（一）认识胰岛素泵

（1）大小适中，可以挂在腰间。

（2）通过一个细小的软管将胰岛素输注到腹部的皮下。

（3）可以每次输注很微小的剂量，24 小时连续输注，模拟正常胰腺工作。

（二）胰岛素泵的优势

（1）使用短效/速效胰岛素，吸收差异小于 3%。

（2）连续微小剂量输注胰岛素，减少胰岛素皮下蓄积，模拟正常胰腺的工作方式。

（3）灵活的就餐时间，更自由健康地生活。

（4）具有可调节性，保证精确和可靠的胰岛素输注。

（三）胰岛素泵使用要点

1. 遵循无菌原则

将手彻底洗干净，避免接触软管，针头和连接部位。

2. 皮肤准备

进行妥善准备并彻底清洁过的皮肤可以确保 2~3 天的良好输注。

3. 检查

至少每天 2 次检查皮下软管，注射部位及管路连接。

4. 感染处理

当注射部位发生感染时，应更频繁地检查血糖，联络医生。

（四）胰岛素泵的适应证

（1）糖尿病老年患者。

（2）糖尿病老年患者需要长期胰岛素强化治疗者：

①血糖波动范围大者。

②多次皮下注射胰岛素，血糖仍无法平稳控制的糖尿病老年患者。

③频繁夜间低血糖者。

④黎明现象严重者。

（3）作息时间不规律，不能按时就餐者。

（4）糖尿病老年患者的围手术期。

24 小时自动检测工作状态，对各种异常均能及时报警，有蜂鸣和振动两种模式，具有坚固外壳，掉落和划伤时保护泵的安全运行，另有防晒设计，可以防止一过性浸水和溅水。

思政课堂

思维导图

模块三　风险应对与急救技术

扫码查看课程资源

课程一　老年人常见风险及对应防护技术

单元 1　识别、报告老年人常见风险并提供预防措施

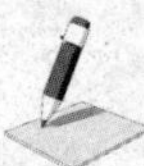

案例导入

沈奶奶，76岁，现入住养老院。爱好喝茶、看电视，性格开朗热情，喜欢与人交流沟通，有高血压20年，1年前发生脑梗死后，出现认知功能障碍半年，左侧肢体功能尚可，右侧肢体活动无力，仅抬离床面；因害怕疾病复发，抗拒活动，长期卧床；能认出直系亲属，常常忘记刚刚说过的话，重复要求吃饭，晚上入睡困难。请照护人员对存在风险的老年人进行整体护理。

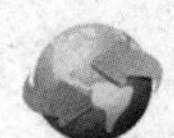

教学目标

1. 熟悉识别老年人常见风险。
2. 能根据老年人常见风险提供预防及应对措施。
3. 能对存在风险的老年人进行整体护理。

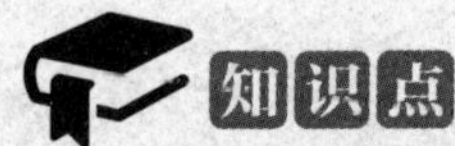

具备基本的职业素质。

知识点

一、跌倒

（一）跌倒的风险识别

1. 内在因素所致的跌倒

（1）生理因素：

①老年人骨骼、关节、肌肉和韧带功能退化甚至损害，使得老年人极容易发生跌

倒。骨质疏松的老年人在跌倒后极容易发生骨折，尤其是髋部骨折。

②老年人的视力、视觉的敏感度降低，听力下降、老年性耳聋，身体的平衡性降低等综合感觉功能下降，增加了跌倒发生的风险。

③老年人的反应能力降低，对事物的反应时间延长，身体的协同运动能力降低等神经系统因素，增加了跌倒发生的风险。

④老年人的步态不稳、步幅变短、行走不连续也容易引发跌倒。

（2）病理因素：

①神经系统疾病：如帕金森病，常表现为静止时震颤、动作迟缓及困难、肌肉僵硬、姿势不稳。此外，患有帕金森病的老年人起步困难，但一迈步后，即以极小的步伐向前冲去，越走越快，不能及时停步或转弯，称其为“慌张步态”。这种步态行走常发生走路不稳、跌倒的情况，尤其在转弯和上下楼梯时更容易发生。

②心脑血管疾病：如脑梗死，常表现为偏瘫、步态不稳、肢体无力、平衡功能下降、反应迟钝等，均会增加老年人跌倒的风险。

③眼部疾患：如白内障、偏盲、青光眼、黄斑变性等均会使老年人的视力下降、视物模糊、视觉分辨率和灵敏度下降。此外，老年人在日常生活中，很难正确判断活动范围的安全程度，会因为不能看清周围环境的实际情况、摆放的家具、物品等，增加跌倒的风险。

④其他因素：慢性退行性骨关节病会导致老年人的骨质增生、关节肿胀、功能障碍甚至疼痛，老年人在行走、活动时常因为疼痛感、突发的身体不适而身体不稳，从而增加了跌倒的风险。糖尿病的并发症（如低血糖），常表现为出汗、眩晕、心悸、视力模糊等，大大增加了老年人跌倒的风险。

（3）药物因素。

老年人大多患有一种或多种疾病，需要长期服药，如催眠药、抗抑郁药、抗高血压药、降糖药、镇痛药、抗帕金森病药等，这些药物的副作用会影响老年人的神志、视觉、身体的平衡、步态等，容易引起跌倒。

（4）心理因素：

①不服老：有一部分老年人平时身体好，且在某方面有一些特长，他们会认为很多事情自己一定干得好，即使自己已经年老，还要证明自己的能力，因此，可能会经常做一些容易引发跌倒的危险活动，也就大大增加了跌倒的风险。

②情绪不佳：有些老年人已经认识到自己身体的衰老，而且这种衰老已经影响到自己的日常生活，他们常会感到生活无味、苦闷，感到焦虑、烦恼，甚至抑郁，这种不良情绪会使老年人的注意力减退，导致老年人的反应能力下降，增加跌倒的风险。

③害怕跌倒：有一部分老年人有过跌倒史，或者见过别人因跌倒而卧床不起，产生畏惧心理，在走路的时候畏畏缩缩，使得行为能力和活动受限，从而影响自身的平衡能力，易诱发跌倒。

2. 外在危险因素所致的跌倒

（1）环境因素。

①室内环境：白天光线不足、晚上灯光昏暗等，使老年人看不清路或没有看到障碍物，容易引发跌倒；地板湿滑、地面凹凸不平等，使老年人走路不稳；楼梯台

阶、卫生间、公共区域等地（处）没有扶栏，使得老年人活动不便，易增加跌倒风险；拐杖、轮椅、椅子、扫帚等家具或日常用品摆放位置不合理，会增加老年人活动的障碍，预防不及时容易引发跌倒。此外，衣着合身会降低跌倒的风险，衣着的长短、是否合身、舒适度均会成为跌倒的诱发因素，有些老年人由于肢体活动受限而引发跌倒。

②室外环境：若台阶较高，会使老年人行走不便，雨雪天气地面湿滑、人多拥挤、分散老年人走路时的注意力、平衡力下降等因素均增加了跌倒的风险。

（2）社会因素。

有一部分老年人独居，有些需要他人帮助的家务都不得不自己去做，导致跌倒的风险增加；若老年人社会交往较多，自身的心情愉悦，注意力和对环境的反应能力均较好，对跌倒的预防和感知也会较强，反之则较弱；文化水平高的老年人，其自身对于跌倒的认知和防范意识较高，自己能主动规避跌倒，反之则较弱。

（3）管理因素。

①照护人员因素：照护人员具备扎实的知识储备、良好的照护技能、极强的安全意识，可协助老年人规避跌倒的风险，遇到可能引起老年人跌倒的因素可提前进行评估；反之则会增加老年人跌倒的风险。照护人员态度端正、工作积极、对老年人主动关心，且细心、耐心，可以增加老年人对其的信任和依赖，老年人会主动寻求帮助，从而可规避跌倒风险；反之则会增加老年人跌倒的风险。

②家属因素：老年人的家属对使用的辅具不理解、不支持，甚至不配合，会增大护理难度，增加跌倒风险；若家属对老年人进行照顾及心理安抚，可减轻老年人的焦虑，也会降低老年人跌倒的风险。

③志愿者因素：志愿者由于经验不足，在搀扶老年人的过程中，由于安全意识不强、照护的方式不恰当等，也极其容易诱发老年人跌倒。

老年人跌倒（坠床）危险因素评估见表 3-1-1-1。

表 3-1-1-1　　老年人跌倒（坠床）危险因素评估

序号	危险因素	分值（分）
1	年龄≥70 岁	1
2	最近一年曾有不明原因跌倒（坠床）史	2
3	阿尔茨海默病	2
4	意识障碍	1
5	烦躁不安	4
6	肢体残缺或偏瘫	1
7	移动时需帮助	1
8	视力障碍	2
9	听力障碍	1
10	体能虚弱	2
11	头晕、眩晕、体位性低血压	2

续　表

序号	危险因素	分值（分）
12	不听劝告或不寻求帮助	1
13	服用影响意识或活动的药物，如镇静安眠剂、降压药、利尿剂、降血糖药、镇挛抗癫剂、麻醉止痛剂	1~2
合计		

（二）跌倒的预防措施

1. 增强防跌倒意识

加强防跌倒知识和技能的宣教，帮助老年人及其家属增强预防跌倒的意识；告知老年人及其家属发生跌倒时的不同情况的紧急处理措施，同时告知其在紧急情况发生时应如何寻求帮助等，做到有备无患。

2. 合理运动

指导老年人坚持参加适宜的、规律的体育锻炼，以增强其肌肉力量、柔韧性、协调性、平衡能力、步态稳定性和灵活性，从而减少跌倒的发生。适合老年人的运动包括太极拳、散步、慢跑、游泳、平衡操等。

3. 合理用药

指导老年人按医嘱正确服药，不要随意加药或减药，更要避免自行同时服用多种药物，并且尽可能减少用药的剂量，了解药物的副作用，注意用药后的反应。用药后动作宜缓慢，以防跌倒。

4. 选择适当的辅助工具

指导老年人使用长度合适、顶部面积较大的拐杖，并将拐杖、助行器及经常使用的物件等放在老年人触手可及的位置；如有视觉、听觉及其他感知障碍的老年人应佩戴视力补偿设施、助听器及其他补偿设施。

5. 创造安全的环境

（1）保持室内明亮，通风良好，保持地面干燥、平坦、整洁；将经常使用的东西放在伸手容易拿到的位置，尽量不要登高取物；保持家具边缘的钝性，防止对老年人产生伤害；对道路、厕所、灯等予以明确标志，并将其具体方位告知老年人。

（2）衣着舒适、合身，避免过于紧身或过于宽松的服饰，避免行走时绊倒；鞋子要合适，尽量避免穿拖鞋、鞋底过于柔软的鞋、过大的鞋、高跟鞋以及易滑倒的鞋；设置跌倒警示牌于病床床头，提醒患者及其照护人员，共同维护老年人的安全。

6. 调整生活方式

指导老年人及家属在日常生活中应注意：

①避免走过陡的楼梯或台阶，上下楼梯、如厕时尽可能使用扶手。

②转身、转头时动作一定要慢。

③走路保持步态平稳，尽量慢走，避免携带沉重物品。

④避免去人多及湿滑的地方。

⑤乘坐交通工具时，应等车辆停稳后再上下车。

⑥起身、下床时宜放慢速度。

⑦避免睡前饮水过多，导致夜间多次起床如厕，夜间床旁尽量放置小便器。

⑧避免在他人看不到的地方独自活动。

7. 保证良好的睡眠质量

夜间睡眠差可导致思维和判断力下降，易发生跌倒。老年人御寒能力差，夜间经常紧闭门窗，使室内空气不流通，加之白天活动少或白天睡眠时间过长，导致夜间入睡困难或易醒。故寒冷季节老年人跌倒发生率较高。应指导老年人适当增加白天的活动，晚上保持室内空气新鲜。

8. 防治骨质疏松，减轻跌倒后损伤

指导老年人加强膳食营养，保持饮食均衡，适当补充维生素 D 和钙剂；绝经期老年女性必要时应进行激素替代治疗，增强骨骼强度，降低跌倒后的损伤严重程度。

二、压疮

（一）压疮风险识别

1. 内在因素所致的压疮

营养不良和水肿导致皮肤变薄，皮肤抵抗力下降，易导致压疮的发生。

2. 外在危险因素所致的压疮

（1）活动受限：老年人局部受压时间延长，压疮发生机会增加，如脑血管疾病导致偏瘫、年老体弱、手术后制动的老年人都是压疮发生的高危人群。

（2）力学因素：造成压疮的力学机制中，有压力、剪切力和摩擦力。这三个力共同作用，导致皮肤受压、缺血、缺氧，营养障碍、抵抗力下降而出现红、肿、水疱，进一步发展为破溃。

①压力：骨隆凸处，如骶尾部、坐骨结节、股骨大转子、踝关节、足关节等处受压集中，易发生压疮。长期卧床或长期坐轮椅等可导致机体局部组织长时间受压，会影响局部组织的微循环，限制血液流动，引起软组织局部缺血，从而导致压疮。

②剪切力：剪切力是引起压疮的第二大原因，它是因两层组织相邻表面间的滑行，产生进行性相对移位所引起的。如仰卧位老年人的床头抬起超过 30°时，坐轮椅老年人的身体前移等均会在骶尾部及坐骨结节部产生较大剪切力，造成皮肤组织损伤。

③摩擦力：搬动老年人时的拖拉动作、床单皱褶或有渣屑等是临床常见的摩擦力来源。

（3）局部潮湿：大小便失禁、出汗、引流液的污染等因素均可引起局部潮湿，导致皮肤弹性和抵抗力下降。在潮湿环境下，老年人发生压疮的危险性会增加 5 倍。

3. 压疮的好发部位

（1）仰卧位：枕骨粗隆、肩胛部、肘部、脊椎体隆突处、骶尾部、足跟部。

（2）侧卧位：耳郭、肩峰、肋骨、肘部、髋部、膝关节内外侧、内外踝部。

（3）俯卧位：面颊部、耳部、肩部、女性乳房、男性生殖器、髂嵴、膝部、足尖部。

（4）坐位：坐骨结节部。

（二）压疮的预防措施

大多数压疮是可以预防的，关键在于消除诱发因素，要做到“六勤”，即勤观察、勤翻身、勤按摩、勤擦洗、勤整理、勤更换。

1. 增加营养摄入

长期卧床或病重的老年人要注意全身营养，在病情允许的情况下，给予高热量、高蛋白、高维生素饮食。对不能进食的老年人要及时给予鼻饲，必要时增加支持疗法，如静脉滴注高营养物质等，以增强抵抗力及组织修复能力。

2. 避免局部组织长期受压

要经常为老年人更换体位。对于已发生压疮的老年人，体位安置妥当后，可在身体空隙处、骨隆突处和易受压部位垫气垫、软垫、水褥垫等。对长期卧床的老年人，要经常协助其翻身、更换姿势，每 2 小时翻身一次，必要时 1 小时翻身一次。

3. 避免局部受潮湿和摩擦的刺激

（1）保持床铺清洁、平整、干燥、无碎屑。

（2）大小便失禁、呕吐、出汗后要及时擦洗干净，衣服、被单随湿随换。

（3）使用便器时，应选择无破损便器，抬起老年人腰骶部，不要强塞硬拉。必要时在便器边缘垫上纸或布垫，以防擦伤皮肤。

4. 促进皮肤血液循环

（1）对长期卧床的老年人，可每日进行全范围的关节运动，维持关节的活动性和肌肉的张力，促进肢体血液循环。

（2）定期检查受压部位，经常为老年人进行温水擦浴，用 50% 的乙醇按摩老年人背部或受压处，促进血液循环，改善局部营养状况，增强皮肤抵抗力。

5. 加强宣教

照护人员要了解压疮发生的原因、治疗不及时的发展状况，以及预防压疮的方法，要提高对老年人发生压疮的风险意识，从而真正落实压疮的防范措施。

三、噎食

（一）噎食的风险识别

1. 内在因素所致的噎食

（1）生理因素。

①随着年龄的增长，进入老年期后，人的咽喉在生理、形态及功能上均发生了退行性变化，老年人肌肉变硬、萎缩，导致咽腔扩张受限，食管腔伸展性及弹性下降、变硬。

②由于老年人牙齿松动或缺失，咀嚼肌张力降低，导致咀嚼困难，无法咀嚼较硬的食物，也无法顺利地将食物变成食团，造成进食困难。

③由于咽部和食管的老化，老年人对食物的刺激不敏感，感受到进食信息的速度减慢。

（2）疾病因素。

①有食管疾病的老年人，如食管炎、食管癌等可能让老年人感觉食管有“异物感”，进食、进水时可能引起噎呛。

②有精神障碍的老年人有时会出现行为紊乱，如暴饮暴食、食物咀嚼不充分、快速吞咽，都会导致大块食物堵塞呼吸道。

③患有帕金森病的老年人有感觉障碍、肌强直、静止性震颤等症状，也容易引起噎食。

④患有脑卒中会导致老年人偏瘫或面瘫，致使其咀嚼困难、食物有时不能顺利通过食管下咽等，也会导致噎食的发生。

2. 外在危险因素所致的噎食

（1）食物因素：煮鸡蛋、馒头、汤圆、肉类等食物不易咀嚼，吞咽时容易引发噎食。

（2）药物因素：某些精神类药物的副作用可能会导致咽喉肌功能失调，抑制吞咽反射，容易出现吞咽困难。

（3）体位因素：仰卧位容易引起老年人进食、进水困难，甚至引起噎食。

（4）其他因素：对于一些噎食风险较大的老年人，一定注意不可让其私自进食，务必有照护人员陪护进食。

（二）噎食的预防措施

1. 进食环境准备

（1）餐厅或病房：鼓励老年人在餐厅进食，以增加进食量，提供个性化餐厅服务；进餐时尽量停止不必要的治疗或其他活动。

（2）餐具：使用适当餐具。例如，大小形状适宜的瓷器、杯碟、筷子、勺子等，必要时用围兜（围裙）。

（3）家具：老年人应坐在稳定的扶手椅上；坐在轮椅上或在床上进餐的老年人餐桌高度应适当调整。

（4）环境：保持安静，尽量让照护人员和电视的声音最小化，同时鼓励老年人和照护人员之间适当交流。

（5）其他：如首选使患者愉快的音乐；光线应适当，以老年人无眩光产生为标准，避免光线过暗或过亮；使用颜色对比来帮助适应老年人的视力下降；食物的气味能诱发食欲，或餐厅接近备餐区，刺激食欲；设备齐全、清洁；照护人员和（或）老年人能够熟悉使用。

2. 食物选择

避免有刺、干硬、容易引起噎呛的食物；避免黏性较强的食物，如糯米等；避免食物过冷或过热；少食辛辣、刺激性食物；不可过量饮酒；对偶有呛咳的老年人，合理调整饮食搭配，尽量做到细、碎、软的食物要求。

3. 体位管理

尽量保持直立体位或前倾 15°。老年人应坐在椅子上进食，如果其需要协助，可以使用枕头、坐垫等协助其保持端坐位。如果老年人被限制在床上，在整个进食（食物、液体、药物）期间至少抬高床头 60°，而且进食后需至少 20 分钟后才能放低床头。如果老年人实在无法保持 60°及以上的体位，照护人员协助其经口进食。

4. 注意进餐观察

进餐时观察老年人的食量、食速及体位，有意控制食量和速度。进餐时不要与老年人交谈或催促进食，老年人发生呛咳时宜暂停进食，严重时停止进食，进食过程中发现老年人突然出现不能说话、欲说无声、剧烈呛咳、面色青紫、呼吸困难等现象，应及时清理呼吸道，保持呼吸道通畅，就地抢救。

5. 进食注意事项

（1）注意力集中：老年人进餐时应精力集中，不宜谈论令人不快的事情，情绪不稳定时不宜进餐。

（2）进食量及速度适宜：避免一次进食过多，应少食多餐、细嚼慢咽；对于进食慢的老年人，配餐员可将餐盘留下，不强调在规定的时间内收回。

（3）鼓励自我进食：能够自主进食的老年人，照护人员应用多种方法鼓励老年人自己进食，而不是帮助进食以减少进食时间。

（4）进餐时段巡视：应从不同方面检查进餐的过程、进餐的服务、进餐环境和老年人个人的喜好。

6. 吞咽功能锻炼指导

（1）面部肌肉锻炼：包括皱眉、鼓腮、露齿、吹哨、龇牙、张口、咂唇等。

（2）舌肌运动锻炼：伸舌，使舌尖在口腔内左右用力顶两颊部，并沿口腔前庭沟做环转运动。

（3）软腭的训练：张口后用压舌板压舌，用冰棉签于软腭上做快速摩擦，以刺激软腭，嘱老年人发“啊、喔”声音，使软腭上抬，利于吞咽。

7. 协助喂食的方法

对于自己进食困难，医嘱能够经口进食的老年人，需要喂食。具体见表 3-1-1-2。

表 3-1-1-2　吞咽障碍老年人协助喂食的方法

项目	具体内容
辅助用具	确保有义齿、眼镜、助听器或其他辅助设备以方便进食
照护人员和老年人位置	照护人员给老年人喂食时应该与老年人座椅保持在相同的水平面，保持视线与老年人接触
喂食速度适当	调整进食的速度和每口喂食的量，避免过快或强迫喂食
促进老年人张口进食	交替喂流质和固体食物
喂食到适当部位	根据老年人的情况，调整喂食到口腔的不同部位（比如患者存在左侧面瘫，则从右边进食）。对于频繁发生呛咳的老年人，照护人员可用汤匙将少量食物送至舌根处，让老年人吞咽，待完全咽下，张口确认无误后再送入食物
确保安全	老年人发生呛咳时宜暂停进餐，待呼吸完全平稳后，再喂食物。若老年人频繁呛咳且严重者，应停止进食

四、烫伤

（一）烫伤的风险识别

（1）因开水及开水装置使用不当导致烫伤。

（2）因饮食过热导致烫伤。

（3）因使用发热器械或发热物品不当导致烫伤。

（二）烫伤的预防措施

1. 提高照护人员防范烫伤发生的风险意识

作为照护人员，要有较强的烫伤风险防范意识，才能避免危险的发生。要认识到，生活设施维护不善，不仅仅会影响老年人的生活质量，还会导致烫伤的发生。因此，照护人员一定要重视水路、电路系统的日常维护及保养。

2. 准确评估老年人的自理能力

照护人员应熟悉老年人的自理能力，对于视力不佳、行动不便的老年人，嘱咐其不要自行取、倒开水，不要自行洗浴、足浴，需要时可以按呼叫器请照护人员来协助完成。照护人员也应增加巡视，及时发现老年人的需求。

3. 陪伴老年人洗浴

照护人员一定要陪伴老年人完成洗浴，不要让老年人单独洗浴。在协助老年人洗浴或足浴时要注意以下几点。首先，一定要为老年人准备好温水，并试水温，保证水温不会烫伤老年人；其次，避免发生因热水开关被打开或冷水管突然停水导致水温变化引起的烫伤；最后，在未完成洗浴前，无论发生任何事情，一定不能让老年人独自洗浴。

4. 选择适宜老年人使用的保温瓶

老年人可使用容量不超过 300mL 的保温杯，并尽可能选用杯底大、带把手不容易发生倾倒的保温杯，不宜使用细、高、容易发生倾倒的保温杯。照护人员要增加巡视频率，做到每小时一次，询问老年人是否需要饮水。

5. 将预防低温烫伤列为健康教育内容

要向老年人介绍烫伤的知识，增强防范烫伤的意识。告诉老年人尽量不使用电热宝、暖宝贴等保暖物品，特别是对高龄或肢体活动受限的老年人，以及患有糖尿病的老年人，更应注意避免发生低温烫伤。

6. 需掌握发热物品的安全使用方法

老年人常使用的发热物品（如热水袋、足疗盆等），在使用过程中一定要掌握其安全的使用方法，并在照护人员看护下使用。使用热水袋时，水温不要超过 50℃，水量不要超过总容量的 70%，盖子要拧紧，检查有无老化、渗漏，并选用正规厂家生产的、有安全合格证书的产品。给老年人使用热源保暖时，照护人员应有记录，具体写明其放置时间、放置位置（放在老年人的哪个部位），做好交接班，并在使用前后及时评估老年人皮肤状况。

7. 老年人房间内禁止吸烟

照护人员要协助老年人戒烟，房间内应禁止吸烟，如果老年人一定要吸烟，可到吸烟室吸烟。同时，要加强打火机的日常管理工作。

五、走失

（一）走失的风险识别

1. 内在因素所致的走失

（1）认知障碍：老年人患有阿尔茨海默病、脑炎、肝性脑病等疾病会导致脑神经异常，发生认知障碍和定向能力障碍，因此极容易发生走失，其中，患有阿尔茨海默病的老年人是走失的高危人群。

（2）抑郁情绪：某些老年人对自身疾病缺乏正确的认识，且长期受到一些慢性疾病的折磨，容易产生抑郁情绪，从而出现走失的情况。还有一些老年人独自居住，社

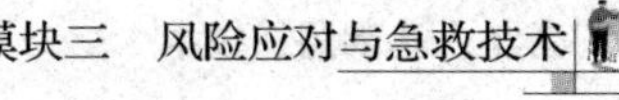

会交往较少，缺少家庭关怀和社会联系，也极容易发生抑郁和走失。

2. 外在因素所致的走失

（1）服用药物：老年人药物代谢缓慢，机体耐受性降低，对长期服用的某些药物的副作用较为敏感。例如，服用安眠药、抗抑郁药、镇静药、降压药等可能会出现一些不良反应，也会增加走失的风险。

（2）照护人员：老年人身边的照护人员照看不当也极容易发生走失。居家老年人家属、养老机构照护人员和住院照护人员要及时发现老年人是否存在定向障碍、记忆力减退，一经发现，要提高警惕、多加看护，以免老年人发生走失情况。

（3）环境因素：避免让老年人独自去陌生的环境，以防走失。

（二）走失的预防措施

（1）提高照护人员风险评估能力和对患有阿尔茨海默病的老年人的病情识别能力，要做到及早发现、及早预防，如发生走失，要吸取教训，避免类似事件再次发生。

（2）在老年人的衣服口袋里或特制的挂饰上放入身份卡片，卡片上面记录老年人的个人信息或家人的联系方式，以及主要病症处理方法等内容。

（3）公共场所注意看护，外出购物、游玩或在比较拥挤的公共场所，应与老年人牵手前行，还要告诉老年人在与家人失散时应在原地等待，不到处乱走。人多时要有专人看护老年人。并在老年人的口袋里放些食品，以防老年人走失后挨饿。

（4）与老年人多沟通互动，要掌握老年人的去向，平时多关心老年人，在生活上多给予其关心与帮助，让老年人内心满足、平和，可以给老年人拍一些近期生活照，除能让老年人开心外，若出现走失情况，也可提供近期照片。

（5）给老年人配置定位功能设置好的手机或其他电子产品，建议将这类电子产品缝在老年人随身的衣物当中，定期或不定期查看电子产品的电量是否充足，以保证随时可通过定位功能找到老年人，尽量避免意外发生。

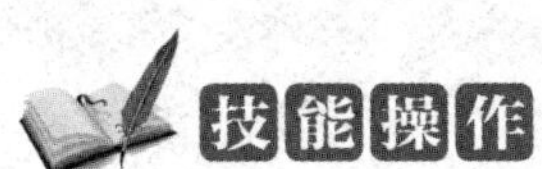

识别、报告老年人常见风险并提供预防措施

一、操作规程

步骤	流程	操作步骤	备注
步骤 1	工作准备	（1）环境准备：干净整齐。 （2）照护人员准备：衣帽整齐；洗手，戴口罩。 （3）老年人准备：状态良好，可进行评估。 （4）物品准备：记录单、笔等	—
步骤 2	观察、沟通	（1）协助老年人取舒适体位。 （2）观察老年人与不同风险的相关因素。 （3）观察老年人居住、活动环境。 （4）询问老年人生活、活动习惯，以及家人的社会支持。 （5）询问老年人的需求与有无不适症状	—

续 表

步骤	流程	操作步骤	备注
步骤3	提出预防措施	（1）将观察、询问到的相关危险因素记录在记录单中。 （2）根据不同危险因素提出相应预防措施。 （3）将预防措施记录在记录单中	—
注意事项		（1）风险重在预防，每位老年人均有自己的生活习惯与性格特点，提出针对性的预防措施尤为重要。 （2）必要时需要及时就医或寻求专业人士的指导和帮助	

二、操作风险点

无效沟通：与个人沟通技巧、观察能力等因素有关。

三、操作关键点

1. 能通过观察或询问得到相关危险因素。
2. 根据不同危险因素提出相应预防措施。

单元2 压疮的预防与应对技术（Ⅰ度、Ⅱ度、Ⅲ度）

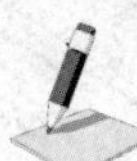

案例导入

李爷爷，79岁，入住养老院3年，5年前因脑梗死导致左侧瘫痪，右侧肢体无法活动，由于未能被及时翻身导致李爷爷骶尾部出现淤血红肿。请照护人员为老年人进行压疮的治疗及护理。

教学目标

1. 掌握压疮的分期及临床表现。
2. 熟悉压疮的概念。
3. 能进行压疮的治疗及护理。
4. 能正确处理压疮。

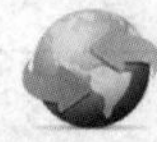

思政目标

对老年人进行评估时，具有细致洞察力。

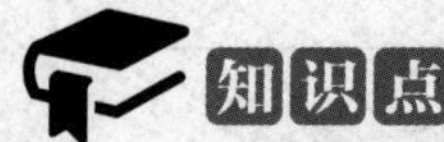

一、压疮的概念

压疮是指身体局部组织长期受压，血液循环障碍，局部组织持续缺血、缺氧、营养不良，导致皮肤失去正常功能而引起局限性的组织溃烂和坏死。

压疮最早被称为“褥疮”，容易使人误认为压疮是“由于躺卧而引起的溃疡”。实际上，压疮不仅可发生于长期卧床的患者，也可以发生于长久坐位或其他患者。因此，引起压疮的最重要的因素是压力，所以目前临床上倾向于将压疮称为“压力性溃疡”。

二、压疮的分期及临床表现

压疮的发生是一个渐进性过程，常用的分类系统是依据其受压皮肤损伤程度分为四期。

1. Ⅰ期

淤血红润期，此期为压疮初期，局部皮肤出现暂时性血液循环障碍，表现为红、肿、热、痛或麻木，解除压力30分钟后，皮肤颜色仍不能恢复正常。此期皮肤完整性未破坏，为可逆性改变，如及时去除诱因，加强预防措施，可阻止压疮的发展。

2. Ⅱ期

炎性浸润期，红肿部位继续受压，血液循环仍得不到改善，静脉回流受阻、局部静脉淤血，皮肤的表皮层、真皮层或二者均发生损伤或坏死。受压部位呈紫红色，皮下产生硬结，常有水疱；极易破溃，水疱破溃后表皮脱落，显露潮湿、红润的创面，患者有疼痛感。此期若及时解除受压，改善血液循环，清洁创面，仍可防止压疮进一步发展。

3. Ⅲ期

浅度溃疡期，全层皮肤破坏，损伤可达皮下组织和深层组织，但肌肉、肌腱和骨骼尚未暴露。主要表现为表皮水疱逐渐扩大、破溃，真皮层创面有黄色渗出液，感染后表面有脓液流出，浅层组织坏死，形成溃疡。患者疼痛感加重。

4. Ⅳ期

坏死溃疡期，为压疮严重期。主要表现为坏死组织侵入真皮下层和肌肉层，感染向周围及深部组织扩展，可深达骨骼。坏死组织发黑，脓性分泌物增多，有臭味，严重者细菌及毒素侵入血液循环，可引起脓毒败血症，造成全身感染，甚至危及患者生命。

当压疮创面覆盖较多的坏死组织或局部皮肤出现紫色、焦痂等改变时，压疮难以划分。2014年美国国家压疮咨询委员会（National Pressure Ulcer Advisory Panel，NPUAP）/欧洲压疮咨询委员会（European Pressure Ulcer Advisory Panel，EPUAP）压疮分类系统，根据压疮累及的深度和组织结构的变化将压疮分为六种情况，增加了可疑深度组织损伤和不可分期压疮，进一步描述了局部组织损伤累及的深度和结构，澄清了临床难以划分的压疮分期，切实提高了分期的准确性。

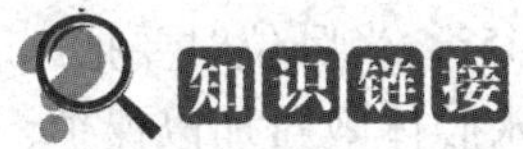

2014国际NPUAP/EPUAP压疮分类系统

根据2014国际NPUAP/EPUAP压疮分类系统，将压疮分为：

Ⅰ期：皮肤完整，出现压之不褪色的局限性红斑，通常位于骨隆突处。与周围组织相比，该区域可有疼痛、坚硬或松软，皮温升高或降低。肤色较深者因不易观察到明显的红斑而难以识别Ⅰ期压疮迹象，但其颜色可与周围皮肤不同。

Ⅱ期：部分表皮缺失，表现为浅表开放性溃疡，创面呈粉红色、无腐肉；也可表现为完整或破损的浆液性水疱。

Ⅲ期：全层皮肤缺失，可见皮下脂肪，但骨骼、肌腱或肌肉尚未显露。可见腐肉，但并未掩盖组织缺失的深度。可有潜行或窦道。此期压疮的深度依解剖学位置不同而表现各异，鼻、耳、枕骨和踝部因皮下组织缺乏可表现为表浅溃疡；臀部等脂肪丰富部位可发展损伤较深的Ⅲ期压疮。

Ⅳ期：全层组织缺失，伴骨骼、肌腱或肌肉外露，可以显露或探及外露的骨骼或肌腱。创面基底部可有腐肉和焦痂覆盖，常伴有潜行或窦道。与Ⅲ期类似，此期压疮的深度取决于解剖位置，可扩展至肌肉和（或）筋膜、肌腱或关节囊，严重时可导致骨髓炎。不可分期压疮：全层组织缺失，创面基底部覆盖腐肉和（或）焦痂。此期无法确定其实际缺损深度，彻底清除坏死组织和（或）焦痂，暴露创面基底部后方可判断其实际深度和分期。清创前通常渗液较少，甚至干燥，痂下感染时可出现溢脓、恶臭。可疑深部组织损伤压疮：皮肤完整，局部区域出现紫色或褐红色颜色改变，或出现充血性水疱，是由于压力和（或）剪切力所致皮下软组织受损所致。可伴疼痛、坚硬、糜烂。松软、潮湿、皮温升高或降低。肤色较深者难以识别深层组织损伤。

三、各期压疮的治疗

治疗压疮的措施主要采用以局部治疗为主、全身治疗为辅的综合性治疗措施。

1. 全身治疗

积极治疗原发病，补充营养和进行全身抗感染治疗等。良好的营养是创面愈合的重要条件，因此应给予平衡饮食，增加蛋白质、维生素及微量元素的摄入。对长期不愈的压疮，可静脉滴注复方氨基酸溶液。低蛋白血症患者可静脉输入血浆或人血白蛋白；不能进食者采用全胃肠外营养治疗，以满足机体代谢需要。此外，遵医嘱给予抗感染治疗，预防败血症发生。同时加强心理护理，消除不良心理，促进身体早日康复。

2. 各期压疮的治疗和护理

评估、测量并记录压疮的部位、大小（长、宽、深）、创面组织的形态、渗出液、有无潜行或窦道、伤口边缘及周围皮肤状况等，对压疮的发展进行动态监测，根据压疮分期的不同和伤口情况采取针对性的治疗和护理。

（1）Ⅰ期：淤血红润期。此期皮肤已破损，不提倡局部皮肤按摩和擦洗，防止造成进一步伤害。因此，护理的重点是增加翻身次数，结合患者的实际情况，每1~2小时翻身一次，患者在保持侧卧位时，背部和床铺的角度应控制在45°，半卧位时要把床头抬高；同时避免摩擦、潮湿等刺激，局部可使用半透膜敷料或水胶体敷料加以保护，防止压疮继续发展。

（2）Ⅱ期：炎性浸润期。此期护理的重点是保护皮肤，避免感染。除继续加强预防压疮的各项措施外，应对出现水疱的皮肤进行处理。对未破的小水疱可用无菌纱布包扎，并减少摩擦，防止破裂、感染，使其自行吸收；大水疱可在无菌操作下，用无菌注射器抽出疱内液体（不可剪去表皮），表面涂以消毒液，并用无菌敷料包扎。如水疱已破溃，应消毒创面及其周围皮肤，再用无菌敷料包扎。

（3）Ⅲ期：浅度溃疡期。此期护理的重点是清洁创面，消除坏死组织，处理伤口渗液，促进肉芽组织生长，并预防和控制感染。创面无感染时，用0.9%的氯化钠溶液进行冲洗；创面有感染时，根据创面细菌培养及药物敏感试验结果选用合适的冲洗液，如0.02%的呋喃西林溶液、3%的过氧化氢溶液。

（4）Ⅳ期：坏死溃疡期。此期护理除继续采用浅度溃疡期的治疗和护理措施外，重点是去腐生新。采取清创术清除焦痂和（或）腐肉，处理伤口潜行和窦道以减少无效腔，并保护暴露的骨骼、肌腱和肌肉。对深达骨质、保守治疗不佳或久治不愈的压疮可采取外科手术治疗，如植皮修补缺损或皮瓣移植术等。对无法判断的压疮和怀疑深层组织损伤的压疮需进一步全面评估，采取必要的清创措施，根据组织损伤程度选择相应的护理方法。

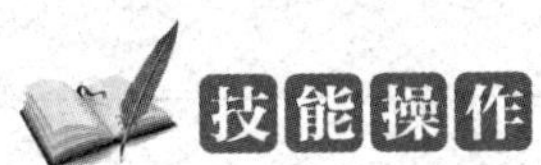

技能操作

压疮的预防

一、操作规程

步骤	流程	操作步骤	备注
步骤1	操作前评估	（1）站在床前，身体前倾，微笑面对老年人，核对医嘱、对照床头卡，核对老年人姓名、床号。 （2）评估老年人的神志、病情、配合程度，是否需工作人员协助或予保护性约束。评估老年人营养状态、局部皮肤状态、躯体活动能力、全身状态，如有无水肿、有无大小便失禁等。 “爷爷好，我是您的照护人员，您现在感觉怎么样?” “还好。” “距离上次给您翻身的时间已经超过2个小时了，有没有觉得累啊?” “嗯，有点累了。”	对于不能进行有效沟通的老年人，应该核对床号、床头卡姓名，查看翻身记录卡
步骤2	工作准备	（1）环境准备：房间干净、整洁；空气清新、无异味。 （2）照护人员准备：着装整齐；用“七步洗手法”洗净双手，戴口罩。 （3）物品准备：软枕数个、脸盆（盛温水）、毛巾、翻身记录单、笔，必要时备床挡	—
步骤3	沟通核对	（1）将护理推车摆放在床头。 （2）再次核对房间号、床号、姓名、性别。 （3）向老年人讲解操作的目的、方法和注意事项，以取得老年人的配合	卧床老年人，一般情况下2小时翻身1次，必要时30分钟至1小时翻身1次

续 表

步骤	流程	操作步骤	备注
步骤4	协助卧床老年人翻身	(1) 根据老年人身体状况，协助其摆放舒适的体位。 (2) 掀开被角，将老年人近侧手臂放于枕边，远侧手臂放于胸前。 (3) 在盖被内将远侧下肢搭在近侧下肢上。 (4) 双手分别扶住老年人的肩和髋部向近侧翻转，使老年人呈侧卧位。 (5) 双手环抱住老年人的臀部移至床中线位置，老年人面部朝向照护人员	(1) 翻身时动作应轻、缓，以免引起老年人不适。 (2) 注意老年人反应及沟通。 (3) 应将老年人抬起，避免拖、拉、推等动作，以免挫伤皮肤
步骤5	放置软枕	在老年人胸前放置软枕，上侧手臂搭于软枕上。小腿中部垫软枕，保持体位稳定舒适	—
步骤6	检查背部皮肤，擦背，整理上衣	(1) 掀开老年人背部盖被，检查背部臀部皮肤是否完好。 (2) 用温热毛巾擦净背部、臀部汗渍，整理上衣。 (3) 用软枕支撑背部，盖好被子	—
步骤7	整理用物	(1) 整理床单位：被褥平整干燥、无皱褶，必要时加装床挡。 (2) 洗净双手，记录翻身时间、体位、皮肤情况（潮湿、压红，压红消退时间、水疱、破溃、感染等）。 (3) 发现异常及时报告	记录准确、全面
注意事项		(1) 防止局部长期受压。对有头发遮挡的枕骨粗隆、耳郭背面，特别要注意扒开头发认真检查。 (2) 照护过程中防止手表、指甲划伤老年人的皮肤。应经常修剪老年人的手脚指甲，以防其自伤。便器等护理用具应保持完好，不刮伤、蹭伤皮肤。 (3) 鼓励老年人尽量做力所能及的活动，如下床、关节自主运动等，以促进静脉回流，起到预防压疮的作用。 (4) 侧卧位时需要观察的部位有被压侧的耳郭、肩部、髋部、膝关节的内外侧、内外踝部	

二、操作风险点

1. 皮肤损伤：操作动作过于粗暴，出现拖、拉、拽现象，造成老年人皮肤损伤；按摩动作过于用力，把皮肤按破。

2. 坠床：保护措施不当，未将床挡提起或现场离人；站位错误。

3. 烫伤：未测水温，未以感觉温热、不烫手为宜。

4. 受凉：未注意保暖暴露时间过长。

三、操作关键点

1. 操作前做好评估与沟通，评估老年人局部皮肤状态、躯体活动能力。

2. 根据不同体位放置软枕。

3. 翻身时应将老年人抬起，避免拖、拉、推等动作，以免挫伤皮肤。

压疮的应对技术（以Ⅱ度压疮为例）

一、操作规程

步骤	流程	操作步骤	备注
步骤 1	操作前评估	(1) 站在床前，身体前倾，微笑面对老年人，核对医嘱、对照床头卡，核对老年人姓名、床号。 (2) 评估老年人的神志、病情、配合程度，是否需工作人员协助或予保护性约束。评估老年人营养状态、局部皮肤状态、躯体活动能力、全身状态，如有无水肿、有无大小便失禁等	对于不能进行有效沟通的老年人，应该核对床号、床头卡姓名，查看翻身记录卡
步骤 2	工作准备	(1) 环境准备：房间干净、整洁，关闭门窗，必要时使用屏风遮挡。 (2) 照护人员准备：着装整齐；用“七步洗手法”洗净双手，戴口罩。 (3) 物品准备：气垫床、棉垫、体位垫、碘伏、换药物品、无菌注射器、敷料或药物、压疮测量尺等	—
步骤 3	沟通核对	(1) 将护理推车摆放在床头。 (2) 再次核对房间号、床号、姓名、性别。 (3) 向老年人说明准备为老年人进行翻身，进行Ⅱ度压疮的护理，以取得老年人的配合	卧床老年人，一般情况下 2 小时翻身 1 次，必要时 30 分钟至 1 小时翻身 1 次
步骤 4	摆放体位	(1) 一手抬起老年人头部，一手将枕头移至对侧。 (2) 将老年人双手交叉，近侧手放在对侧手上方。将老年人双脚交叉，近侧脚放在对侧脚上方。 (3) 一手放在老年人肩颈部，一手放在老年人腰臀部，将老年人稍移向自己	(1) 翻身时动作应轻、缓，以免引起老年人不适。 (2) 注意老年人反应及沟通。 (3) 应将老年人抬起，避免拖、拉、推等动作，以免挫伤皮肤
步骤 5	查看皮肤变化并作相应护理	(1) 从上至下依次查看的部位是后枕部、肩胛部、肘部、骶尾部、足跟部皮肤。 (2) 观察发生压疮处的颜色、深度，组织形态，渗出液，周围的皮肤状况。 (3) 用生理盐水清洁局部。 (4) 若为小水疱（直径小于 2cm），清洁后可采用透明薄膜、水胶体、泡沫敷料覆盖。若为大水疱（直径大于 2cm），局部消毒后用无菌注射器从水疱的最下端抽出疱内液体。若为表面覆盖透明薄膜、薄水胶体，若水疱内再次出现较多液体，可在薄膜外消毒后直接穿刺抽液。 (5) 为老年人使用充气床垫，或采取局部减压的保护措施，使用合适的体位垫，使压疮部位悬空	—

续 表

步骤	流程	操作步骤	备注
步骤 6	整理用物	(1) 整理好床单位。 (2) 协助老年人穿好衣裤，避免皱褶，发现潮湿时及时更换。 (3) 观察和询问老年人是否舒适。 (4) 按消毒隔离要求处理用物	—
步骤 7	处理并报告	记录查看时间、皮肤异常部位表现和处理措施，并报告医护人员	记录准确、全面
注意事项		抽吸水疱和创面处理时应注意无菌操作	

二、操作风险点

1. 皮肤损伤：操作动作过于粗暴，出现拖、拉、拽现象，造成老年人皮肤损伤；按摩动作过于用力，把皮肤按破。

2. 坠床：保护措施不当，未将床挡提起或现场离人；站位错误。

3. 受凉：未注意保暖暴露时间过长。

三、操作关键点

1. 操作前做好评估与沟通，评估老年人局部皮肤状态、躯体活动能力。

2. 抽吸水疱和创面处理时应注意无菌操作。

3. 翻身时应将老年人抬起，避免拖、拉、推等动作，以免挫伤皮肤。

单元 3　烫伤（烧伤）老年人的救护

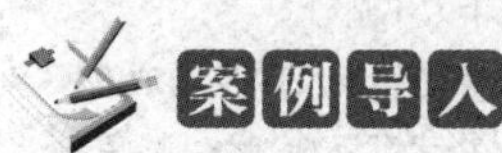

崔爷爷，65 岁，夜间睡眠中室内着火，造成头、面、颈部及臂部烧伤，烧伤半小时后紧急送往医院，体格检查：脉搏 115 次/分、呼吸 28 次/分、血压 85/60mmHg，神志恍惚，头、面、颈、背部有大量水泡，臀部呈皮革样烧伤。请照护人员对老年患者的烧伤部位进行正确护理。

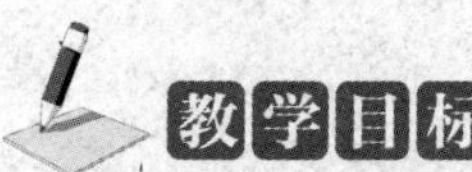

1. 掌握烧伤现场的抢救措施。

2. 熟悉烧伤老年患者的烧伤面积、烧伤深度和严重程度。

3. 能运用所学知识对老年患者的烧伤部位进行正确护理。

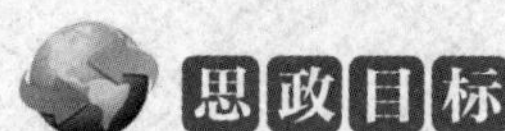

对老年人进行评估时，具有同情心，爱心。

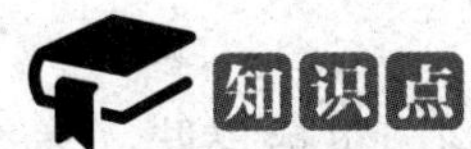

由于老年人的生理、病理及环境等原因，烧伤是老年人常见的意外损伤之一，可引起老年人剧烈疼痛等不舒适，严重者可导致休克、感染、影响自我形象等严重后果。老年人常患糖尿病等多种慢病，一旦烧伤，愈合难度较大。所以，预防老年人烧伤是老年照护的首要任务之一。此外，养老机构的照护人员应了解烧伤面积估算及烧伤深度评估等相关知识，掌握老年人不慎烫伤以后“脱、泡、盖、送”等应急处理方法。

临床上一般将烫伤与其他热力伤害统称为烧伤。

一、老年人烫伤的原因

（一）生理因素

老年人因神经系统及皮肤组织老化而导致痛、温觉减退，若使用热水袋或洗澡等温度和时间不当，一旦感觉皮肤疼痛或者有烧灼感时，往往已经造成皮肤烫伤。另外，老年人行动不便或者视力减退，日常生活中不小心碰倒热水杯或热水瓶等很容易被烫伤。

（二）病理因素或治疗不当

（1）患有糖尿病、脉管炎、心血管疾病的老年人周围神经病变，痛觉减退，沐浴或泡脚时很容易烫伤。

（2）老年人生病采用中医治疗时，中医拔罐、艾灸、针灸等理疗时，理疗器温度过高或者操作技术不当都会造成烫伤。

（三）环境因素

老年人黑色素细胞减少，对紫外线等有害射线的抵抗力降低，若在烈日下暴晒很容易烫伤。

二、烫伤（烧伤）程度的判断

烫伤（烧伤）程度取决于其面积和深度。

（一）烫伤（烧伤）面积估算

1. 手掌法

五指并拢的一只手为体表面积的1%，用于估算小面积烫伤。

2. 中国新九分法

适用于成年人（包括老年人），Ⅰ度伤不计入其中（见表3-1-3-1）。

表3-1-3-1　　烧伤面积估算（中国新九分法）

部位	占成年人体表（%）
发、面、颈部	发部3、面部3、颈部3（1个9，共计9）
双上肢	双手5、双前臂6、双上臂7（2个9，共计18）
双下肢	双臀5、双足7、双小腿13、双大腿21（5个9加1，共计46）
躯干	腹侧13、背侧13、会阴1（3个9，共计27）

（二）烫伤（烧伤）深度估计

1. 皮肤及皮下组织的结构

评估烫伤深度之前，必须先了解皮肤及皮下各层软组织的结构，包括皮肤（表皮、真皮）、皮下组织与肌肉，与烫伤深度及其症状密切相关的是皮肤与皮下组织的结构。

2. 烫伤深度评估

常用三度四分法评估烫伤深度。烫伤深度，由轻到重、由浅至深分为三度：Ⅰ度烫伤、Ⅱ度烫伤（又分为浅Ⅱ度、深Ⅱ度）、Ⅲ度烫伤，不同深度烫伤的表现和预后（见表 3-1-3-2）。

表 3-1-3-2　　不同深度烫伤的表现与预后

烫伤深度	局部症状、体征	损伤深度及预后
Ⅰ度	局部红、肿、热、痛，烧灼感，无水疱	仅伤及表皮生发层 3~5 天愈合，不留瘢痕
Ⅱ度	水疱较大、创面底部肿胀发红，感觉过敏、剧痛	伤及真皮的乳头层 2 周可愈合，不留瘢痕
	水疱较小，皮温稍低，创面呈浅红或红白相间，感觉迟钝、微痛	伤及真皮深层 3~4 周愈合，留有瘢痕
Ⅲ度	形成焦痂。创面无水疱、蜡白或焦黄，皮温低，感觉消失	伤及皮肤全层，达皮下、肌肉、骨等 2~4 周焦痂分离，肉芽组织生长，形成瘢痕

知识链接

防治增生性瘢痕

对于 2 周以上愈合的创面，愈合后需防治增生性瘢痕，可选择下列一种方法治疗或联合治疗。

1. 应用弹力套。

2. 积雪苷片剂：成人 18~24mg，每日 3 次，口服；儿童，6~12mg，每日 3 次，口服。积雪苷霜：外涂，每日 2~3 次，涂药时结合局部按摩。

3. 康瑞保或硅酮类凝胶、喷剂外用。

4. 自黏性硅胶片（瘢痕敌、瘢痕美皮护等）：硅胶片需每日清洗，待干后再粘贴于创面。每日粘贴创面时间至少 12 小时。局部破损时暂停使用。

5. 其他防治增生性瘢痕的有效药物，如曲尼斯特。

三、烫伤（烧伤）后的治疗

（一）早期液体复苏

确定一个液体复苏公式预算液体需要量。公式计算的结算仅为参考，还必须根据患者治疗的反应进行调整。包括创面丢失量和生理需要量。

1. 补液总量

静脉补液复苏时，不伴有吸入性损伤，可根据 Brooke 改良公式计算。

第一个 24 小时补液量=体重（kg）×烧伤面积（%）×1.5mL，另加每日生理需水量 2000mL；第二个 24 小时补液量为第一个 24 小时计算量的一半，日需量不变；第三个 24 小时补液量根据病情变化决定。

2. 液体种类

广泛深度烧伤和小儿烧伤应为 1∶1。电解质溶液首选平衡盐溶液、林格液，并适当补充碳酸氢钠溶液；胶体溶液首选血浆，也可使用血浆代用品，但总量不可超过 1000mL，Ⅲ度烧伤可适量输注全血。生理需要量选用 5%～10%的葡萄糖溶液。

3. 补液速度

根据烧伤体液渗出的规律安排补液速度。伤后第 1 个 24 小时的补液总量，按 3 个时段输注，第 1 个 8 小时输入创面丢失量的 1/2，余下的 1/2 在后 2 个 8 小时内平均输入；生理需要量 3 个 8 小时平均输入。伤后第 2 个 24 小时和第 3 个 24 小时的液体总量，全天平均输入即可。

4. 补液原则

先晶后胶、先盐后糖、先快后慢、胶晶液体交替输入。

（二）处理创面

目的是清创、保护创面、减轻疼痛、预防感染、封闭创面和促进愈合。

1. 初期清创

休克控制后，在良好的麻醉和无菌条件下进行清创，即清洗、消毒、清理创面。浅Ⅱ度烧伤小水疱可不做处理，大水疱应用无菌注射器抽瘪，破裂的疱皮应剪除。深Ⅱ度、Ⅲ度创面的坏死表皮也应去除。最后根据烧伤的部位、面积、深度及医疗条件等采用包扎疗法或暴露疗法。

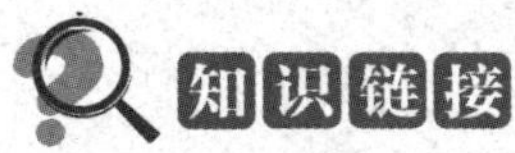

深Ⅱ度和Ⅲ度烧伤手术治疗

深Ⅱ度和Ⅲ度烧伤，伤后 48 小时内或伤后 3～10 天，在麻醉下分别进行削痂和切痂手术，术中须用无创监护，必要时行有创监护。头、面、会阴、手掌、足底、臀的Ⅲ度烧伤创面，除非已成为严重的感染源，一般情况下，不赞成早期手术切痂。

1. 烧伤总面积小于 60%的体表面积、Ⅲ度烧伤面积小于 30%，而切、削痂面积大于 10%的体表面积者，暂用猪皮类敷料或异体皮覆盖，一次或分次更植刃厚网状自体皮片（1∶3）或邮票状皮片或 Meek 皮，网状皮片上覆盖生物敷料。功能部位首选大张中厚或刃厚自体皮片。

2. 烧伤总面积大于60%的体表面积、Ⅲ度烧伤面积大于30%的体表面积者，暂用猪皮类敷料或异体皮覆盖；若难以在2周内完成分次更植刃厚网状自体皮片或Meek皮，尽可能采用混合移植（大张异体皮或猪皮打洞嵌入自体小皮片或自体微粒皮肤移植）或皮浆修复创面。

3. Ⅲ度烧伤创面大于70%的体表面积、切痂创面暂时性覆盖物者，首选同种异体皮，采用混合移植方式修复创面。

2. 包扎疗法

适用于四肢浅度烧伤、小面积烧伤或病室条件较差时。清创后用凡士林纱布覆盖创面，再用多层吸水敷料均匀包裹，包扎厚度2～3cm，包扎范围应超过创面边缘5cm。

3. 暴露疗法

适用于头面、臀、会阴烧伤及大面积烧伤或创面严重感染时。将病人暴露在清洁、温暖、干燥的空气中，创面涂1%的磺胺嘧啶银霜、碘伏等。对躯干环形烧伤的患者，需用翻身床，防止创面持续受压。

4. 手术疗法

对深度烧伤创面，有条件时应及早实施手术切痂或削痂加植皮术。小面积烧伤，可用游离皮片移植、皮瓣移植等方法。大面积烧伤，可采用大张异体皮开洞嵌植自体皮、自体微粒植皮、网状皮片移植等方法。

（三）防治感染

防治感染是烧伤治疗中的突出问题。感染可为创面感染，也可为全身性感染。导致创面感染的致病菌为铜绿假单胞菌、金黄色葡萄球菌、大肠埃希菌、白色葡萄球菌等，也可为真菌、克雷白杆菌、无芽孢厌氧菌等。全身性感染可来源于创面感染，也可来源于肠源性感染及静脉导管感染等。处理措施包括全身支持疗法、正确处理创面、合理使用抗菌药物。

四、老年人烫伤预防

（一）指导老年人正确使用生活设施

洗澡时先开冷水再开热水，结束时先关热水后关冷水；热水瓶放在固定或者房间的角落等不易碰倒的地方；房间内若需要使用蚊香时，将蚊香专用器放在安全的地方；使用电器时，反复告知注意事项，并定期检查电器是否完好。

（二）老年人使用热源治疗注意防烫伤

老年人需掌握烤灯、湿热敷、热水坐浴等正确用法，不要随意调节仪器，必要时由照护人员协助，尤其老年人患有认知障碍、感觉运动缺失等后遗症时，更要高度关注和警惕。

（三）老年人饮食注意

老年人饮用热水、粥、汤汁类时，应提前给老年人放至温凉。

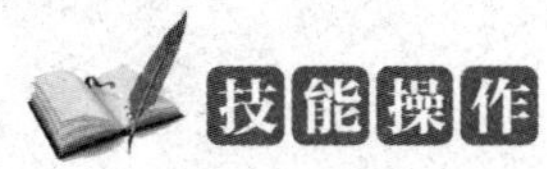

为烫伤老年人进行救护

一、操作规程

<table>
<tr><th>步骤</th><th>流程</th><th colspan="2">操作步骤</th><th>备注</th></tr>
<tr><td>步骤 1</td><td>操作前评估</td><td colspan="2">了解伤情，判断烫伤部位和程度，安抚老年人，稳定其情绪</td><td>评估前应首先使老年人迅速脱离热源</td></tr>
<tr><td>步骤 2</td><td>工作准备</td><td colspan="2">（1）环境准备：光线充足，室内安静。
（2）照护人员准备：洗手，戴口罩。
（3）老年人准备：脱离危险现场，取舒适体位</td><td>现场急救时照护人员不必自身准备充分后才帮助老年人处理烫伤</td></tr>
<tr><td rowspan="3">步骤 3</td><td rowspan="3">操作</td><td>Ⅰ度烫伤的紧急处理——冷却涂药</td><td>（1）立即将伤处浸在凉水中进行“冷却治疗”，若烫伤部位无法浸入水中，可将干净毛巾覆盖于受伤部位，再在毛巾上浇水。如有冰块，把冰块敷于伤处效果更佳。冷却处理时间应 30 分钟以上。
（2）用烫伤膏涂于烫伤部位，3~5 天便可自愈</td><td rowspan="3">烫伤部位的衣物不可贸然脱去
冷却应尽快尽早，冷却时水温不宜低于 5℃，过低的水温可冻伤受伤部位皮肤</td></tr>
<tr><td>Ⅱ度烫伤的紧急处理——“脱、泡、盖、送”</td><td>（1）用冷水浇湿浇透伤处衣物，然后脱去鞋袜或衣裤。
（2）对烫伤部位进行冷却处理，保护创面水疱。
（3）对于水疱破裂的伤口，不可浸泡冷却，应选择流水冲洗冷却，或用无菌纱布或干净手帕包裹冰块，冷敷伤处周围。
（4）送医处理</td></tr>
<tr><td>Ⅲ度烫伤的紧急处理</td><td>（1）用清洁的被单或衣服简单包扎，避免污染和再次损伤，创面不要涂擦药物，保持清洁，立即报告，迅速就医。
（2）密切观察老年人神志及生命体征</td></tr>
<tr><td colspan="2">注意事项</td><td colspan="3">（1）切勿使用酱油、牙膏、土等各类民间土方涂抹伤处，以免造成伤口感染加重病情。
（2）烫伤部位的衣物应在冷水浸湿、浸透后除去，贸然除去会因粘连而损伤烫伤区域皮肤。
（3）冷却时，应使用清洁水源，水温应不低于 5℃。长时间应用冰块降温时，应用无菌纱布或干净手帕包裹冰块</td></tr>
</table>

二、操作风险点

1. 感染：未按流程消毒，用手或脏物触摸伤口。

2. 皮肤损伤：动作草率、鲁莽暴躁，损伤烫伤区域皮肤。

3. 冻伤：采用“冷却治疗”时，水温过低，出现冻伤组织现象。

三、操作关键点

1. 迅速评估伤情，判断烫伤部位和程度。

2. “冷却治疗”在烫伤后要立即进行，浸泡时间越早、水温越低，效果越好，但水温不宜低于5℃，过低的水温可冻伤受伤部位皮肤。

3. Ⅱ度烫伤的紧急处理要注意降温、止痛、防感染，保护水疱，及时送诊医院。

单元4　老年人跌倒的预防与护理

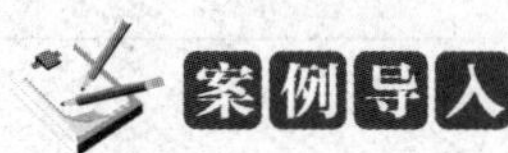

崔奶奶，78岁，因“咳嗽、气喘”入院检查治疗。既往史有原发性高血压、冠心病、糖尿病、慢性心功能不全，因跌倒导致左脸颊刮伤、出血，右手皮肤擦伤。心电图显示：心房颤动。行X线摄片检查，显示患者腓骨骨折。请照护人员为老年人进行跌倒的应对照护。

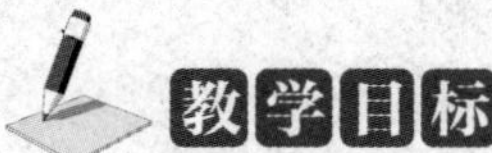

1. 掌握跌倒的护理评估。

2. 掌握跌倒的护理计划与实施。

3. 了解跌倒的概念、分类及危害。

4. 能为跌倒后经过治疗和护理的老年人进行护理评价。

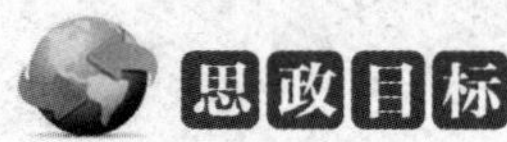

具备“以老年人为中心”理念。

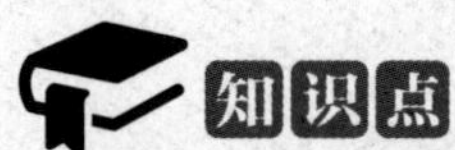

一、跌倒的概念、分类及危害

1. 概念

跌倒指突发的、非故意、不自主的体位改变，脚底以外的部位停留在地上、地板上或更低的地方。

2. 分类

按照国际疾病分类（ICD-10）将跌倒分为两类：同一平面的跌倒；从一个平面至另一个平面的跌落。

3. 危害

老年人跌倒发生率高，是老年人伤残和死亡的重要原因之一。跌倒严重威胁老年人的日常活动、独立生活能力及身心健康，增加家庭与社会的负担。但多数情况下，老年人跌倒事件存在可预知的潜在危险因素，可通过积极评估和干预进行预防与控制。

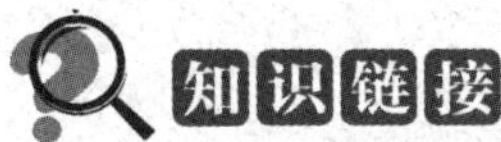

跌倒的流行病学

美国每年有30%的65岁以上居家老年人出现跌倒，而在养老院中每年有近半数人发生跌倒，其中10%~25%发生严重损伤。此外，每年大约180万65岁以上老年人因跌倒导致活动受限或医院就诊，而由于跌倒致死的病例中，70%以上为65岁及以上老年人。在我国，跌倒是人群伤害死亡的第4位原因，而在65岁以上的老年人中位居首位。按照30%的发病率估算每年约将有4000多万老年人至少发生一次跌倒。65岁以上老年居民中有21%~23%的男性，43%~44%的女性曾发生跌倒；65岁以上老年人跌倒死亡率男性为49.56/10万，女性为52.80/10万。

二、跌倒的状况

1. 跌倒现场状况

主要包括跌倒环境、跌倒性质、跌倒时着地部位、老年人能否独立站起、现场诊疗情况、可能的跌倒预后和疾病负担，以及现场其他人员看到的跌倒相关情况等。

2. 跌倒后的身体状况

主要检查是否出现与跌倒相关的受伤。老年人跌倒后容易并发多种损伤，如软组织损伤、骨折等，故需要重点检查受伤部位，并对老年人做全面的体格检查。详细检查外伤及骨折的严重程度观察生命体征、意识状态、面容、姿势等；检查视觉、神经功能等。若跌倒时头部先着地，可引起头部外伤、颅内血肿，检查是否存在出血症状。若跌倒时臀部先着地，易发生髋部股骨骨折，表现为剧烈疼痛、跛行或无法行走。若跌倒时向前方跌倒，容易发生股骨干骨折，髌骨及上肢前臂骨折，出现局部的疼痛、肿胀、破损及功能障碍。

三、跌倒的处理

老年人跌倒后，不要急于扶起。

（1）检查确认伤情：

①询问老年人跌倒情况及对跌倒过程是否有记忆，如不能记起跌倒过程，提示可

能为晕厥或脑血管意外，需要行 CT、MRI 等检查确认。

②询问是否有剧烈头痛或口角歪斜、言语不利、手脚无力等，提示可能为脑卒中，处理过程中注意避免加重脑出血或脑缺血。

③检查有无骨折，如查看有无肢体疼痛、畸形、关节异常、肢体位置异常、感觉异常及大小便失禁等，以确认骨折情形，适当处置。

（2）正确搬运。

如需搬运应保证平稳，尽量保持平卧姿势。

（3）有外伤、出血者，立即止血包扎并进一步观察处理。

（4）如果老年人试图自行站起，可协助其缓慢起立，坐位或卧位休息，确认无碍后方可放手，并继续观察。

（5）查找跌倒危险因素，评估跌倒风险，制定防治措施及方案。

（6）对跌倒后意识模糊的老年人，应特别注意：

①有呕吐者，将头偏向一侧，并清理口腔、鼻腔呕吐物，保证呼吸通畅。

②有抽搐者，移至平整软地面或身体下垫软物，防止碰伤或擦伤，必要时使用牙间垫等，防止舌咬伤，注意保护抽搐肢体，防止肌肉、骨骼损伤。

③如发生呼吸、心搏停止，应立即进行胸外心脏按压、口对口人工呼吸等急救措施。

（7）提供跌倒后的长期护理。大多数老年人跌倒后伴有不同程度的身体损伤，往往导致长期卧床。对于这类患者需要提供长期护理：

①根据患者的日常生活活动能力，提供相应的基础护理，满足老年人日常生活需求。

②预防压疮、肺部感染、尿路感染等并发症。

③指导并协助老年人进行相应的功能锻炼、康复训练等，预防失用性综合征的发生，促进老年人身心功能康复，回归健康生活。

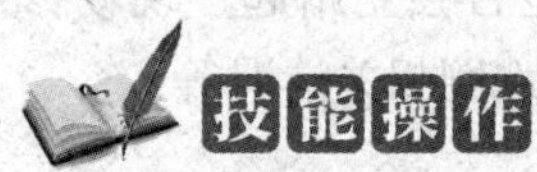

老年人跌倒的应对

一、操作规程

步骤	流程	操作步骤	备注
步骤 1	操作前评估	（1）安慰跌倒的老年人，并给予心理支持。 （2）评估老年人伤情、意识、性别、年龄、身体状况，是否能够站立或坐起	老年人跌倒后，不要急于扶起，要先判断情况，酌情处理

续　表

步骤	流程	操作步骤		备注
步骤 2	操作	对意识不清者救助	(1) 寻求人员协助并根据伤情拨打"120"急救电话。 (2) 对于外伤、出血者马上进行止血包扎。 (3) 保持呼吸道通畅：有呕吐者，将头偏向一侧，并清理口腔、鼻腔分泌物。 (4) 抽搐处置：抽搐者，移至平整软地面或身体下垫软物，防止碰、擦伤，必要时牙间垫被子角、较厚的衣服等，防止舌咬伤，不要硬掰抽搐肢体，防止肌肉、骨骼损伤。 (5) 胸外心脏按压：如呼吸、心搏停止，应立即进行胸外心脏按压、人工呼吸等急救措施。 (6) 视情况搬运后送医院治疗	若老年人跌倒后意识不清或虽意识清醒，但初步判断情况较严重，应立即正确拨打急救电话
		对意识清楚者救助	(1) 对于受伤程度较轻者，可搀扶或用轮椅将老年人送回病床，嘱其卧床休息并观察伤情变化。 (2) 对于皮肤出现瘀斑者进行局部冷敷，皮肤擦伤渗血者给予包扎。 (3) 有外伤、出血，立即行止血、包扎并护送老年人就医。 (4) 查看有无肢体疼痛、畸形、关节异常、肢体位置异常等提示骨折情形，查询有无腰、背部疼痛，双腿活动或感觉异常及大小便失禁等提示腰椎损害情形，若有或无法判断，则不要随便搬动，以免加重病情，并立即拨打急救电话。 (5) 询问老年人跌倒情况及对跌倒过程是否有记忆，如不能记起跌倒过程，出现记忆丧失、头痛等情况，可能为晕厥甚至脑血管意外，应立即护送老年人就医或拨打急救电话。 (6) 询问有无剧烈头痛或口角歪斜、言语不利、手脚无力等提示脑卒中的情况，若有，应立即拨打急救电话，不可立即扶起	(1) 救护过程中随时观察老年人的意识状态，识别异常情况并及时报告、酌情处理。 (2) 不随意扶起或搬动老年人，若需搬动，保证平稳，尽量平卧休息

续 表

步骤	流程	操作步骤	备注
注意事项		(1) 老年人跌倒后应先处理重伤情，比如呼吸、心搏骤停、大血管出血等。 (2) 对于跌倒后抽搐或癫痫发作的跌倒老年人，应将其转移至附近安全位置，不可按压或试图终止躯体抽搐，以防造成肌肉骨骼的损伤。 (3) 对于疑似脊柱损伤、颅脑外伤者，不可贸然搬动受伤的老年人。 (4) 疑似脑卒中的跌倒老年人，不可将其扶起，应让老年人保持平卧	

二、操作风险点

1. 组织坏死：包扎过紧、时间过长。

2. 皮肤损伤：止血带使用方法错误，皮肤与止血带直接接触。

3. 二次损伤：未确定受伤部位，随意搬动。

三、操作关键点

1. 老年人跌倒后，不要急于扶起，要先判断情况，酌情处理。

2. 老年人跌倒后应先处理重伤情，比如呼吸心搏骤停、大血管的出血等。

3. 保持呼吸道通畅，救护过程中随时观察老年人的意识状态，识别异常情况并及时报告、酌情处理。

思政课堂

思维导图

课程二 创伤救护技术

扫码查看课程资源

单元 1 外伤出血老年人的止血、包扎

案例导入

王爷爷，73 岁，半自理，在走廊活动时不慎跌倒，自述右侧肘部轻微疼痛，皮肤有 1cm×2cm 的伤口，伤口肿胀有出血，无其他不适。老年人表现焦急，请照护人员为高爷爷包扎止血。

教学目标

1. 掌握常用急性创伤救护的基本知识和技能。
2. 熟悉出血类型与症状。
3. 了解老年人急性创伤、肌肉骨骼关节损伤的表现。
4. 能及时发现老年人急性创伤、肌肉骨骼关节损伤，并进行初步应急止血包扎。

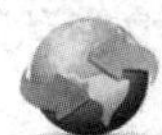

思政目标

具备救死扶伤大医精神。

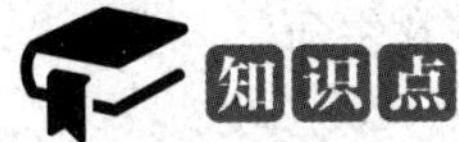

一、创伤的概念

创伤是指机械性致伤因素作用于人体造成的组织结构完整性的破坏或功能障碍，是临床最常见的一种损伤。

二、创伤主要类型

1. 按有无伤口分类

可分为闭合性损伤和开放性损伤。其中，闭合性损伤主要有挫伤、扭伤、挤压伤、爆震伤等，开放性损伤主要有擦伤、刺伤、切割伤、裂伤、撕脱伤、火器伤等。

2. 按受伤部位分类

可分为颅脑、颌面部、颈部、胸部、腹部、骨盆、脊柱脊髓和四肢损伤等。

三、出血类型与症状

（一）出血类型

1. 按出血部位分类

按其出血部位分为外出血与内出血。

2. 按血管类型分类

出血根据损伤的血管类型可分为动脉出血、静脉出血和毛细血管出血。

（1）动脉出血：动脉血含氧量高，血色鲜红。动脉内血液流速快，压力高，一旦动脉受到损伤，出血可呈涌泉状或随心搏节律性喷射。大动脉出血可导致循环血容量快速下降。

（2）静脉出血：静脉血含氧量低，血色暗红。静脉内血液流速较慢，压力较低，但静脉管径较粗，能存有较多的血液，当曲张的静脉或大的静脉损伤时，血液也会大量涌出。

（3）毛细血管出血：任何出血都包括毛细血管出血。开始出血时出血速度比较快，血色鲜红，但出血量一般不大。身体受到撞击可引起皮下毛细血管破裂，导致皮下瘀血。

（二）失血量与症状

1. 轻度失血

突然出血占全身血容量的 20%（成人失血约 800mL）时，可出现轻度休克症状。伤者口渴、面色苍白、出冷汗、手足湿冷，脉搏快而弱，可达每分钟 100 次以上。

2. 中度失血

突然失血占全身血容量的 20%~40%（成人失血 800~1600mL）时，可出现中度休克症状。伤者呼吸急促、烦躁不安，脉搏可达每分钟 100 次以上。

3. 重度失血

突然失血占全身血容量的 40%（成人失血约 1600mL）以上时，可出现重度休克症状。伤者表情淡漠，脉搏细、弱或摸不到，血压测不清，随时可能危及生命。

（三）外伤出血的观察要点

（1）观察老年人的面色、神志。

（2）观察受伤出血部位有无肿胀、外形改变，能否活动。

（3）观察导致老年人受伤现场的危险因素，若老年人能移动，帮助老年人尽快离开现场。

四、止血方法

（一）少量出血的处理

（1）照护人员清洗双手，戴一次性手套。

（2）用清水、肥皂水将伤口周围清洗干净，用干净的纱布将伤口周围擦干。

（3）用创可贴或纱布包扎伤口。

（二）严重出血的止血方法

1. 直接压迫止血

本方法可用于大部分外出血的止血，是临床上最直接、快速、有效、安全的止血方法。

(1) 照护人员快速检查伤口，将伤口内的表浅异物用流水冲出或用镊子取出。

(2) 用干净的敷料（纱布、绷带）覆盖伤口，用手直接压迫止血，压迫时要持续用力压迫。

(3) 敷料被血液浸透后，不要更换，可再取敷料在原有敷料上覆盖，继续压迫止血。

2. 加压包扎止血

本方法是在直接压迫止血的基础上，再行绷带或三角巾加压包扎。

(1) 照护人员对出血伤口进行加压包扎，敷料要超过伤口周边至少 3cm。

(2) 用绷带或三角巾缠绕敷料加压包扎。

(3) 包扎后检查肢体末端的血液循环。

3. 止血带止血

本方法适用发生于四肢的大血管出血，用直接压迫止血不能有效止血的情况。止血带可选用旋压或卡扣止血带（见图 3-2-1-1）、布带（如鞋带、三角巾、领带等）或橡胶管。

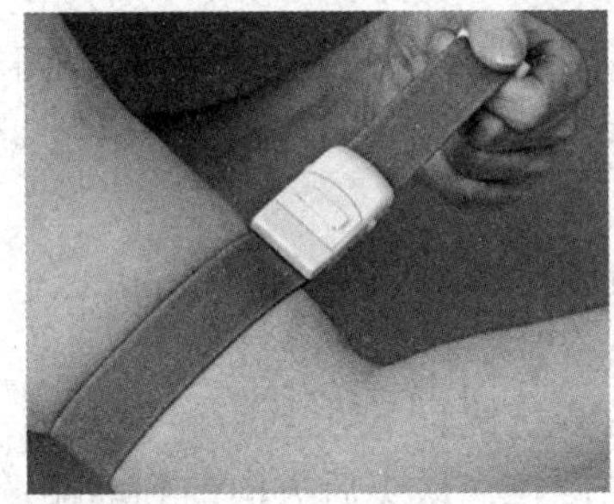

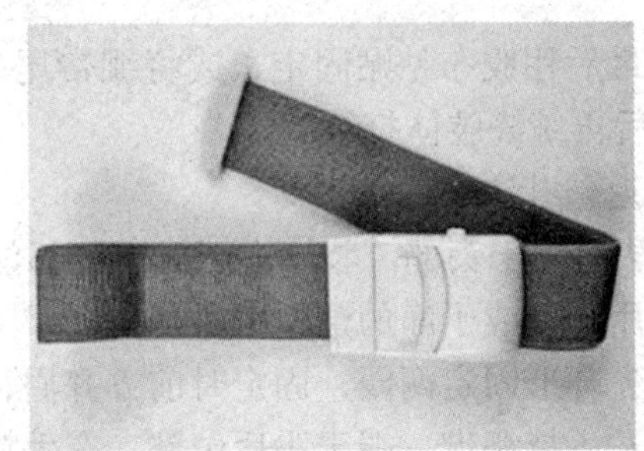

图 3-2-1-1　卡扣止血带

止血带止血步骤［以三角巾为例（见图 3-2-1-2）］：

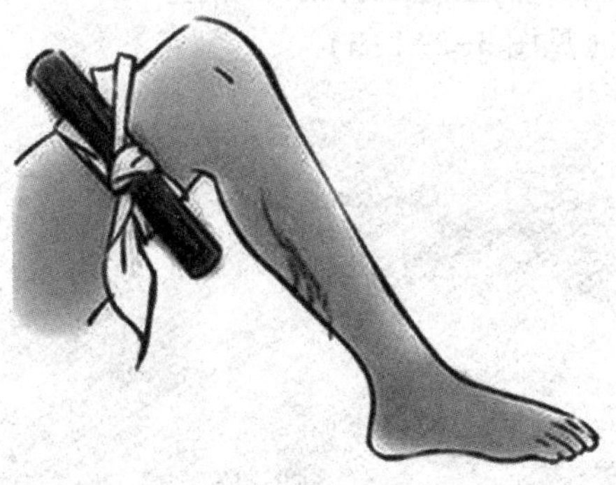

图 3-2-1-2　三角巾止血

(1) 将三角巾折叠为 10cm 宽的平整条状。

(2) 如上肢出血，在上臂的上 1/3 处（如下肢出血，在大腿的中上部）垫好衬垫（可用绷带、毛巾、平整的衣物等）。

（3）用折叠好的条状带在衬垫上加压绕肢体一周，两端向前拉紧，打一个活结（也可先将条状带的中点放在肢体前面，平整地将带的两端向后环绕一周作为衬垫，交叉后向前环绕第二周，并打一活结）。

（4）将一绞棒（如铅笔、筷子、勺把、竹棍等）插入活结旁的圈内，然后提起绞棒旋转绞紧至伤口停止出血为度。

（5）将绞棒的另一端插入活结套内固定（或继续打结将绞棒的一端固定）。

（6）结扎好止血带后，在明显的部位注明结扎止血带的时间。

五、包扎方法

1. 环形法

本方法是绷带包扎中最常用的，适用肢体粗细较均匀处伤口的包扎。

（1）伤口用无菌或干净的敷料覆盖，固定敷料。

（2）将绷带打开，一端稍作斜状环绕第一圈，将第一圈斜出一角压入环形圈内，环绕第二圈。

（3）加压绕肢体环形缠绕 4～5 层，每圈盖住前一圈，绷带缠绕范围要超出敷料边缘。

（4）最后用胶布粘贴固定，或将绷带尾端从中央纵行剪成两个布条，两布条先打一结，然后再缠绕肢体打结固定。

2. 回返包扎法

本方法适用于头部、肢体本端或断肢部位的包扎。

（1）用无菌或干净的敷料覆盖伤口。

（2）先环形固定两圈，固定时前方齐眉，后方达枕骨下方。

（3）左手持绷带一端于头后中部，右手持绷带卷，从头后方向前到前额。

（4）然后再固定前额处绷带向后反折。

（5）呈扇形左右反复回返，直至将敷料完全覆盖。

（6）最后环形缠绕两圈，将上述反折绷带固定。

3. “8”字形包扎法（见图 3-2-1-3）

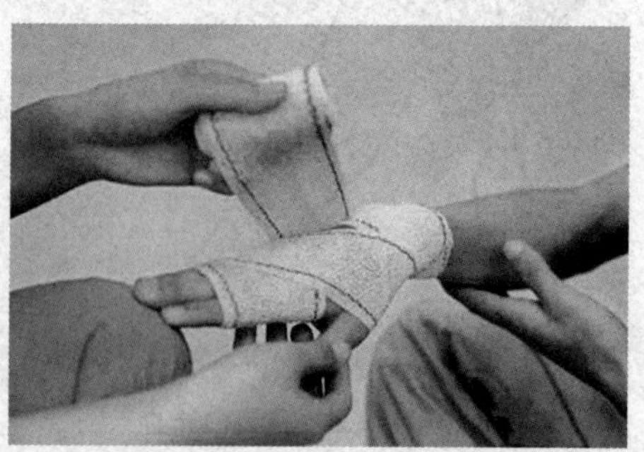

图 3-2-1-3　“8”字形包扎法

手掌、手背、踝部和其他关节处伤口选用“8”字形包扎。

（1）用无菌或干净的敷料覆盖伤口。

（2）包扎手时从腕部开始，先环形缠绕两圈。

（3）然后经手和腕“8”字形缠绕。

（4）最后绷带尾端在腕部固定。

（5）包扎关节时绕关节上下“8”字形缠绕。

4. 螺旋包扎法（见图 3-2-1-4）

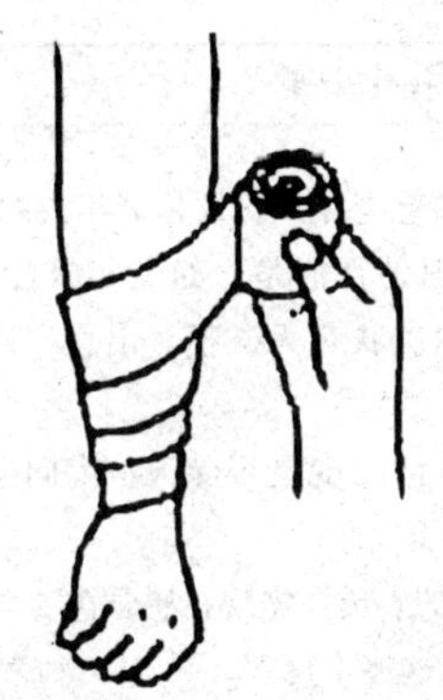

图 3-2-1-4　螺旋包扎法

本方法适用于粗细相等的肢体、躯干部位的包扎。

（1）用无菌的或干净的敷料覆盖伤口。

（2）先环形缠绕两圈。

（3）从第三圈开始，环绕时压住前一圈的 1/2 或 1/3。

（4）最后用胶布粘贴固定。

5. 螺旋反折包扎法（见图 3-2-1-5）

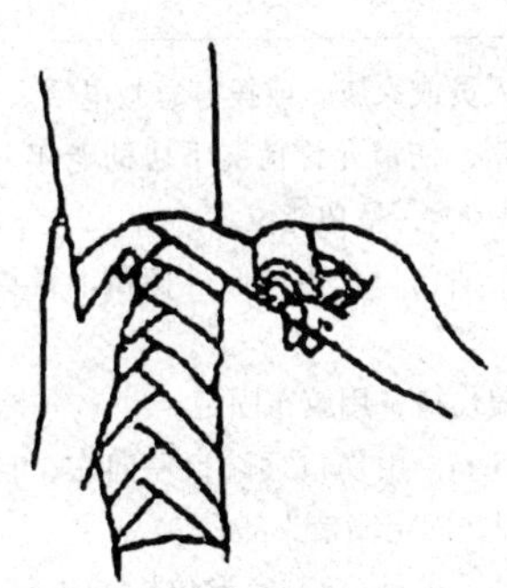

图 3-2-1-5　螺旋反折包扎法

本方法适用于肢体上下粗细不等部位的包扎，如小腿、前臂等。

（1）先用环形法固定始端。

（2）螺旋方法每圈反折一次，反折时，以左手拇指按住绷带上面的正中处，右手将绷带向下反折，向后绕并拉紧。反折处不要在伤口上。

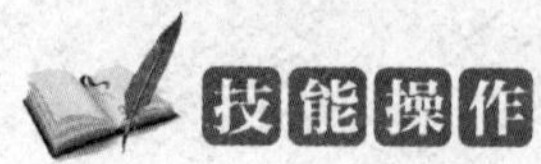

为外伤老年人进行止血、包扎

一、操作规程

步骤	流程	操作步骤	备注
步骤1	伤情评估与沟通	（1）和老年人沟通，安慰老年人，评估老年人的年龄，观察老年人受伤后意识是否清楚，如老年人能自述，评估其意识清楚；身体皮肤有无破损、出血，四肢有无畸形或异常表现。 观察老年人肌力、肢体活动度是否受限。询问老年人有无疼痛感等不适。 “爷爷好，我是您的照护人员，您现在感觉怎么样？您还记得怎么摔伤的吗，这疼不疼？” “不疼。” （2）向老年人介绍止血、包扎的目的，介绍需要老年人注意和（或）配合的内容，询问老年人对沟通解释过程是否存在疑问，取得配合	评估时要小心、谨慎，不要触及伤口
步骤2	工作准备	（1）环境准备：干净整齐。 （2）照护人员准备：衣帽整齐；洗手，戴口罩。 （3）老年人准备：评估，脱离危险现场，取坐位。 （4）物品准备：干净纱布或手帕、绷带、胶布、剪刀、消毒剂，棉签、记录单、笔	—
步骤3	具体实施	（1）立即报告医务人员或家属，或拨打急救电话。 （2）安抚老年人情绪，伤情允许情况下协助老年人坐在安全舒适位置，屈90°，呈功能位。 （3）取棉棒蘸碘伏轻沾伤口并由内向外擦拭消毒周围皮肤两次。 （4）取消毒纱布覆盖伤口，用胶布固定。 （5）取绷带，展开8cm，由伤口远端自左向右，自上而下，环形包扎2圈并固定绷带头部。 （6）用绷带对患侧关节进行“8”字形包扎。 （7）包扎完毕，用胶布在伤口对侧固定绷带。 （8）为老年人取舒适体位，盖好盖被，支起床挡，检查床挡安全。 （9）询问老年人有无其他需求、是否满意（反馈），整理各项物品	包扎方向为自下而上、自左向右，从远心端向近心端包扎，以助静脉血回流。 包扎时应松紧适宜，避免影响血液循环及松脱
步骤4	整理、记录	（1）记录出血原因、类型、包扎时间和老年人反应。 （2）处理医疗废物，遵守感染控制和管理要求，包括废弃物处理、个人防护及手卫生等	—

续　表

步骤	流程	操作步骤	备注
注意事项		(1) 若老年人跌倒，切勿随意移动老年人，需要在原地观察老年人症状，并询问老年人有无不适，若无特殊情况方可协助老年人坐回椅子或坐回床上，不确定时应立即上报，请医护人员进行判断。 (2) 若发现老年人有出血现象，可先适当止血包扎后再报告。大血管出血量大时，加压止血的同时立即报告并就医处理。止血过程注意观察伤口远端皮肤，如果出现发绀或皮肤温度下降，立即松开止血带，避免组织坏死。 (3) 若老年人有骨折等畸形表现，不可随意移动身体，须立即报告，协助医护人员转移老年人。 (4) 包扎时伤口要加盖敷料，松紧要适度。有绷带过紧的现象，如手、足的甲床发紫，有麻木感或感觉消失，严重者手指、足趾不能活动时，立即松开绷带，重新缠绕。 (5) 无手指、足趾末端损伤者，包扎时要暴露肢体末端，以便观察末梢血液循环。 (6) 打结固定时，结应放在肢体的外侧面，忌在伤口、骨隆突或易受压部位打结	

二、操作风险点

1. 感染：未按流程消毒，用手或脏物触摸伤口。

2. 组织坏死：包扎过紧、时间过长，手或足的甲床发紫。

3. 皮肤损伤：止血带使用方法错误，皮肤与止血带直接接触。

三、操作关键点

1. 评估老年人伤情，根据出血情况及现场条件选择合适的止血方法。

2. 取棉棒蘸碘伏，由内向外擦拭消毒周围皮肤两次，消毒纱布（敷料）覆盖伤口，防止污染。

3. 绷带包扎方向为自下而上、自左向右，从远心端向近心端包扎。动作要轻巧而迅速，部位要准确，伤口包扎要牢固，松紧适宜。

4. 医疗废物的分类处理。

单元2　协助老年人进行骨折后固定

案例导入

张爷爷，72岁，入住养老院1年，晨起遛弯时被异物绊倒致左前臂着地，自行站立呼救照护人员。照护人员观察其受伤区域皮肤擦伤无明显裂口，前臂外侧明显肿胀隆起，侧面观呈餐叉样畸形。张大爷意识清楚，自述前臂疼痛剧烈。照护人员考虑疑似桡骨骨折，须包扎固定后转运。

教学目标

1. 掌握骨折常用的包扎固定方法。

2. 了解老年人骨折常见部位及表现。

3. 能为骨折老年人进行基本的应急包扎固定。

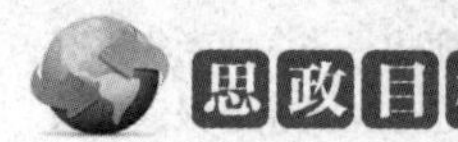

具备救死扶伤大医精神。

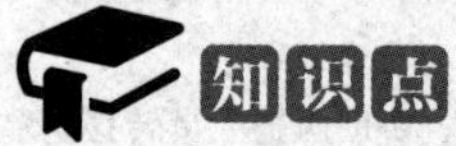

骨折是指骨骼在直接或间接外力、积累性劳损等原因作用下，其完整性或连续性受到破坏的现象。老年人骨细胞的合成速度逐渐跟不上骨细胞的分解速度，骨骼内部逐渐疏松变得脆弱，同时老年人肌肉、筋膜、韧带等软组织逐渐萎缩硬化，弹性降低，对骨骼的缓冲保护能力大幅下降，当创伤发生时，老年人容易造成骨折发生。

现场骨折固定能迅速制动，减轻老年人骨折伤痛，有效缓解出血和局部软组织肿胀，避免或减少周围组织、血管、神经等进一步损伤。及时包扎固定能防止锐利骨断端导致的闭合性骨折向开放性骨折的发展。同时，现场骨折固定也是转运伤员的基础救护操作。

一、骨折类型

骨折可分为闭合性骨折和开放性骨折。

二、骨折临床表现

骨折临床表现有疼痛、肿胀或瘀斑、畸形、功能障碍、异常活动、骨擦音或骨擦感。

三、老年人骨折常见部位

1. 椎体骨折

老年人椎体骨折好发于腰椎以及胸椎段部位的椎体。

2. 腕部骨折

腕部骨折时，骨折断端多向手背侧移位，从侧方看腕部呈现特殊的“餐叉样”畸形。

3. 髋部骨折

骨质疏松的老年人摔倒时，易造成股骨粗隆或股骨颈的骨折。其中，股骨颈骨折是人体骨折中最难愈合的骨折部位。

四、骨折固定方法

1. 前臂骨折

前臂骨折为桡骨骨折；尺骨骨折；桡、尺骨合并骨折（见图 3-2-2-1）。

（1）将两块夹板分别置于前臂的内侧与外侧，夹板长度应能覆盖肘关节与腕关节。

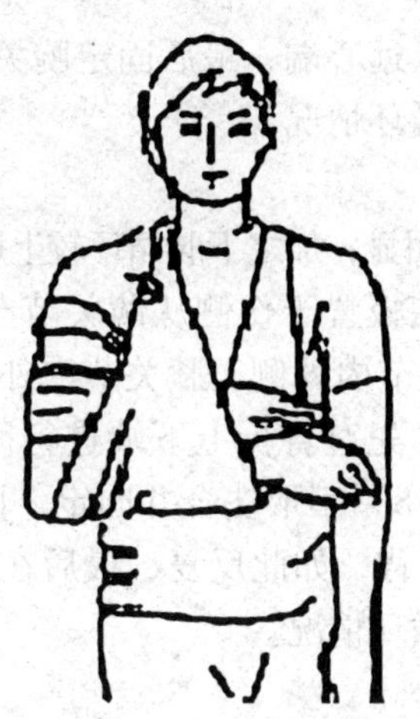

图 3-2-2-1　前臂骨折

加衬垫后用三角巾或绷带捆绑固定。

（2）屈肘 90°用大悬臂带悬吊患肢于胸前。

（3）露出指端，检查末梢循环情况。

2. 上臂骨折

上臂骨折即肱骨干骨折，因桡神经紧贴肱骨干走形，固定时骨折处应加厚衬垫以保护桡神经（见图 3-2-2-2）。

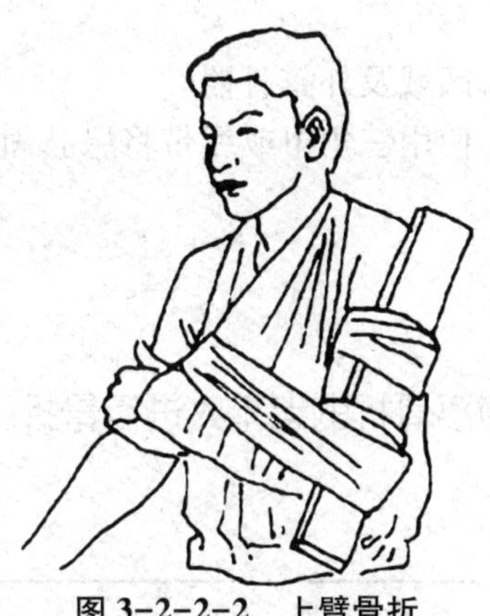

图 3-2-2-2　上臂骨折

（1）取长短两块夹板，长夹板置于上臂外侧，从肘关节到肩关节，短夹板置于上臂内侧，从肘关节到腋下。加衬垫后用三角巾或绷带固定骨折的上下两端。

（2）屈肘 90°，用小悬臂带悬吊患肢于胸前。

（3）露出指端，检查末梢循环情况。

3. 肱骨髁上骨折

肘关节处骨折后常呈半屈位，局部肿胀、畸形明显。该处有肱动脉、正中神经、尺神经走形，容易伤及，故不宜选用夹板固定。

（1）用三角巾固定上臂于躯干一侧，固定时肘关节略屈曲，腕关节缓缓绕至躯干前方。患肢与躯干之间可置夹板、硬纸板等以起支撑作用。

（2）先固定近心端，再固定远心端，最后固定腕关节。

（3）露出指端，检查末梢循环情况。

4. 下肢胫、腓骨骨折

下肢胫、腓骨骨折局部肿胀明显，加之下肢循环较上肢差，骨折固定时切忌固定过紧。

（1）取长短两块夹板，长夹板置于伤侧从髋关节至外踝位置，短夹板置于伤侧大腿内侧根部至内踝位置。在踝关节内外侧、膝关节内外侧、髋关节、大腿根部置衬垫。

（2）取5条三角巾或绷带，先对骨折上下端进行固定，再固定髋关节、大腿、踝关节位置。踝关节与足部使用“8”字形法合并固定，即绷带从外踝开始，环绕足背交叉后，经足底中部从外踝绕回足背，如此反复，最后在足背间打结固定。

（3）露出趾端，检查末梢循环情况。

5. 下肢股骨干骨折

（1）取长短两块夹板，长夹板置于伤侧腋下至外踝位置，短夹板置于伤侧大腿内侧根部至内踝位置。踝关节内外侧、膝关节内外侧、大腿内侧根部、腋下置衬垫。

（2）取三角巾或绷带，依次对骨折上下端、腋下、腰部、髋关节、小腿、踝关节等7处进行固定。踝关节与足部使用“8”字形法合并固定。

（3）露出趾端，检查末梢循环情况。

6. 开放性骨折

开放性骨折注意保持伤口清洁和避免二次损伤，因此在固定前应避免用水冲洗伤口，不对伤口进行整复，照护人员在做临时固定时可按其畸形位置固定。

（1）先行止血处理。

（2）用无菌敷料覆盖伤口区域及外露骨骼。

（3）伤口周围放置衬垫，使用三角巾或绷带将患肢固定于夹板或健肢上。

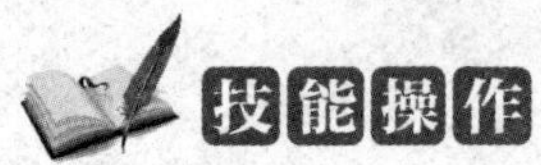

为腕部骨折的老年人进行骨折固定

一、操作规程

步骤	流程	操作步骤	备注
步骤1	伤情评估与沟通	（1）询问老年人受伤部位、受伤经过，协助其就近坐好，安抚老年人情绪，嘱其不要随意移动和活动。 （2）充分评估老年人腕部伤情、年龄、意识状态。 （3）告知老年人骨折固定的目的	骨折固定的目的是防止骨折断端移位损伤周围重要神经血管，同时减轻疼痛便于搬运
步骤2	工作准备	（1）环境准备：环境整洁安静。 （2）人员准备：照护人员洗净双手，着装整洁；老年人理解和配合，上肢制动。 （3）物品准备：三角巾、剪刀、胶布、夹板数个、记录单、绷带卷数个	保持伤侧上肢屈曲位，不随意移动

续　表

步骤	流程	操作步骤	备注
步骤 3	实施包扎	（1）立即报告医务人员或家属，或拨打急救电话。 （2）医护人员到场后，协助医护人员将老年人移至床上或座椅上，取舒适体位。 （3）取两块夹板分别置于前臂掌侧和背侧，长度超过肘关节和腕关节。 （4）配合医护人员采用绷带对老年人腕部夹板进行绷带固定，先固定肘关节，再用绷带“8”字形固定腕关节。 （5）三角形悬吊，将右侧肢体肘部屈 90° 放在三角巾上，然后将两个底角分别绕过颈左右两侧，在颈后打结。 （6）随时观察并询问老年人有何不适	夹板长度与宽度要与骨折的肢体相适应，其长度必须超过骨折的上、下两个关节。 固定时除骨折部位上、下两端外，还有固定上下两个关节。 固定后老年人肘部须屈 90° 呈功能位
步骤 4	整理、记录	（1）协助老年人取舒适体位。 （2）洗手。 （3）在记录单上记录老年人姓名、固定部位、方法、时间、局部情况等	—
注意事项		（1）怀疑老年人骨折时，不可强制老年人进行各种活动，应立即拨打就医电话并报告，待医务人员到场后再配合进行下一步处理。 （2）固定夹板长度与宽度要与骨折的肢体相适应，其长度必须超过骨折的上、下两个关节固定时除骨折部位上、下两端外，还有固定上、下两个关节。 （3）固定松紧适度，以免影响血液循环。 （4）夹板内侧需内衬棉垫，不可与皮肤直接接触。 （5）肢体骨折固定时一定要将指（趾）端露出，以便随时观察末梢血液循环情况，如发现指（趾）端苍白、发冷、麻木、疼痛、青紫等，说明血运不良，应松开重新固定	

二、操作风险点

1. 感染：开放性骨折未按要求包扎固定，使用污染敷料或进行冲洗至污染物进入伤口。

2. 组织坏死：包扎过紧、时间过长，表现为手或足的甲床发紫。

3. 软组织、血管、神经损伤：复位错误致骨折断端对周围组织二次损伤。

三、操作关键点

1. 先处理严重出血再行固定。

2. 固定时，无棉衬垫的夹板或其他较硬夹板替代物与肢体骨性突起部位之间要加衬垫，衬垫可选棉花、手绢、纱布等。

3. 夹板的长度应能将骨折处上下关节一同固定。

4. 开放性骨折现场不冲洗、不涂药，暴露的断端不拉动、不复回伤口内，应先进行止血，再行包扎固定。

5. 暴露骨折处末端肢体，观测血运。

6. 必要时抬高患肢。

7. 现场无夹板时，可就地取材，硬纸板、木板、木棍等均可作为临时替代夹板。

单元 3　搬运护送

案例导入

张爷爷，66 岁，入住养老院 1 年，自述中午起床过猛致一过性眩晕摔倒，腰部撞击在床沿上，倒地后腰痛剧烈不能移动，呼叫照护人员。照护人员观察张爷爷意识清楚，全身未见明显软组织外伤，怀疑腰部骨折。请照护人员配合医护人员将老年人搬运到救护车上。

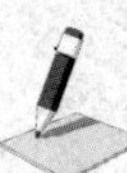

教学目标

1. 掌握担架搬运和徒手搬运老年人的方法。
2. 熟悉搬运护送的目的。
3. 了解常用的搬运工具。
4. 能配合医护人员搬运老年人。

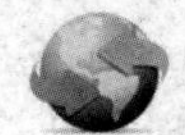

思政目标

具备“以老年人为中心”理念。

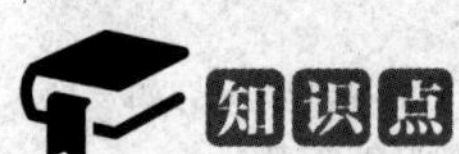

知识点

搬运是指徒手或使用担架、轮椅等工具器械将受伤的老年人从一个地方向另一个地方的转移。原则上，在救护车到来之前，照护人员应尽量在现场展开救护操作。但当现场环境不安全可能对老年人造成继续伤害、现场环境条件受限影响照护人员开展救护，方可进行搬运老年人。快速、规范、科学的搬运方法可以减少老年人痛苦，避免加重老年人病情，并可防止老年人二次受伤。

一、搬运护送的目的

（1）现场环境不安全，使伤员尽快脱离危险区域

①现场可能引发火灾或爆炸。

②现场有有毒有害气体。

③周围环境过冷或过热。

④周围建筑物或设施有倾倒风险。

⑤道路上有过往车辆。

⑥周围环境有触电危险的。

⑦其他未知危险因素。

（2）改变现场环境以利于对老年人施救

①空间局限，不方便或不能施救。

②心肺复苏时需将老年人搬运到硬质、平坦地面。

（3）协助医护人员将老年人转送至医院

二、老年照护机构常用搬运工具

1. 担架

担架是搬运过程中最常用的器械。一般情况下，对于肢体骨折或怀疑脊柱损伤的老年人都需要使用担架搬运，脊柱损伤的老年人搬运使用的担架必须有硬板支托。

2. 轮椅

轮椅常用于老年人上肢骨折、单侧下肢末端骨折的搬运。

3. 平车

平车为担架与车架的组合工具，可用于任何疾病的老年人转运。

4. 其他可用工具

当周围没有专业担架或轮椅设施时，既可用木板、床单等作为担架替代品，也可用椅子作为轮椅的替代品。

三、搬运护送方法

1. 单人徒手搬运

单人徒手搬运时，可根据具体情况使用扶行、抱持、背负、拖行、爬行等救护方式，本方法不适用于疑似有脊柱损伤的老年患者。

（1）扶行法。

本方法适用于单侧下肢轻伤，患肢未发生骨折，同时两侧或一侧上肢无外伤，老年人在照护人员扶行下可以行走。

①照护人员站立于老年人健侧上肢一侧，将老年人上肢从照护人员颈后绕至胸前。

②照护人员一手抓住其胸前的老年人健肢手臂，一手扶住老年人腰部，进行搀扶行走。

（2）抱持法。

本方法适用于四肢轻伤、体重较轻的老年人。

①照护人员下蹲或半跪姿于老年人一侧。

②照护人员一手臂放置老年人大腿下，一手环抱其背部，轻轻抱起前行。

（3）背负法。

本方法适用于无骨折的老年人，且老年人意识清醒、体重较轻、上肢无伤或轻伤。

①照护人员背向老年人下蹲，老年人双臂环抱于照护人员胸前，双手紧握。

②照护人员双手抓住老年人双侧大腿，缓慢站立后前行。

（4）拖行法。

本方法适用于现场环境危险、须紧急搬运不能行走的老年人。

①将老年人手臂屈肘横放于胸前。

②照护人员双臂放于老年人腋下，双手紧抓老年人对侧手臂，缓慢向后边退行边拖拽。

对于体重偏大的老年人或因地面粗糙，拖拽对老年人易造成软组织损伤的，可使用毛毯、床单等先包裹老年人，照护人员通过拖拽包裹物移动老年人。

（5）爬行法。

本方法适用于现场有浓烟或空间狭窄，老年人上肢无伤或轻伤的情况。

①照护人员用布带或绳子将老年人双手腕部捆绑于胸前。

②照护人员骑跨于老年人躯干两侧，将老年人双手套在照护人员颈部。

③照护人员抬头使老年人头颈、肩部离地，拖带老年人前行。

2. 双人徒手搬运法

双人徒手搬运时，两名照护人员根据老年人伤情，采用轿杠式、椅托式、拉车式搬运受伤的老年人。

（1）轿杠式。

本方法适用于搬动无脊柱、骨盆、大腿股骨部的骨折，能用双手或单手抓紧照护人员的老年人。

①两名照护人员面对面呈蹲姿，各自用右手握住其左手腕部，再用左手握住对方右手腕部。

②让老年人坐到照护人员相互握紧的手上，老年人用手臂分别勾搂住同侧照护人员的颈部。

③两名照护人员同时起立，行走时必须保持步调一致。

（2）椅托式。

本方法适用于无脊柱、骨盆、大腿股骨部的骨折，神志清醒但因体弱或伤情无法行走的老年人。

①两名照护人员面对面呈蹲姿，各自伸出相对一手并互相紧握对方手腕。

②让老年人坐到已紧握的双手手臂上，照护人员其余两手在老年人背后交叉并抓紧其腰带，对老年人腰背部予以支撑。

③两名照护人员同时起立，行走时必须保持步调一致。

（3）拉车式。

本方法适用于在狭窄通道中搬运无上肢、脊柱、骨盆、下肢骨折的老年人，或用于将老年人向椅子、担架上的转移。

①扶老年人坐立，嘱其双臂交叉抱于胸前。

②一名照护人员在老年人背后下蹲，双臂从老年人腋下伸到其胸前，用双手紧抓老年人前臂。

③另一名照护人员蹲在老年人两腿之间，双手紧抓老年人膝关节远端。

④两名照护人员同时起立，一前一后保持同速行进。

3. 使用器械搬运

器械搬运是安全性、便捷性、稳定性最好的转运护送方式，一般来说，老年人发生肢体骨折或疑似脊柱损伤的情况下，均须使用器械搬运。

（1）担架搬运。

本方法适用于各自类型损伤情况下的搬运，其中疑似脊柱损伤的老年人首先担架搬运。

①至少四名照护人员，分别托起老年人头颈部、胸部、腰臀部、下肢部位，同时抬起将老年人转移至担架上，老年人面部朝上。可在受伤部位与硬担架直接垫一软毛巾进行缓冲。

②搬运过程中，保持老年人脚部超前、头部向后的行进方向，后方抬担架的两名照护人员随时观察老年人神志、言语等的变化。

③抬担架时，四名照护人员行动要一致，前方照护人员开左脚，后方照护人员同时开右脚，利于平稳行进。

④向高处行进时，前方照护人员放低担架，后方照护人员抬高担架，始终保持担架头高脚低或水平状。向低处行进时，则相反。

（2）轮椅搬运。

本方法适用于搬运上肢骨折、单侧下肢末端骨折的老年人，在空间狭窄区域，无法使用担架情况下，也可用于搬运伤势较重但无脊柱损伤和下肢骨折的老年人。

①将轮椅放于老年人身旁，并拉好手刹。

②扶助老年人坐起，嘱老年人双手置于照护人员肩上，照护人员双手环抱老年人腰部，协助老年人身体站立。

③照护人员环抱老年人，协助老年人转身坐入轮椅。搬运过程中应注意保护患肢。

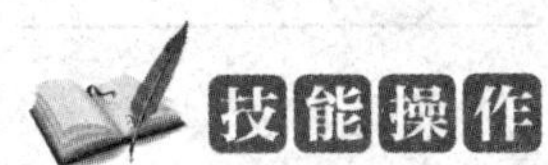

使用担架搬运疑似腰椎骨折的老年人

一、操作规程

步骤	流程	操作步骤	备注
步骤 1	伤情评估与沟通	（1）询问老年人受伤部位、受伤经过，协助其平卧原地，安抚老年人情绪，嘱其不要随意移动和活动。 （2）充分评估老年人伤情、年龄、意识状态。 （3）告知老年人骨折后搬运的注意事项	疑似腰椎骨折时，老年人身体应呈轴线，移动和活动会导致二次损伤
步骤 2	工作准备	（1）环境准备：环境整洁安静。 （2）人员准备：照护人员四人以上，洗净双手，着装整洁；老年人理解和配合，平卧原地，不随意移动和活动。 （3）物品准备：硬担架一副、毛巾或小枕头一个、大枕头两个、绷带卷数个	疑似脊柱损伤的老年人，搬运时必须使用硬担架，照护人员数量在四人以上方可实施搬运
步骤 3	实施搬运	（1）立即报告医务人员及家属，并拨打急救电话。 （2）将担架放置老年人身旁，在老年人躺下后腰部位置放置软毛巾或小枕头做缓冲。 （3）至少四名照护人员，一人位于老年人头部上方，两人位于老年人躯体一侧与担架相对，一人位于老年人脚部下方，在医务人员指挥下同时分别托起老年人头颈部、胸部、腰臀部、下肢部位。	搬运过程中，保持老年人脚部朝前、头部向后的行进方向；向高处行进时，前方照护人员放低担架，后方照护人员抬高担架，始终保持担架头高脚低或水平状，向低处行进时，则相反；照护人员必须听令而行，保持操作同步

续 表

步骤	流程	操作步骤	备注
步骤3	实施搬运	(4) 在医务人员指挥下，四人同时抬起将老年人转移至担架上，老年人面部朝上，疼痛部位垫压在软毛巾上。 (5) 老年人身体两侧用大枕头或衣物塞紧，用绷带缠绕固定。 (6) 搬运过程中密切观察老年人神志变化及有无不适	
步骤4	记录	在记录单上记录老年人姓名、疑似骨折部位、搬运方法、搬运时间、局部情况等	—
注意事项		(1) 照护人员数量不够时，不可贸然搬运老年人。 (2) 所有照护人员听令而行，协同一致。 (3) 照护人员从下蹲到起立，头颈部和腰背部要保持挺直，用大腿力量站立，不要弯腰，防止腰背部扭伤。 (4) 照护人员从站立到行走，脚步要稳，手要抓牢担架，防止跌倒或滑落伤员，造成二次损伤	

二、操作风险点

1. 脊髓损伤：搬运过程中躯体未呈轴线或发生移动，未使用硬担架；搬运老年人至担架时照护人员操作不同步；老年人在担架上未做固定。

2. 出血与疼痛：骨折固定不合格，搬运前未行止血包扎、骨折固定。

三、操作关键点

1. 搬运前，老年人的病情应得到初步处理，比如止血包扎、骨折固定等。

2. 选择搬运方式时，要充分考量老年人伤情、体重、现场环境、照护人员情况、养老机构救护条件后做出适当选择。

3. 疑似骨折或脊柱损伤的老年人，不可让其行走或身体弯曲，以免加重病情。

4. 对疑似脊柱损伤的老年人，应使用硬担架，使用软担架时必须加硬质平板支撑。

5. 担架搬运时，一般保持头高脚低位，当转运休克的老年人时，应保持脚部略高于头部，以增加回心血量。

6. 搬运过程中，应密切观察老年人神志、呼吸、脉搏及出血情况。

7. 除因现场环境不安全可能对老年人造成继续伤害、现场环境条件受限影响照护人员开展救护的，原则上，救护车到来之前，照护人员只在现场展开救护操作。

思政课堂

思维导图

课程三　急救技术

单元 1　气道异物梗阻急救技术

案例导入

王大爷，79 岁，入住养老院 5 年，既往体健，中午进食苹果时不慎发生哽噎，出现呼吸困难等危急症状。照护人员考虑食物不慎进入老年人气道内，须马上采取急救措施解除气道梗阻。

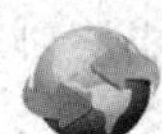

教学目标

1. 掌握解除气道异物梗阻的急救方法。
2. 熟悉气道异物梗阻的临床表现。
3. 了解老年人常见气道梗阻异物。
4. 能为气道异物梗阻的老年人进行急救。

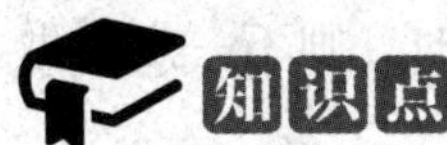

思政目标

具备应急能力，具有“人人学急救，急救为人人”观念。

知识点

气道异物梗阻是指外部固体或凝胶状物体进入主气道，引起憋喘、窒息缺氧，甚至心搏骤停的一种现象。老年人常因缺牙或佩戴义齿而导致咀嚼功能改变，容易发生气道异物梗阻，此外长期卧床及中风后遗症等存在吞咽困难的老年人、患癫痫的老年人也是好发人群。

一、老年人常见梗阻异物

1. 食物类

如桂圆、花生、鱼刺、苹果等。

2. 用物类

如假牙、硬币、小球类。

3. 流体类

如果冻、黏痰、奶茶等。

二、气道异物梗阻的临床表现

正确判断气道异物梗阻是急救的关键。异物进入气道后，引起气道完全或不完全梗阻，老年人往往会出现突然的剧烈呛咳，反射性喉痉挛引起的恶心、声嘶，呼吸困难引起的憋气、发绀，以及不由自主的 V 形手势置于颈部。同时，对于老年人突发的心搏骤停也应考虑到有气道异物梗阻的可能。

1. 完全性气道异物梗阻

较大的异物堵塞喉部、气管处，空气的吸入与呼出均受阻，远端肺叶内的空气逐渐吸收。患者短时间内出现面色灰暗、发绀，不能言语、咳嗽，甚至不能呼吸，而后倒地昏迷、意识丧失，并最终因呼吸衰竭而死亡。

2. 不完全性气道异物梗阻

异物堵塞喉部、气管处，气道部分受阻。患者可有咳嗽和喘息、呼吸困难，张口吸气时气流经过狭窄的气道可发出冲击异物的高啼音，面部、指甲、口唇黏膜等部位出现青紫。此时患者往往自行采取排除异物阻塞的努力，照护人员不要立刻干扰患者，而要密切观察患者具体情况，若气道部分梗阻不能短时间解除，应立即启动应急救护方案。

三、解除气道异物梗阻的急救方法

1. 背部叩击法

本方法适用于意识清楚、出现严重气道异物梗阻症状的老年人。

（1）照护人员稍微靠近老年人身后，站立于老年人一侧。

（2）照护人员一只手支撑老年人胸部，协助老年人身体前倾，以方便异物能从口中排出，而不是顺气道下滑。

（3）照护人员用另一只手的掌根部在老年人两侧肩胛骨之间进行 5 次用力叩击，即为一组。

（4）背部叩击最多进行五组，当叩击明显减轻老年人梗阻症状时，则不一定要做满五组。

2. 腹部冲击法

本方法又称海姆立克急救法，适用于意识清醒并伴有严重气道异物梗阻症状，且经过五组背部叩击法之后仍不能解除气道梗阻的老年人。

（1）老年人取站立位或坐位，照护人员站立老年人身后，一腿叉在老年人两腿之间成弓步状，一腿伸直蹬后方。

（2）照护人员两臂环绕老年人腰部，嘱老年人弯腰，头部向前倾斜。

（3）照护人员一手握空心拳，拳眼紧紧抵在老年人脐部与剑突之间，注意避开剑突与肋骨缘，另一手紧握住该拳头。

（4）双臂同时突然、连续、快速、用力向内上方向冲击，5 次为一组。

（5）若进行一组后梗阻仍未解除，则交替应用背部叩击 5 次与腹部冲击 5 次，直至梗阻解除。

3. 胸部冲击法

本方法适用于不宜采用腹部冲击法的肥胖老年人。

（1）老年人取站立位，照护人员站立于老年人身后，一腿叉在老年人两腿之间成弓步状，一腿伸直蹬后方。

（2）照护人员两臂从老年人腋下通过并环抱胸部。

（3）照护人员一手握空心拳，拳眼紧紧抵在老年人胸骨中部，注意避开肋骨缘和剑突，另一手紧握住该拳头。

（4）双臂同时突然、连续、快速、用力向后方冲击胸骨，5 次为一组。

（5）进行一组后梗阻仍未解除，则交替应用背部叩击 5 次与胸部冲击 5 次，直至梗阻解除。

4. 胸部按压法

本方法适用于意识丧失的老年人，当应用前三种方法时老年人发生意识丧失，也应改为使用胸部按压法。本方法操作标准与成人心肺复苏相同。

（1）立即将老年人置仰卧位，照护人员双膝骑跨在老年人身体两侧。

（2）照护人员一手掌根部置于胸骨正中，避开剑突与肋骨缘，另一手指缝交叉重叠其上。

（3）双臂同时突然、连续、快速、用力向后方冲击胸骨。

（4）每冲击 5 次检查口腔内有无异物排出。

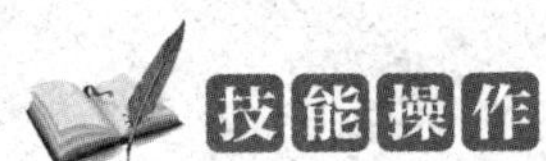

为气道异物梗阻的老年人进行急救

一、操作规程

步骤	流程	操作步骤		备注
步骤 1	操作前评估与沟通	（1）评估老年人身体状况，有无意识不清，能否进行站立或坐起。 （2）安抚老年人，嘱其不必恐慌，使其信任照护人员并配合照护人员的急救		评估前，应首先用手指抠出或其他方法排除异物，常规取出无效后马上进行背部或腹部冲击急救
步骤 2	工作准备	（1）环境准备：房间明亮、整洁；环境安静。 （2）照护人员准备：站立于清醒老年人身后或双腿跪于老年人下肢一侧。 （3）老年人准备：清醒者嘱其站立于照护人员身前，躯体前倾，头部略低并张嘴；昏迷者取仰卧位		—
步骤 3	操作	意识清醒的老年人	（1）照护人员首先嘱老年人咳嗽，并尝试用手指取出喉部异物，当操作无效时，马上开展海姆立克急救法。	对于肥胖的噎食老年人，应采用胸部冲击法

续 表

步骤	流程	操作步骤		备注
步骤3	操作	意识清醒的老年人	（2）老年人取站立位或坐位，照护人员站立老年人身后，一腿叉在老年人两腿之间成弓步状，一腿伸直蹬后方。两臂环绕老年人腰部，一手握空心拳于老年人脐部与剑突之间，另一手紧握住该拳头。双臂同时用力向上方向冲击直至梗阻解除	
		意识不清的老年人	（1）立即将老年人置仰卧位，进行胸部按压急救。 （2）照护人员双膝骑跨在老年人身体两侧。一手掌根部置于胸骨正中，避开剑突与肋骨缘，另一手指缝交叉重叠其上。双臂同时突然、连续、快速、用力向后方冲击胸骨。 （3）每冲击5次检查口腔内有无异物排出	胸部按压过程中密切观察口腔或鼻腔内有无异物排除
步骤4	操作后处理	（1）询问已解除气道梗阻的老年人有无不适。 （2）检查急救过程中有无意外损伤及并发症。 （3）视情况转移或送院治疗		气道梗阻解除后短时间内要继续观察老年人基本生理变化
注意事项		（1）老年人胸腹部组织的弹性及顺应性差，腹部冲击力度过大可致内脏损伤或肋骨骨折，故应严格把握力度。 （2）日常健康教育中应让老年人具备一定自救能力：当发生气道梗阻而周围无人施救时，老年人可自行用力咳嗽，可以自行实施腹部冲击法，或将上腹部压向任何坚硬突出的东西，借力冲击腹部		

二、操作风险点

1. 胸骨骨折：按压位置不当，胸部冲击或胸部按压时，发力点位于胸骨剑突或肋骨缘，致该部位骨折。

2. 胃内容物反流误吸，按压位置不当，腹部冲击时发力点在正常位置偏左，挤压胃部致内容物反流。

三、操作关键点

1. 通过老年人应激表现，尽快、尽早识别气道异物梗阻。

2. 腹部冲击法、胸骨冲击法、胸骨按压法应用时，定位要准确，不要把手放置于胸部剑突或肋骨缘下。

3. 腹部冲击时，要注意胃内容物反流引发的误吸。

单元 2　成人心肺复苏术

案例导入

马爷爷，71 岁，入住养老院 5 年，有心血管疾病史，晨起在花园遛弯时突然晕倒，陪同照护人员查其呼吸心搏停止。要求照护人员呼救后，马上对马爷爷进行心肺复苏。

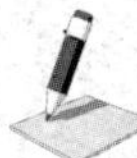

教学目标

1. 掌握胸外按压标准及高质量心肺复苏（CPR）的技术指标。
2. 熟悉心肺复苏的相关基础知识。
3. 了解心肺复苏对抢救心搏骤停老年人的实际意义。
4. 学会自动体外电除颤仪的操作方法。
5. 能为心搏骤停的老年人进行 CPR。

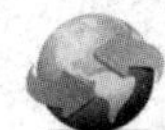

思政目标

具备应急能力，具有“人人学急救，急救为人人”的观念。

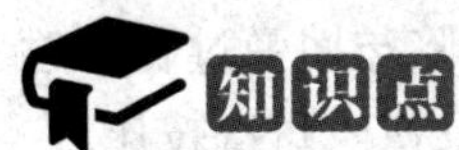

知识点

心搏骤停是指各种原因引起的心脏突然停止搏动，从而导致有效心泵功能和有效循环突然中止，引起全身组织细胞严重缺血缺氧和代谢障碍，如不及时抢救，患者可立刻失去生命。心搏骤停发生后，如患者得不到及时救治，4~6 分钟后就会因组织灌流量不足，导致脑及其他人体重要组织器官的不可逆损害。若采取有效正确有效的复苏措施，患者可能被挽回生命并恢复正常的功能状态。

心肺复苏术（简称 CPR）是通过徒手、应用辅助设备及药物来恢复患者自主呼吸与自主循环的救命技术，是针对呼吸、心搏骤停患者的最基本的抢救技术。心搏骤停一经发生，心肺复苏必须在现场立即进行。

一、老年人发生心搏骤停的常见原因

有心血管病史的老年人心脏突发急症是老年人心搏骤停的最常见原因。此外，意外伤害，如触电、气管异物梗阻、中毒、严重身体或心灵创伤等，也会导致老年人突发心搏骤停。

二、心肺复苏术的操作步骤

心肺复苏时一般按照循环支持、开放气道、人工呼吸的步骤进行操作。对于因溺水导致的心搏呼吸骤停的老年人，操作顺序变更为开放气道、人工呼吸、循环支持。

现场具备自动体外除颤仪的，应在循环呼吸支持后尽早、尽快实施电除颤。

（一）循环支持

1. 检查脉搏

检查脉搏是确定是否需要进行循环支持的重要手段。具体操作中常以检查颈动脉搏动的方法确定，检查时使老年人头取仰卧位，头后仰，照护人员一手按住老年人前额，另一手示指、中指并拢找到喉结，两指向下滑动，至气管与胸锁乳突肌之间的沟内，静止5~10秒感受脉搏。若未触及脉搏，则直接认为老年人无脉搏而不重复检查。对于非专业急救人员，发现无意识、无呼吸或仅有叹息样呼吸的老年人，即可进行胸外按压，不必根据脉搏检查结果来决定是否循环支持。

2. 胸外按压

胸外按压可以通过外力来增加胸腔压力或直接压迫心脏产生血液流动，血液流入肺部后，再辅以呼吸支持，在紧急情况下可为脑及重要脏器供给氧气。有效的胸外按压可产生60~80mmHg的收缩期峰压。

（1）确定胸外按压部位。成人胸外按压部位位于胸部正中、两乳头连线的中点附近，老年人由于肥胖或乳头下垂而确定位置困难时，可通过滑行法，即用一手示指和中指并拢，沿一侧肋骨缘向上滑行至两肋交汇处，其基本位于胸部正中位置，将另一手掌根部紧贴两指平放，此处即为按压部位。

（2）两手同向十指相扣，掌根部重叠，下方手掌伸直，掌根紧贴患者胸壁，掌心翘起。两臂肘关节伸直使上肢呈一直线，双肩位于掌根的垂直上方。这样的姿势可以保证施力方向与胸骨垂直，保证按压效率。

（3）按压幅度为胸壁下陷5~6cm，最理想的按压效果是胸壁下陷与回弹过程可触及颈动脉或股动脉有搏动，按压频率为100~120次/分，连续按压30次。每次按压后，应放松使胸廓回弹原位，放松时掌根不离开胸壁并保证位置恒定不变。

（二）开放气道

意识丧失的患者因肌张力下降，舌体后坠、会厌松弛可造成呼吸道阻塞。开放气道后有利于患者呼吸，也有利于实施人工呼吸。心肺复苏时，多采用仰头举颏法来开放气道。对于怀疑头颈部有损伤的患者，仰头举颏会导致颈部过度后仰而加重创伤，此时可采用托颌法。

1. 仰头举颏法

急救人员位于患者一侧，一手置于患者前额，以手掌小鱼际肌部轻推患者额头向后，另一手手指置于下颌骨下缘抬颏部向上。

2. 托颌法

急救人员位于患者头部后方，双手置于患者头部两侧，握紧左右下颌角，用力向上托下颌，如患者双唇紧闭，可用拇指分开口唇，双肘关节支撑于患者躺卧平面。此法可稳定患者颈部，对疑似或存在颈部创伤的可避免加重颈椎与脊髓的损伤。

（三）人工呼吸

人工呼吸时，应确保每次吹气可见患者胸廓隆起，每次吹气时间应持续1秒钟，连续吹气两次，即按压与吹气比保持30∶2。对于现场无面罩、球囊等保护用具，同时急救人员不愿或不能进行口对口人工呼吸的，可只进行胸外按压。

1. 口对口人工呼吸

实施口对口人工呼吸时应先确保患者气道处于开放通畅状态。实施时，急救人员一手拇指与示指捏住患者鼻孔，以防止漏气（采用仰头举颏法开放气道时，可用一手捏鼻的同时压额头向后），用口将患者口部完全罩住并紧紧封闭，缓慢吹气约 1 秒钟，有效的人工呼吸可见胸廓隆起。过快、过度用力吹气，可导致患者胃胀气，引发胃内容物反流，导致误吸或吸入性肺炎等严重合并症。

2. 口对鼻人工呼吸

当患者口唇发生严重创伤或存在牙关紧闭而无法实施口对口人工呼吸的，可实施口对鼻人工呼吸。实施时，急救人员一手推患者前额向后推，另一手将患者颏部上抬，使口唇闭拢，用嘴完全罩住并封闭患者鼻子，缓慢吹气，吹气后口立刻离开鼻子，使气体自然从鼻腔排出。

（四）除颤

心脏受到创伤、触电、溺水等因素影响后，可发生心室纤维性颤动和无脉性室性心动过速这两种致命性心律失常，电击除颤是治疗这两种心律失常的唯一有效手段。使用自动体外除颤器（AED）进行电除颤，对提高心搏骤停患者的生存率有重要作用。因此，老年人照护机构应积极配备 AED，并培训照护人员熟练应用 AED。

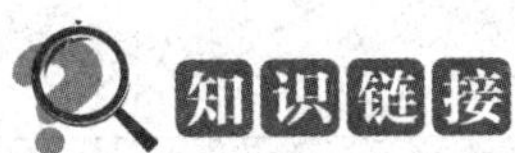

自动体外除颤器（AED）

1. AED 的使用操作

（1）打开电源，按语音提示操作。

（2）贴放电极片：一片电极片安放于患者胸骨右侧锁骨下缘，另一片电极片安放于左腋前线之后第 5 肋间处。

（3）急救人员示意周围人员不要接触患者（AED 会提醒），等待 AED 分析心律，判断是否需要进行电除颤。

（4）听指令按键进行电除颤。

（5）除颤后不去除电极片，继续实施 CPR 2 分钟，AED 将再次自动分析心律。

（6）如此反复操作，直至患者恢复心搏和自主呼吸。

2. AED 使用注意事项

（1）贴电极片前要擦干患者胸部过多的水分和汗液。

（2）操作进行中，电极片贴反时不必取下重贴。

（3）患者体内植入除颤器、起搏器的，电极片放置位置应避开此处。

三、心肺复苏有效的指征

（1）患者的口唇、面部、甲床等区域颜色由苍白或青紫转为红润。

（2）患者颈动脉恢复搏动。

（3）出现自主呼吸，表现为胸部有起伏、有呼吸音、感觉口鼻有气流逸出。

（4）患者出现反应，如眼球开始活动、瞳孔由大变小、肢体有动觉、呻吟等。

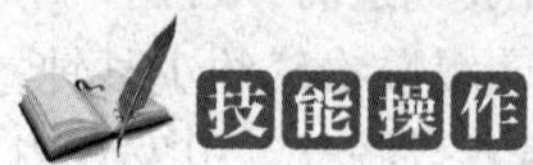

技能操作

成人心肺复苏术

一、操作规程

步骤	流程	操作步骤	备注
步骤 1	操作前评估	（1）环境评估：发现老年人倒地，评估环境安全。 （2）老年人评估：呼救患者姓名，轻拍肩部，确定患者意识丧失后，通知周围人马上拨打急救电话并取 AED。 （3）示指和中指触及患者气管正中，旁开两指至胸锁乳突肌前缘凹陷处，无触及颈动脉搏动为循环停止，判断时间应大于 5 秒并小于 10 秒。 （4）松解衣扣，看胸廓有无起伏，听有无呼吸音，感觉鼻孔有无气流逸出。判断时间应大于 5 秒并小于 10 秒	实际操作前应观察老年人有无明显的头颅、颈部外伤，防止搬动时造成二次创伤
步骤 2	胸外按压	（1）患者平卧于硬板或地面。 （2）急救人员跪于患者一侧。 （3）按压定位：一手沿肋骨缘上移至两肋相交处两横指定位或双乳头连线与胸部中线交汇处。 （4）按压方法：两手十指相扣，掌根重叠，紧贴胸壁，手指不触及胸壁，手臂伸直与胸骨水平垂直。 （5）按压频率：100~200 次/分，按压与放松比 1∶1，快速按压 30 次	（1）体型肥胖者适当增加按压幅度。 （2）按压位置不正确或不固定，可导致按压无效、骨折
步骤 3	开放气道	（1）将患者头偏向一侧，用手指去除口腔异物，取活动义齿，之后恢复头正位。 （2）用仰头举颏法或托颌法开放气道	口内异物脱落有阻塞气道的潜在风险
步骤 4	人工呼吸	口对口人工呼吸：缓慢吹气 2 次，吹气时用眼睛余光观测胸廓起伏	快速、用力吹气可导致气道压力过高导致胃扩张，应避免
步骤 5	除颤	按照 AED 指示进行电除颤	（1）AED 使用时应擦干患者胸部皮肤。 （2）AED 启动后急救人员不得接触患者
步骤 6	判断	操作 5 个循环后判断颈动脉搏动和呼吸：胸部有起伏，有呼吸音，感觉口鼻有气流逸出。判断时间大于 5 秒并小于 10 秒	实际操作中 5 个循环后患者心搏呼吸未恢复，应继续操作，等待救护车

续　表

步骤	流程	操作步骤	备注
步骤 7	整理	整理患者舒适卧位，头偏向一侧	—
注意事项		(1) 单独施救时在确定周围环境安全时，首先要在最短的时间内启动应急系统，包括呼叫急救电话，寻求他人帮助。应急系统启动后，立即进行心肺复苏。 (2) 非专业人员可以不用检查脉搏，直接按心搏骤停进行处理。 (3) 心外按压要尽早实施，按压过程要用力、快速按压、不间断。 (4) 急救人员在放松时手掌的根部要始终不离开胸壁。 (5) 需要注意防止肋骨折断、气胸等并发症	

二、操作风险点

1. 误吸与吸入性肺炎：人工呼吸时吹气过快、用力吹气、吹气时间延长等致过度通气或通气过快致胃扩张。

2. 肋骨骨折、气胸、肺挫伤：按压位置不正确、力度过大，按压放松期掌根部移位导致按压失位；按压区域确定失误；按压力度过大，胸廓起伏超过 6cm。老年人由于骨质疏松，进行心肺复苏时即使胸外按压动作得当，也可造成肋骨骨折。

三、操作关键点

1. 按压频率：100～120 次/分。

2. 按压深度：5～6cm。

3. 每次按压后胸廓完全回复原状。

4. 按压过程中尽量减少胸外按压的中断。

5. 避免过度通气。

思政课堂

思维导图

模块四　护理协助

课程一　冷热疗护理技术

扫码查看课程资源

单元 1　热水袋取暖法

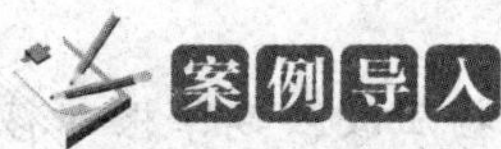

李奶奶，86 岁，现入住养老机构 5 年，高血压病史 20 年，口服降压药物治疗，血压控制良好，四肢活动尚可，日常沟通交流基本正常，生活基本能够自理，在秋冬交替时节，李奶奶自述觉得冷无法正常入睡，经医生确认无感冒发热等症状。请照护人员使用热水袋为老年人保暖。

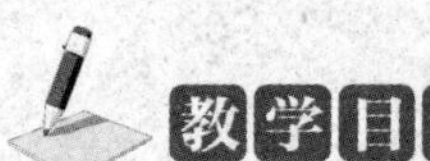

1. 掌握热水袋操作规程、风险点及操作关键点。
2. 熟悉热疗法的概念及常用取暖物品类型。
3. 能根据老年人的具体情况正确使用热水袋为老年人保暖。
4. 具有尊老敬老、以人为本的职业守则，以老年人为中心，获得老年人及家属的满意。

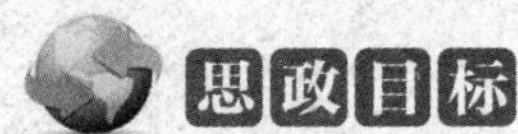

践行“以老年人为中心的”服务理念。

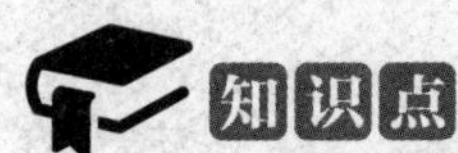

一、热疗法的概念及常用取暖物品类型

热疗法是利用高于人体温度的物质作用于机体的局部或全身，以达到促进血管扩张、促进血液循环、促进炎症吸收、解痉止痛的目的，让老年人感到舒适的一种护理疗法。常用于保暖的用物就是热水袋，热水袋又分为橡胶热水袋和电热水袋。橡胶热水袋是以橡胶制成的袋囊，在袋囊中装入热水，再将热水袋装入热水袋套内或用毛巾

包裹，放置在所需要的部位，达到取暖的目的。电热水袋是可以通过充电方式反复加热的热水袋，连接电源，充电指示灯灭后，断开电源即可放置在所需部位，用于取暖。常用保暖物品还有暖宝宝，是通过袋内物品与空气中的氧气接触结合后释放出热量发热，以达到取暖的目的。

二、热水袋的安全使用

热水袋为发热物品，故在使用过程中防止烫伤尤为重要，尤其是预防低温烫伤，所以在使用热水袋时应做到以下几点。

1. 使用前详细评估老年人，以下禁忌证者不得使用。

（1）软组织扭伤、挫伤早期：扭伤、挫伤后48小时内禁用热疗，因为受热后会加重出血和肿胀。

（2）未经确诊的急性腹痛：热疗会促进炎症的过程，有引发腹膜炎的危险。

（3）面部危险三角区感染：因该处血管分布丰富，又无瓣膜，且与颅内海绵窦相通。热疗法能使血管扩张，导致细菌和毒素进入血循环，使炎症扩散，造成严重的颅内感染和败血症。

（4）恶性肿瘤：热疗部位有恶性肿瘤时，不可以使用热疗法，因为热会加速细胞活动、分裂及生长，从而加重病情。

（5）金属移植物：热疗部位有金属移植物者禁忌用热水袋，因为金属是热的良导体，用热易造成烫伤。

（6）脏器出血：热疗可使局部血管扩张，增加脏器的血流量和血管的通透性而加重出血。

2. 确保热水袋性能完好

表面应完好、无破损，螺旋塞应该紧密无松动，灌装热水后应该排尽袋内空气，拧紧螺旋塞，热水袋无漏水现象。

3. 严格控制水的温度

使用热水袋时，水温不可过高，老年人应不超过50℃。热水袋外面套装热水袋套或者用毛巾包裹。

4. 放置距离及时间

老年人使用热水袋应放置在距离身体10cm处，用热时间不可过长，以30~60分钟为宜。

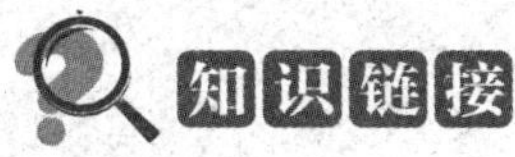

低温烫伤

1. 低温烫伤的定义

皮肤长时间接触高于体温的低热物体，如接触70℃的温度持续1分钟，接触近60℃的温度持续5分钟以上时，就会造成烫伤，这种烫伤就叫作“低温烫伤”。

2. 低温烫伤的表现

低温烫伤和高温引起的烫伤不同，其创面疼痛感不是十分明显，仅在皮肤上出现红肿、水泡、脱皮或者发白的现象，面积不大，烫伤皮肤表面看上去烫伤不太严重，但创面深，严重者甚至会造成深部组织坏死，如果处理不当，严重者会发生溃烂，长时间无法愈合等。

3. 低温烫伤的易发人群

低温烫伤多发生于感知觉迟钝的人，常见于老年人。

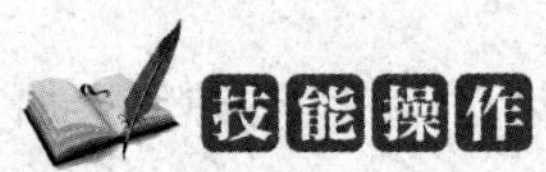

使用热水袋为老年人保暖

一、操作规程

步骤	流程	操作步骤	备注
步骤 1	操作前评估	(1) 站在床前，身体前倾，微笑面对老年人，对照床头卡，核对老年人床号、姓名。 (2) 评估老年人的精神状态、饮食、二便、睡眠、肢体活动情况、用热部位皮肤状况、感知觉灵敏度、配合程度等。 “奶奶您好，我是您的照护人员，您现在感觉怎么样?” “感觉有点冷。” “奶奶，刚才医生已经确认您没有感冒发烧的症状，您觉得冷我给您使用热水袋进行一下保暖可以吗?” “可以。” “那我先了解一下您的身体情况，您最近吃饭怎么样?大小便还正常吗? 睡眠怎么样?” “都正常。” “您活动活动您的双侧上肢和双侧下肢，脚能感觉到我手的温度吗?” “可以。” “奶奶，您的皮肤也是完好无破损的，可以使用热水袋进行保暖，使用热水袋的时间是 30~60 分钟，在这之前您还有其他需要吗?” “没有啦。” “那您稍等，我去准备一下用物。”	(1) 通过评估了解老年人感觉发冷的原因，确定老年人能否安全地使用热水袋进行保暖。 (2) 告知老年人使用热水袋的目的、方法、时间，取得老年人的配合
步骤 2	工作准备	(1) 环境准备：房间干净、整洁，空气清新、无异味，温湿度适宜，必要时关闭门窗，避免对流风直吹老年人。	(1) 关闭门窗，注意保暖。 (2) 物品准备齐全，检查性能完好

续 表

步骤	流程	操作步骤	备注
步骤2	工作准备	(2) 照护人员准备：着装整齐；用“七步洗手法”洗净双手，无长指甲。 (3) 物品准备：热水袋1个、热水袋套1个、水壶（内盛装有50℃左右的温水）1个、量杯1个、水温计1个、毛巾1块、无菌纱布1块、记录单和笔、免洗洗手液。 (4) 老年人准备：提前解决大小便等特殊需求	
步骤3	灌装热水袋	(1) 再次检查热水袋完好无破损，螺旋塞紧密无松动。 (2) 用水温计测量水温，调节水温至50℃。 (3) 用纱布擦干水温计。 (4) 一手持热水袋袋口边缘高出部分，另一手灌装热水至热水袋的1/2~2/3满。 (5) 将热水袋袋口逐渐放平，缓慢下压，见热水到达袋口边缘即排尽袋内空气，旋紧塞子。 (6) 擦拭袋口及袋身水痕，将热水袋倒置，检查热水袋有无漏水。 (7) 将热水袋装入热水袋套内	(1) 热水袋水温不可过高，一般人以50℃左右为宜，老年人使用的应以低于50℃为宜。 (2) 测量水温时方法正确：不碰杯壁和杯底，水平读数。热水袋外套热水袋套
步骤4	沟通核对	(1) 再次核对房间号、床号、姓名、性别。 (2) 将护理推车摆放在床头。 (3) 告知老年人准备放置热水袋，取得老年人配合。 “李奶奶，热水袋已经准备好啦，准备给您放上。” “好。”	(1) 态度要和蔼，语言要亲切。 (2) 注意老年人反应及沟通
步骤5	放置热水袋	(1) 放热水袋之前再次检查热水袋无漏水，将热水袋放置于距身体10cm处。 (2) 提醒老年人避免触碰热水袋。 “奶奶，热水袋放在距离您身体10cm的地方啦，您活动的时候不要碰到它。” “好。” (3) 每15分钟巡视一次。 “奶奶，我会每15分钟巡视一次，您有不舒服可以随时叫我。” “好。” (4) 查看用热部位皮肤情况，询问老年人感受如发生烫伤，应立刻停止使用，进行局部降温并报告。 “奶奶，感觉怎么样？有没有不舒服？” “没有。”	(1) 热水袋避免与身体直接接触，提醒老年人注意。 (2) 照护人员15分钟巡视一次，如老年人有皮肤潮红等异常表现，及时处理

续　表

步骤	流程	操作步骤	备注
步骤 6	取出热水袋	（1）30~60 分钟后取出热水袋。 “奶奶，已经 30 分钟啦，您感觉还冷吗？还用热水袋吗？” “不冷啦，不用啦。” “那我给您取出来。” “好。” （2）检查受热部位局部皮肤情况。 （3）检查局部床铺情况及老年人衣裤。 （4）协助老年人取舒适体位，整理床单元，将被子盖严实，询问老年人需求	评估用热效果，用热时间不可过长，以 30~60 分钟为宜，避免发生继发效应
步骤 7	整理用物	（1）将热水袋内的水倒空。 （2）倒挂热水袋晾干后吹入空气，旋紧塞子。 （3）将热水袋放在阴凉干燥处备用。 （4）洗净双手。 （5）记录热水袋使用情况。记录内容包括热水袋放置时间、取出时间、老年人用热后全身及局部情况	（1）热水袋晾干后吹入空气，旋紧塞子，放在阴凉干燥处，以防止两层橡胶内层粘连损坏。 （2）准确记录老年人使用热水袋的情况
注意事项		（1）在使用热水袋之前，应详细评估老年人的运动功能、感知觉及局部皮肤情况，保证老年人能安全地使用热水袋。 （2）老年人使用热水袋，水温应调节至 50℃以内，正确测量水温，水温计插入水中测量水温时，应避免碰到杯壁和杯底，平视刻度准确读数，热水袋装人布套内或包裹毛巾，避免与皮肤直接接触，防止烫伤。 （3）热水袋不能灌得太满，以 1/2~2/3 满为宜，灌入热水后应仔细检查热水袋是否拧紧螺旋塞，避免热水袋漏水。 （4）热水袋应放置在距离老年人身体 10cm 的地方，防止老年人活动时碰到。 （5）在老年人使用热水袋过程中，照护人员要每 15 分钟巡视一次。如有发红、水泡等低温烫伤表现，应立即停止使用，进行局部降温并及时报告。 （6）老年人应避免长时间用热，时间以 30~60 分钟为宜。 （7）严格交接班制度	

二、操作风险点

1. 烫伤。

（1）未给老年人精确评估感知觉及皮肤状况。

（2）水温过高，未测水温。

（3）未检查好热水袋性能，热水袋出现漏水现象。

（4）放置位置离老年人身体太近。

（5）未告知老年人用热中的注意事项。

（6）用热过程中未加强巡视。

(7) 用热时间太长。

2. 皮肤破损。

(1) 出现皮肤潮红未及时正确处理。

(2) 出现皮肤异常情况未立即报告医生。

3. 继发效应。

用热时间过长，超过1个小时。

三、操作关键点

1. 操作前做好评估与沟通，确保老年人符合使用热水袋的指征，确保老年人安全。

2. 正确测量水温，水温计插入水中测量水温时，应避免碰到杯壁和杯底，平视刻度准确读数，对老年人做到水温低于50℃。

3. 对热水袋应该做到“三次检查”：第一次在灌装热水之前，第二次在灌装热水之后，第三次在放置老年人身旁之前。

4. 用热过程中做到勤巡视：每15分钟巡视一次。

5. 巡视过程中做到“一询问、两观察”：询问老年人感受；观察老年人局部皮肤有无发红、水泡等低温烫伤表现；观察老年人衣服、被褥有无打湿。

6. 严格控制用热时间：老年人应避免长时间用热，时间以30~60分钟为宜。

7. 热水袋用完后正确处理并放置：倒挂晾干后吹入空气，旋紧塞子，放于阴凉干燥处备用，避免热水袋粘连损坏。

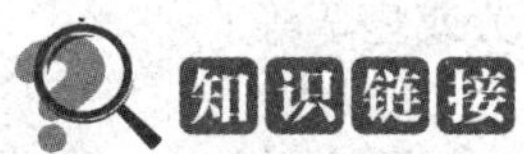

冷热疗法的继发效应

动物实验可见，持续用冷1小时后，即出现10~15分钟的小动脉扩张；持续用热1小时后，扩张的小动脉会发生收缩。这种机体为了组织免受损伤而产生的防御作用，转换机体对冷或热刺激所产生的生理作用，而出现的短暂的、相反的作用，称为继发效应。

单元2　为老年人进行湿热敷

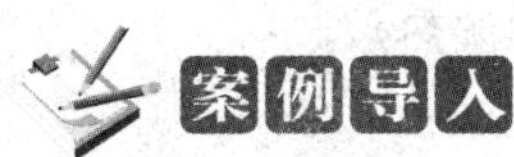

田奶奶，76岁，现入住养老机构6年，右膝关节炎病史10年，一直口服抗风湿药物治疗，病情稳定，四肢活动尚可，日常沟通交流正常，生活能够自理，最近天气寒冷，右膝关节炎复发，老年人自述右膝关节疼痛，医嘱给予田奶奶湿热敷每天一次。请照护人员为老年人进行湿热敷并观察、记录、报告热疗法皮肤的异常变化。

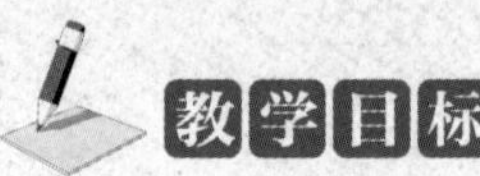

1. 掌握为老年人进行湿热敷的操作规程、风险点及操作关键点。
2. 熟悉湿热敷的分类及应用范围。
3. 熟悉湿热敷的原理、适应证及禁忌证。

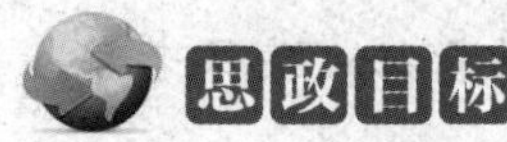

具备细致观察能力，能以老年人为中心。

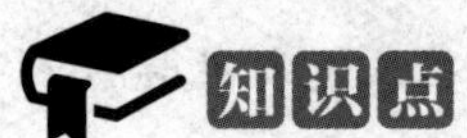

一、湿热敷

1. 湿热敷的原理及适应证

湿热敷是将一块敷布浸透于 50～60℃的热水或药液中，将敷布拧至半干不滴水，用自己的手腕掌侧测试敷布温度温热不烫手后，折叠成合适大小敷于患处，湿热敷穿透力强，可作用于深层组织，能利用热的传导作用扩张血管、改善局部血液循环，起到促进炎症吸收、减轻肿胀、解痉止痛的作用。常用于慢性炎症及痛症（患处没有发红或发热的症状），如慢性腰颈痛、慢性退化性膝关节炎、肌肉疲劳或痉挛等。

2. 湿热敷的分类及应用范围（见表 4-1-2-1）

表 4-1-2-1　　湿热敷的分类及应用范围

分类	应用范围
非无菌性湿热敷	范围比较广，常用于消炎、镇痛
无菌性湿热敷	用于眼部及外伤伤口的热敷
药液湿热敷	用于辅助治疗
直流电离子透入疗法	用于风湿痹痛、乳痈、眼科疾患的热敷

3. 湿热敷的禁忌证

患有急性炎症、皮肤炎、血栓性静脉炎、外周血管疾病的老年人，患处有伤口、刚愈合的皮肤、过分疼痛或肿胀、失去分辨冷热的能力（如部分糖尿病老年人）、不能明白指示的老年人（如患有严重老年阿尔茨海默病），都不宜使用湿热敷。

二、观察、记录、报告湿热敷期间皮肤的异常变化

湿热敷期间最常发生的皮肤异常情况就是烫伤，所以在为老年人采取湿热敷时，需要加强巡视，密切观察老年人皮肤有无烫伤的表现。

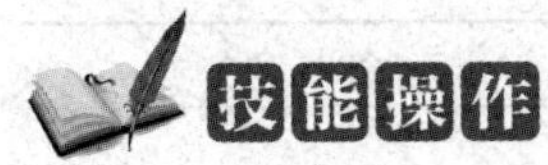

为老年人进行湿热敷

一、操作规程

步骤	流程	操作步骤	备注
步骤 1	操作前评估	（1）站在床前，身体前倾，微笑面对老年人，对照床头卡，核对老年人床号、姓名。 （2）评估老年人的精神状态、饮食、二便、睡眠、肢体活动情况、用热部位皮肤状况、感知觉灵敏度、配合程度等。 “奶奶您好，我是您的照护人员，您现在感觉怎么样？” “感觉右膝关节有点疼。” “奶奶，您别着急，刚才医生已经详细看过您的情况，您右膝关节疼是因为您的关节炎又犯啦，医生让我给您每天做做湿热敷。湿热敷就是将一块敷布浸透于50~60℃的热水中，将敷布拧至半干不滴水，感觉温度温热不烫手后，折叠成合适大小敷于您的右膝关节处，湿热敷能利用热的传导作用扩张您的血管、改善您的局部血液循环，起到促进炎症吸收、减轻肿胀、解痉止痛的作用，一会儿我给您做一下可以吗？” “可以。” “那我先了解一下您的身体情况，您最近吃饭怎么样？大小便还正常吗？睡眠怎么样？” “都正常。” “奶奶，您用力握一下我的手，您活动活动您的双侧上肢，您再活动活动您的双侧下肢。” “奶奶，您的肌力和活动度都保持得不错，奶奶，我再看看您右侧膝盖处的皮肤。奶奶，您右侧膝盖处的皮肤也是完好无破损的，奶奶，能感觉到我手的温度吗？” “可以。” “奶奶，您可以使用湿热敷。使用湿热敷的时间是20~30分钟，在这之前您还有其他需要吗？” “没有啦。” “那您稍等，我去准备一下用的物品。”	通过评估了解老年人的全身及局部情况，确定老年人能否使用湿热敷。 告知老年人使用湿热敷的目的、方法、时间，以取得老年人的配合

续 表

步骤	流程	操作步骤	备注
步骤 2	工作准备	(1) 环境准备：房间干净、整洁，空气清新、无异味，温湿度适宜，必要时关闭门窗、屏风遮挡。 (2) 照护人员准备：着装整齐；用“七步洗手法”洗净双手，无长指甲。 (3) 物品准备：橡胶单 1 个、浴巾 1 块、毛巾 1 块、敷布 2 块、无菌纱布 1 块、量杯 1 个、暖瓶（内盛 50~60℃热水）1 个、凡士林油 1 瓶、棉签 1 包、水盆 1 个、大镊子 2 把，水温计 1 个、尺子、记录单和笔、免洗洗手液。 (4) 老年人准备：提前解决大小便等特殊需求	(1) 关闭门窗保暖，必要时屏风遮挡保护隐私。 (2) 物品准备齐全，检查性能完好
步骤 3	沟通核对	(1) 再次核对房间号、床号、姓名、性别，核对治疗单。 (2) 将护理推车摆放于老年人床边合适位置。 (3) 告知老年人准备进行湿热敷，取得老年人配合 “奶奶，物品我已经准备好啦，现在开始进行湿热敷好吗?” “好。”	(1) 态度要和蔼，语言要亲切。 (2) 注意老年人反应及沟通
步骤 4	进行湿热敷	(1) 放下床挡，打开盖被。 “奶奶，我给您打开盖被啦。” (2) 充分暴露右侧膝关节部位。 “奶奶，您抬一下您的右腿。” (3) 左手托起腘窝部，右手铺好橡胶单和浴巾。 “奶奶，我给您铺上橡胶单和浴巾。” (4) 涂上凡士林油，面积大于敷布覆盖面积。 “奶奶，我给您涂上一层凡士林油，起到保护皮肤的作用。” (5) 将纱布抖开，盖在老年人膝盖上。 (6) 测水温 50~60℃，擦干水温计收起。 (7) 将水倒入水盆中，将敷布在水盆中浸透。 (8) 持大镊子将敷布拧干，拧至不滴水为宜。 (9) 在手腕掌侧测试敷布温度，以感觉不烫为宜。 (10) 将敷布放于老年人膝关节部位纱布上，询问老年人有无不适。 “奶奶，我将敷布放在您的膝盖上啦，你感觉烫不烫?” “不烫。” (11) 将干毛巾盖在敷布上面，以防散热过快。 (12) 再次询问老年人有无不适。 “奶奶，您现在感觉怎么样？有没有不舒服?” “没有不舒服。” (13) 老年人感觉过热，可揭开毛巾一角，使热气散开。	(1) 严格控制水的温度，测量水温时方法正确，不碰杯壁和杯底，水平读数。 (2) 湿热敷期间密切观察老年人皮肤颜色，有无红肿，皮肤是否完整，有无破损，询问老年人有无异常感觉。如发现老年人皮肤有异常，应立即停止热疗法，并用尺子量取异常皮肤的面积。

续　表

步骤	流程	操作步骤	备注
步骤4	进行湿热敷	“奶奶，您要是感觉太热的话可以随时告诉我，我可以给您揭开毛巾一角，放出热气散热。” “好。” （14）最后盖上大浴巾进行保温。 （15）湿热敷期间，每3~5分钟更换一次敷布，密切观察老年人局部皮肤有无发红等烫伤表现，如有异常立即停止并报告，水盆内随时加热水保持湿热敷效果。 “奶奶，我会每3~5分钟给您更换一次敷布，我会密切观察您的局部皮肤有无发红等烫伤表现，如有异常我会立即停止并报告医生的，您有任何不舒服也要随时告诉我好吗？” “好的。”	（3）湿热敷期间，水盆内随时加热水，以保持温度。 （4）湿热敷时间为20~30分钟（遵医嘱）
步骤5	撤去用物	（1）湿热敷完毕，打开毛巾，撤去敷布，放入水盆。 “奶奶，湿热敷时间到啦，我给您撤去敷布，您现在感觉怎么样？膝盖还疼吗？” “好多啦。” （2）纱布擦干油渍，用毛巾擦干皮肤水痕。 （3）检查皮肤有无发红等烫伤表现。 “奶奶，您的热敷部位皮肤有点发红，您感觉怎么样？” “有点疼。” （4）用尺子量取异常皮肤的面积。 “奶奶，您的皮肤没有肿胀，也没有破损，您别担心，我用尺子给您量一下皮肤发红的面积，然后立即报告给医生给您进一步处理。” （5）整理衣裤，检查裤子及床单有无污染。 （6）整理床单位，询问老年人需求，携用物离开	（1）湿热敷完毕，仔细观察湿热敷部位皮肤情况。 （2）异常皮肤面积采用“长×宽”的方式。长指的是人体头到脚方向的异常皮肤尺寸，宽指的是左手到右手方向的异常皮肤尺寸。单位一般可采用cm
步骤6	整理用物	（1）清理用物：用过的敷布洗净晾干备用。 （2）洗净双手。 （3）记录：记录湿热敷的时间，湿热敷前后局部皮肤情况。异常皮肤的观察时间、皮肤异常的表现、异常皮肤面积。 （4）报告：及时报告医务人员，必要时告知家属	准确记录老年人使用湿热敷前后的局部皮肤情况
注意事项		（1）在为老年人进行湿热敷之前，应详细评估老年人的疾病史、身体情况及局部皮肤情况，保证老年人能安全地使用湿热敷。 （2）测量水温时方法正确：不碰杯壁和杯底，水平读数。 （3）湿热敷期间密切观察老年人湿热敷部位的皮肤情况，防止烫伤。 （4）量取异常皮肤面积时采用“长×宽”的方式。长指的是人体头到脚方向的异常皮肤尺寸，宽指的是左手到右手方向的异常皮肤尺寸。单位一般可采用cm。 （5）严格交接班制度	

二、操作风险点

1. 烫伤。

（1）未给老年人精确评估疾病史、身体情况及局部皮肤情况。

（2）水温过高，未测水温。

（3）放置敷布之前未用手腕掌侧测试温度。

（4）未询问老年人用热中的感受。

（5）用热过程中未密切观察湿热敷部位皮肤情况。

（6）老年人感觉太热未及时正确处理。

2. 湿热敷效果不理想。

（1）未及时更换敷布。

（2）水盆内未及时添加热水。

三、操作关键点

1. 操作前做好评估与沟通，确保老年人符合使用湿热敷的指征，确保老年人安全。

2. 正确测量水温，给老年人放置敷布之前用手腕掌侧测试温度。

3. 湿热敷过程中做到“四勤”：勤询问老年人感受；勤观察老年人局部皮肤情况；勤更换敷布，每3~5分钟更换一次敷布；勤添加热水，水盆内随时加热水。

4. 湿热敷期间密切观察老年人皮肤颜色，有无红肿，皮肤是否完整，有无破损，询问老年人有无异常感觉。如发现老年人皮肤有异常，应立即停止热疗法，用尺子量取异常皮肤的面积并立即报告。

单元3　烤灯（红外线、曲颈灯）

案例导入

贾奶奶，76岁，现入住养老机构3年，骨性关节炎病史15年，口服药物治疗，病情相对稳定，四肢活动尚可，日常沟通交流正常，生活基本能够自理。最近阴雨连绵，天气寒冷潮湿，贾奶奶自述腰部疼痛不适，医嘱给予贾奶奶烤灯治疗每天一次。请照护人员为老年人使用烤灯。

教学目标

1. 掌握为老年人进行烤灯（红外线、曲颈灯）的操作规程、风险点及操作关键点。

2. 掌握烤灯（红外线、曲颈灯）的禁忌证。

3. 熟悉烤灯（红外线、曲颈灯）的原理及适应证。

4. 能为老年人使用烤灯（红外线、曲颈灯）。

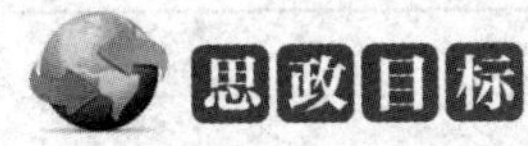

践行“以老年人为中心”的服务理念。

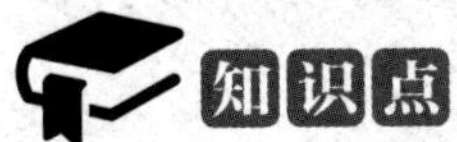

一、烤灯（红外线、曲颈灯）的原理及适应证

烤灯（红外线、曲颈灯）是利用热的辐射作用于人体，升高人体局部温度，扩张血管，加快局部血液循环，促进组织代谢，促进组织水肿的吸收，改善局部组织营养状况。达到消炎、解痉、镇痛，促进创面干燥结痂，肉芽组织生长、保护上皮的目的，利于伤口愈合。用于感染的伤口、压疮、臀红、神经炎、关节炎等。

二、烤灯（红外线、曲颈灯）的禁忌证

（1）有出血倾向者：容易加重出血。

（2）皮肤的急性感染期：增加血液循环，容易加快炎症扩散。

（3）有皮肤脓肿的情况：容易加重肿胀。

（4）神志不清、麻醉未清醒时：容易引起烫伤。

（5）皮肤感觉障碍、肢体缺血坏死：感知觉不灵敏，易导致烫伤。

（6）烤灯过程中出现头晕、疲乏无力、头疼等情况者。

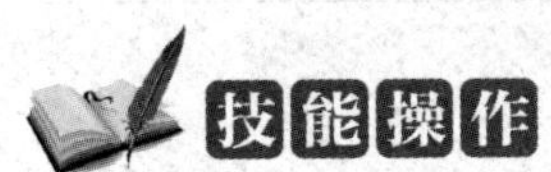

烤灯（红外线、曲颈灯）

一、操作规程

步骤	流程	操作步骤	备注
步骤 1	操作前评估	（1）站在床前，身体前倾，微笑面对老年人，对照床头卡，核对老年人床号、姓名。 （2）评估老年人的精神状态、饮食、二便、睡眠、肢体活动情况、用热部位皮肤状况、感知觉灵敏度、配合程度等。 “奶奶您好，我是您的照护人员，您现在感觉怎么样?” “这两天感觉腰部不舒服，有点疼。”	（1）通过评估了解老年人的全身及局部情况，确定老年人能否使用烤灯。 （2）告知老年人使用烤灯的目的、方法、时间，以取得老年人的配合

续　表

步骤	流程	操作步骤	备注
步骤 1	操作前评估	“奶奶，您别着急，刚才医生已经详细看过您的情况，您腰部不舒服是因为最近天气湿冷，导致您的关节炎又犯啦，医生让我给您每天用烤灯烤一烤您的腰部，这样可以升高您腰部的温度，促进您腰部的血液循环，促进炎症的消散，可以缓解您的疼痛，一会我给您做一下可以吗？” “可以。” “那我先了解一下您的身体情况，您最近吃饭怎么样？大小便还正常吗？睡眠怎么样？” “都正常。” “奶奶，您用力握一下我的手，您活动活动您的双侧上肢，您再活动活动您的双侧下肢。” “奶奶，您的肌力和活动度都保持得不错，奶奶，我再看看您腰背部的皮肤，奶奶，您腰背部的皮肤也是完好无破损的，奶奶，能感觉到我手的温度吗？” “可以。” “奶奶，您可以使用烤灯，使用烤灯的时间是 20~30 分钟，在这之前您还有其他需要吗？” “没有啦。” “那您稍等，我去准备一下用物。”	
步骤 2	工作准备	（1）环境准备：房间干净、整洁，空气清新、无异味温湿度适宜，关闭门窗，室内无对流风直吹老年人，必要时屏风遮挡。 （2）照护人员准备：着装整齐；用“七步洗手法”洗净双手，无长指甲。 （3）物品准备：红外线或曲颈灯，记录单和笔、免洗洗手液。 （4）老年人准备：提前解决大小便等特殊需求	（1）关闭门窗保暖，必要时屏风遮挡保护隐私。 （2）物品准备齐全，检查烤灯灯泡是否连接牢固，性能是否完好，确认烤灯可以正常安全使用
步骤 3	沟通核对	（1）再次核对房间号、床号、姓名、性别，核对治疗单。 （2）将烤灯摆放于老年人床边合适位置。 （3）告知老年人准备进行烤灯治疗，取得老年人配合。 “奶奶，物品我已经准备好啦，现在开始给您使用烤灯可以吗？” “好。”	（1）准确核对，防止差错。 （2）沟通态度要和蔼，语言要亲切，注意老年人反应及沟通

续　表

步骤	流程	操作步骤	备注
步骤 4	摆放体位	(1) 放下床挡，打开盖被。 “奶奶，我给您打开被子啦，冷吗?” “不冷。” (2) 摆放体位，协助侧卧。 “奶奶，为了方便您使用烤灯，我协助您左侧卧位好吗?” “好。” “您这样躺着舒服吗?” “舒服。” (3) 充分暴露腰部皮肤。 “奶奶，我给您把衣服卷一下，把您的腰部皮肤漏出来。” “好。” (4) 其他部位盖好盖被，注意保暖	根据需要照射的部位，帮助老年人选择适宜的体位
步骤 5	开始照射	(1) 移动烤灯灯头至治疗部位上方或侧方，调节灯距。 (2) 连接电源，打开烤灯开关，根据老年人情况再次调节灯距后照射。 “奶奶，我准备打开开关啦，您感觉温热不烫是最合适的距离，您现在感觉怎么样?” “有一点热。” “奶奶，我将灯头给您调远一点，现在感觉怎么样?” “正好。” (3) 告知注意事项。 “奶奶，照射时间是 20~30 分钟，您不要随意移动烤灯或变换体位，您要有任何不舒服可以随时叫我，我也会经常过来观察您的皮肤情况。” (4) 加强巡视，密切观察，异常情况及时处理	(1) 烤灯灯头距离治疗部位 30~50cm，以老年人感觉温热不烫为宜。 (2) 照射部位皮肤出现桃红色的均匀红斑为正常现象，若皮肤出现紫红色或老年人感觉头晕、心慌等异常表现，应立即停止照射并报告医生及时处理
步骤 6	撤去用物	(1) 照射完毕，关闭开关。 “奶奶，照射时间到啦，我给您撤去烤灯，您现在感觉怎么样? 腰部还疼吗?” “好多啦。” (2) 检查照射部位皮肤情况。 (3) 协助老年人整理好衣服，躺卧舒适。 (4) 整理床单位，询问老年人需求。 (5) 交代注意事项。 “奶奶，照射完您在室内休息 15 分钟再出去，避免着凉引起感冒。” “好。” (6) 切断烤灯电源，携用物离开	照射完毕，询问老年人感受，仔细观察照射部位皮肤情况

续 表

步骤	流程	操作步骤	备注
步骤 7	整理用物	(1) 将烤灯放回原处备用。 (2) 照护人员洗净双手。 (3) 记录：记录烤灯照射的部位、时间、效果及局部皮肤情况	准确记录老年人使用烤灯的情况
注意事项		(1) 在为老年人进行烤灯之前，应详细评估老年人的疾病史、身体情况及局部皮肤情况，保证老年人能安全地使用烤灯。 (2) 照射老年人面部、颈部和胸部时，保护老年人眼睛不受伤害，可用纱布遮盖眼睛或戴有色眼镜。 (3) 烤灯照射期间密切观察老年人照射部位的皮肤情况并询问老年人感受，如有异常，及时停止照射并报告医生。 (4) 在治疗前要将老年人辐射范围内的金属物品移除。 (5) 按治疗部位选用不同功率的烤灯，如手、足等小部位用 250W 为宜，胸腹、腰背部等处用 500~1000W。 (6) 用完要断电，避免造成火灾。 (7) 严格交接班制度	

二、操作风险点

1. 烫伤。

(1) 未给老年人精确评估疾病史、身体情况及局部皮肤情况。

(2) 未正确调整烤灯的距离。

(3) 用热过程中未询问老年人感受。

(4) 用热过程中未密切观察烤灯照射部位的皮肤情况。

(5) 老年人感觉异常或皮肤有异常表现时未及时正确处理。

(6) 未给老年人交代好注意事项，烤灯照射过程中，老年人随意移动烤灯或变换体位。

2. 烤灯照射效果不理想。

(1) 未采取合适的照射体位。

(2) 未正确调整烤灯照射方向。

(3) 未正确调整烤灯距离。

(4) 未严格遵医嘱确定合适的照射时间。

三、操作关键点

1. 操作前做好评估与沟通工作，确保老年人符合使用烤灯的指征，确保老年人安全，并取得老年人配合。

2. 仔细检查烤灯，确保性能完好。

3. 根据老年人情况，调整合适的灯距，以 30~50cm 为宜。

4. 遵照医嘱，严格控制照射时间。

5. 使用烤灯期间密切观察老年人局部皮肤情况，勤询问老年人感受，如有异常，应立即停止烤灯照射，并立即报告医生。

单元 4　热水坐浴

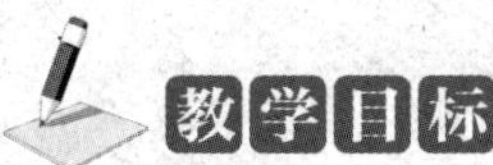

于奶奶，76 岁，现入住养老机构 6 年，四肢活动尚可，日常沟通交流正常，生活能够自理，有痔疮病史，平常饮食清淡，痔疮病情平稳，近几日痔疮症状加重，医嘱给予于奶奶热水坐浴每天两次。请照护人员为老年人进行热水坐浴。

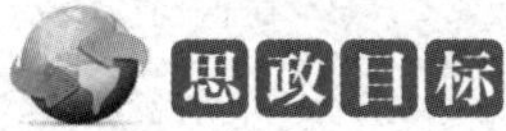

1. 掌握热水坐浴的禁忌证。
2. 掌握为老年人进行热水坐浴的操作规程、风险点及操作关键点。
3. 熟悉热水坐浴的原理及适应证。
4. 能为老年人进行热水坐浴。

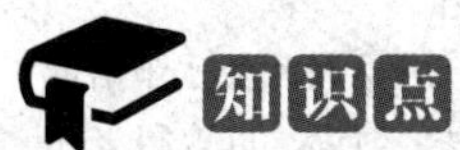

强调职业认同感和价值观，积极引导学生树立良好的认知。

知识点

一、热水坐浴的原理及适应证

热水坐浴是把药物溶解在热水里，把臀部及外阴部完全浸泡在浴液中，起到促进血液循环，促进炎症吸收，减轻局部疼痛、水肿，达到清洁舒适的目的。适用于会阴、肛门、外生殖器疾患及盆腔充血、水肿、炎症及疼痛等。

二、热水坐浴的禁忌证

（1）月经期：热水坐浴容易造成月经量过多。

（2）妊娠期：热水坐浴容易引发流产。

（3）产褥期：热水坐浴可能会有细菌上行，导致盆腔感染。

（4）脓肿：通过热水坐浴可导致局部扩散，使炎症加重。

（5）阴道不规则出血、急性盆腔炎等在未明确病因时：坐浴可能加重病情。

（6）肿瘤疾病：如直肠癌、结肠癌、肛管癌等，热水坐浴会加速细胞活动，会促进血液循环，可能导致肿瘤转移并快速生长，容易使疾病进一步恶化。

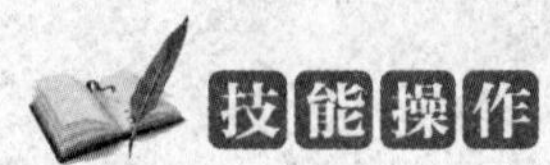

热水坐浴

一、操作规程

步骤	流程	操作步骤	备注
步骤1	操作前评估	(1)站在床前，身体前倾，微笑面对老年人，对照床头卡，核对老年人床号、姓名。 (2)评估老年人的精神状态、饮食、二便、睡眠、肢体活动情况、用热部位皮肤状况、感知觉灵敏度、配合程度等。 “奶奶您好，我是您的照护人员，听说您这两天不舒服，您现在感觉怎么样?” “感觉肛门周围很痒，还有点疼。” “奶奶，您别着急，刚才医生已经详细看过您的情况，您肛门周围感觉很痒是因为您的痔疮又犯啦，医生让我给您每天做两次热水坐浴，就是在坐浴椅上放置一个坐浴盆，坐浴盆里盛40~45℃热水和药液，您的臀部坐到坐浴液里，可以扩张您的血管、改善您的局部血液循环，起到促进炎症吸收、减轻肿胀、解痉止痛的作用，一会儿我给您做一下可以吗?” “可以。” “那我先了解一下您的身体情况，您最近吃饭怎么样?大小便还正常吗?睡眠怎么样?” “都还可以。” “奶奶，您用力握一下我的手，您活动活动您的双侧上肢，您再活动活动您的双侧下肢。” “奶奶，您的肌力和活动度都保持得不错，我再看看您肛门会阴部的皮肤。奶奶，您肛门会阴部的皮肤是完好无破损的，可以进行热水坐浴。进行热水坐浴的时间是15~20分钟，在这之前您需要排空您的大便和小便。”“好，我刚刚上完厕所。” “那您还有其他需要吗?” “没有啦。” “那您稍等，我去准备一下用物。”	(1)通过评估了解老年人的全身及局部情况，确定老年人能否使用热水坐浴。 (2)告知老年人使用热水坐浴的目的、方法、时间，以取得老年人的配合
步骤2	工作准备	(1)环境准备：房间干净、整洁，空气清新、无异味，温湿度适宜，关闭门窗，必要时屏风遮挡。 (2)照护人员准备：着装整齐，用“七步洗手法”洗净双手，无长指甲。	(1)关闭门窗保暖，避免直流风直吹老年人。 (2)必要时屏风遮挡，保护隐私。 (3)物品准备齐全，检查性能完好。

续　表

步骤	流程	操作步骤	备注
步骤 2	工作准备	（3）物品准备：坐浴椅 1 个、无菌坐浴盆 1 个（放置于坐浴椅上，内盛 40～45℃温水 1/2 满，根据医嘱加药）、无菌纱布数块、量杯 1 个、水温计 1 个、毛巾 1 块、必要时备屏风，记录单和笔、免洗洗手液。 （4）老年人准备：提前排空大小便，清洁好热水坐浴处皮肤	（4）严格控制热水坐浴的温度，测量水温时方法正确，不碰杯壁和杯底，水平读数。 （5）热水会刺激肛门、会阴部，容易引起排尿、排便反射
步骤 3	沟通核对	（1）再次核对房间号、床号、姓名、性别，核对治疗单。 （2）将护理推车摆放于老年人床边合适位置。 （3）坐浴椅放于合适位置。 （4）告知老年人准备进行热水坐浴，取得老年人配合。 “奶奶，物品我已经准备好啦，现在我们开始进行热水坐浴好吗？” “好。”	（1）态度要和蔼，语言要亲切。 （2）注意老年人反应及沟通
步骤 4	进行坐浴	（1）协助老年人来到坐浴椅旁。 （2）协助老年人脱裤子到膝盖处，充分暴露坐浴部位。 “奶奶，我协助您将裤子脱到膝盖处。” （3）先用纱布蘸拭试温。 “奶奶，我给您用纱布蘸坐浴液试一下温度，您感受一下，感觉烫不烫？” “不烫。” （4）协助老年人臀部全部泡入浴液中。 “奶奶，我看您已经完全适应啦，您慢慢地将您的臀部全部泡入浴液中。” （5）询问老年人感受。 “奶奶，您现在感觉烫不烫？” “不烫。” （6）以浴巾遮盖老年人大腿保暖。 （7）交代注意事项。 “奶奶，热水坐浴的时间是 15～20 分钟，在这期间您要有任何不适，一定要及时告诉我。” “好。” （8）热水坐浴期间，密切观察老年人面色、呼吸及坐浴部位皮肤情况，询问老年人感受。 “奶奶，热水坐浴期间，我也会及时观察您的全身状况及热水坐浴处皮肤情况，您要有头晕、乏力等情况，我会立即给您停止热水坐浴并及时给您进行处理，您现在感觉怎么样？有没有不舒服？”“没有。” （9）热水坐浴期间，根据需要随时加热水，保证热水坐浴效果。 “奶奶，为了保证热水坐浴的效果，您要是觉得有点凉了，一定随时告诉我，我会立即给您添加热水，给您调节热水坐浴的温度。” “好。”	（1）先用纱布蘸拭试温，防止烫伤。 （2）热水坐浴期间密切观察老年人呼吸、面色等全身状况及局部皮肤情况，询问老年人有无异常感觉，如发现老年人情况异常，应立即停止热水坐浴。 （3）热水坐浴期间，水盆内随时加热水，以保证热水坐浴效果，添加热水时，让老年人离开坐浴盆，防止烫伤。 （4）热水坐浴时间为 15～20 分钟（遵医嘱）

续　表

步骤	流程	操作步骤	备注
步骤5	撤去用物	(1) 热水坐浴完毕，撤去大浴巾。 “奶奶，热水坐浴的时间到啦，我给您撤去大浴巾，您现在感觉怎么样？肛门周围还痒吗？还疼吗？” “好多啦。” (2) 用毛巾擦干坐浴部位。 (3) 检查坐浴部位皮肤有无发红等烫伤表现。 (4) 协助老年人穿好裤子，检查裤子有无污染。 (5) 协助老年人休息。 (6) 询问老年人需求，携用物离开	(1) 热水坐浴后，用干而软的毛巾擦干，先擦会阴部，再擦臀部，最后擦肛门，毛巾要专人专用，并及时清洗消毒。 (2) 热水坐浴后，要仔细观察热水坐浴部位皮肤情况
步骤6	整理用物	(1) 清理用过的浴巾、毛巾，浴盆洗净、消毒，晾干备用。 (2) 洗净双手。 (3) 记录热水坐浴的时间、所用药液、效果、热水坐浴前后局部皮肤情况、有无异常情况及处理措施	准确记录老年人热水坐浴前后的局部皮肤情况，如有伤口的，热水坐浴后严格无菌操作换药
注意事项		(1) 在为老年人进行热水坐浴之前，应详细评估老年人的疾病史、身体情况及局部皮肤情况，保证老年人能安全地使用热水坐浴。 (2) 测量水温时方法正确：不碰杯壁和杯底，水平读数。 (3) 热水坐浴之前先试温，待适应后再全部坐入浴液中。 (4) 热水坐浴期间，密切观察老年人热水坐浴部位的皮肤情况并询问老年人感受，防止烫伤。 (5) 热水坐浴期间，及时添加热水，保证热水坐浴的效果。 (6) 严格交接班制度	

二、操作风险点

1. 烫伤。

(1) 未给老年人精确评估疾病史、身体情况及局部皮肤情况。

(2) 水温过高，未测水温。

(3) 坐入浴液之前未用纱布蘸拭测试温度。

(4) 热水坐浴过程中未询问老年人感受。

(5) 热水坐浴过程中未密切观察热水坐浴部位皮肤情况。

(6) 老年人感觉太热未及时正确处理。

2. 热水坐浴效果不理想。

(1) 药液浓度配制太低。

(2) 未及时添加热水。

3. 感染。

(1) 坐浴前未洗净患处。

(2) 浴盆用之前未正确清洁、消毒、灭菌。

（3）毛巾未专人专用，未正确清洁、消毒。

（4）有伤口的坐浴后未及时无菌换药。

4. 黏膜损伤。

药液浓度配制太高。

三、操作关键点

1. 操作前做好评估与沟通，确保老年人符合使用热水坐浴的指征，确保老年人安全。

2. 严格遵医嘱配置坐浴液浓度。

3. 正确测量水温，协助老年人坐入浴液之前用纱布蘸拭测试温度，待适应后再全部坐入。

4. 热水坐浴过程中做到“三勤”：勤询问老年人感受；勤观察老年人局部皮肤情况；勤往水盆内添加热水。

5. 热水坐浴期间密切观察老年人呼吸、面色等全身状况及局部皮肤情况，询问老年人有无异常感觉，如发现老年人情况异常，应立即停止热水坐浴。

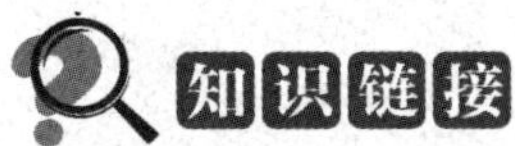

高锰酸钾坐浴液使用的注意事项

1. 浓度合适

高锰酸钾为强氧化剂，低浓度有收敛作用，高浓度有刺激和腐蚀作用。坐浴时以浓度为 1∶5000 的溶液为宜，浓度太低达不到治疗效果，浓度太高容易引起皮肤及黏膜的损伤。配置好浓度后，高锰酸钾水的颜色为杨梅红色。

2. 水温适中

可以用 43℃左右的温开水，水温太高会使高锰酸钾分解失效。

3. 现配现用

配置好的高锰酸钾溶液只能保存两小时左右，超过时间容易变成褐紫色，就会失去作用。

4. 掌握时间

坐浴时间掌握在 15~20 分钟，时间太短达不到治疗效果，太长也会影响人体健康。

单元 5　冰袋物理降温法

案例导入

王爷爷，82 岁，现入住养老机构 6 年，高血压病史 30 年，口服降压药物治疗，血压控制良好，四肢活动尚可，日常沟通交流正常，生活基本能够自理，两天前活动后出汗着凉引发感冒，遵医嘱口服感冒药。今日照护人员发现王爷爷午睡后精神欠佳，为老年人测量腋下体温 39.6℃，照护人员将情况报告医生。医生诊视后嘱王爷爷多饮水、注意保暖、多休息。请照护人员使用冰袋为老年人进行物理降温。

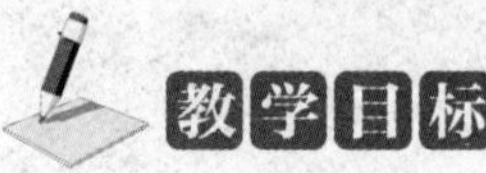

1. 掌握冰袋的使用方法和使用禁忌证。
2. 掌握使用冰袋物理降温的操作规程、风险点及操作关键点。
3. 熟悉物理降温的概念及冰袋降温的原理和冰袋的类型。
4. 能根据老年人的具体情况正确使用冰袋为高热老年人物理降温。

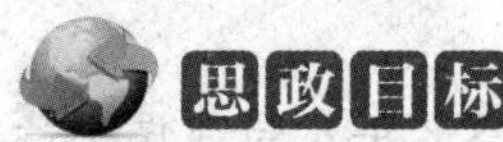

强调职业认同感和价值观，积极引导学生树立良好的认知。

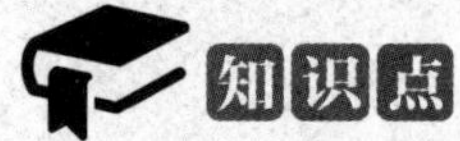

一、物理降温的概念及冰袋降温的原理

物理降温是用低于人体温度的物质作用于人体的局部或全身，以达到降温的治疗方法。物理降温是给高热老年人除药物治疗外，最简便、有效、安全、舒适的降温方法。冰袋是常用的一种对人体局部进行物理降温的工具，使用冰袋物理降温的原理是用冷的物质直接接触皮肤，通过传导与蒸发的物理作用使体温降低。

二、冰袋的类型

1. 橡胶冰袋

橡胶冰袋是以橡胶制成的袋囊，在袋囊中装入冰块，放置在需要用冷的部位，达到局部用冷的目的。

2. 化学冰袋

化学冰袋采用特殊冷冻介质，可反复使用，使用后用消毒液擦拭外壁，在冰箱放置一定时间后，可取出再次使用，而且使用简单方便，制冷迅速，且无须冷源。化学冰袋袋体柔软，冷敷时能最大限度地增加与人体的接触面。化学冰袋解冻融化时没有水质污染，反应前后不会对环境和人体造成污染和毒副作用。

三、冰袋的使用方法

高热的老年人物理降温，可以将冰袋放置在前额、头顶或体表大血管处，避开禁用冷疗的部位，一般冷疗的时间为 10～30 分钟，时间过长或反复用冷，可导致不良反应，如寒战、面色苍白、冻疮，甚至影响呼吸和心率。

四、冰袋的使用禁忌证

1. 慢性炎症或深部有化脓病灶

老年人有慢性炎症或深部有化脓病灶时，不易冷疗，因为用冷可以使局部血流量减少，减慢炎症吸收。

2. 循环障碍

老年人有大面积组织受损、局部组织血液循环不良、感染性休克、微循环障碍、皮肤颜色青紫时，不宜用冷疗，以防加重微循环障碍，导致组织坏死。

3. 冷过敏者

对冷过敏者应用冷疗可导致出现过敏症状，如荨麻疹、关节疼痛、肌肉痉挛等情况，因此不能使用冷疗。

4. 水肿部位

冷会使血管收缩，血流减少，影响细胞间液的吸收，因此，在水肿部位禁忌用冷。

5. 组织损伤、破裂

用冷可致血液循环不良，增加组织损伤，影响伤口愈合。特别是大范围组织损伤，应禁止用冷。

6. 禁忌用冷的部位

（1）枕后、耳郭、阴囊处：用冷容易引起冻伤。

（2）心前区：用冷容易引起反射性心率减慢，心房及心室纤颤，房室传导阻滞。

（3）腹部：用冷容易引起腹泻。

（4）足底：用冷容易引起反射性末梢血管收缩而影响散热，或引起一过性的冠状动脉收缩，可以诱发心绞痛。

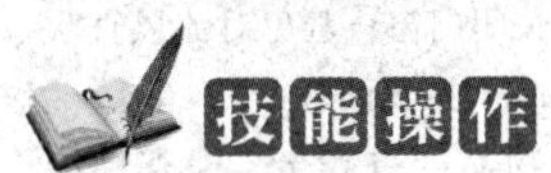

使用冰袋为高热老年人物理降温

一、操作规程

步骤	流程	操作步骤	备注
步骤 1	操作前评估	（1）站在床前，身体前倾，微笑面对老年人，对照床头卡，核对老年人床号、姓名。 （2）评估老年人的精神状态、饮食、二便、睡眠、肢体活动情况、用冷部位皮肤状况、感知觉灵敏度、配合程度等。 “爷爷您好，我是您的照护人员，您现在感觉怎么样？” “感觉浑身热，不舒服。” “爷爷，刚才给您量的体温是 39.6℃，医生也已经看过您的情况啦，您是因为着凉引起了高热，您别着急，医生让我用冰袋给您物理降温。用冰袋物理降温就是将冰袋放在您的前额、头顶和大血管流经的地方，像颈部两侧、腋窝、腹股沟等，等体温降下来您就舒服一些啦，一会儿我给您用冰袋进行一下物理降温，您看可以吗？”	（1）通过评估了解老年人的身体情况，确定老年人能否安全地使用冰袋进行降温。

续　表

步骤	流程	操作步骤	备注
步骤1	操作前评估	“可以。” “那我先了解一下您的身体情况，您最近吃饭怎么样？大小便还正常吗？睡眠怎么样？” “胃口不好，其他还可以。” “爷爷，您别着急，这是因为发烧引起的。您活动活动您的双侧上肢和双侧下肢。” “爷爷，我看看您的皮肤情况。能感觉到我手的温度吗？” “可以。” “爷爷，您的身体情况我了解啦，您没有使用冰袋的禁忌，可以使用冰袋进行物理降温，使用冰袋的时间是30分钟，在这之前您还有其他需要吗？” “没有啦。” “那您稍等，我去准备一下用的物品。”	(2) 告知老年人使用冰袋的目的、方法、时间，取得老年人的配合
步骤2	工作准备	(1) 环境准备：房间干净、整洁，空气清新、无异味，温湿度适宜，关闭门窗，必要时用屏风遮挡老年人身体，保护老年人隐私。 (2) 照护人员准备：着装整齐；用“七步洗手法”洗净双手，修剪指甲。 (3) 物品准备：冰袋数个、布套数个、帆布袋1个、木槌1个、面盆2个（1个盛冰块、1个盛冷水）、漏勺1个、体温计1支、毛巾1块、纱布、记录单和笔、免洗洗手液。 (4) 老年人准备：提前解决大小便等特殊需求	(1) 关闭门窗，避免对流风直吹老年人，注意保暖。 (2) 物品准备齐全，检查性能完好
步骤3	灌装冰袋	(1) 再次检查冰袋完好无破损。 (2) 将冰块用帆布袋装好，用木槌将冰块敲碎。 (3) 将敲碎的冰块倒入冷水中，冲去棱角。 (4) 用漏勺将碎冰装入冰袋中，灌至冰袋容量的1/2满即可。 (5) 将冰袋内的气体排出，扎紧冰袋口。 (6) 用毛巾擦干冰袋外壁水痕，将冰袋倒置，检查冰袋有无漏水。 (7) 将冰袋装入布套内	(1) 避免冰块棱角损坏冰袋，发生漏水。 (2) 空气可加速冰的融化，排气后可使冰块与冰袋外壁紧贴。 (3) 布套可避免冰袋与老年人皮肤直接接触
步骤4	沟通核对	(1) 再次核对房间号、床号、姓名、性别。 (2) 将护理推车摆放在床头。 (3) 告知老年人准备放置冰袋，取得老年人配合。 “王爷爷，冰袋已经准备好啦，准备给您放上。” “好。”	(1) 再次核对，防止差错事故。 (2) 态度要和蔼，语言要亲切。 (3) 注意老年人反应及沟通

续 表

步骤	流程	操作步骤	备注
步骤5	放置冰袋	(1) 放冰袋之前再次检查冰袋无漏水。 (2) 将冰袋置于高热老年人前额、头顶和大血管流经的地方像颈部两侧、腋窝、腹股沟。 “爷爷，稍微有点凉，我将冰袋放在你的额头、头顶、颈部的两侧和一侧腋窝，一会儿咱们用另一侧测量体温，腹股沟这儿我也给您放上。” “好。” (3) 冰袋放置过程中密切观察老年人皮肤情况，询问老年人感受。 “爷爷，有没有不舒服?” “没有。” “用冷时间是30分钟，我会每10分钟看一下您放冰块处的皮肤变化，您要有任何不适，也要及时告诉我。” “好。” (4) 随时观察、检查冰袋有无漏水，冰块融化后及时更换	照护人员每10分钟观察用冷部位皮肤状况，如有苍白、青紫、灰白、颤抖、疼痛或有麻木的感觉，须立即将冰袋取下
步骤6	撤去冰袋	(1) 用冷30分钟后撤去冰袋。 “爷爷，已经使用冰袋30分钟啦，您感觉怎么样?” “好一些啦。” “那我给您把冰袋拿下来啦。” “好。” (2) 再次检查用冷部位局部皮肤情况。 (3) 检查局部床铺及衣服情况	评估用冷效果，用冷时间不可过长，避免发生继发效应
步骤7	复测体温	(1) 复测体温：在老年人没有放置冰袋的一侧腋下测量体温。 (2) 老年人体温降至39℃以下时，即可停止使用冰袋物理降温。 (3) 协助老年人取舒适体位，整理床单元，将被子盖严实。 (4) 询问需求后携物离开	长时间使用冰袋者，须间隔1小时后再重复使用
步骤8	整理用物	(1) 将冰袋中冰水倒空，倒挂冰袋晾干。 (2) 吹入空气后扎紧袋口，放在阴凉干燥处备用，以防两层橡胶粘连。 (3) 将布带套清洗晾干备用。 (4) 洗净双手。 (5) 记录冰袋使用情况，包括冰袋放置时间、取出时间、使用冰袋前后的体温变化、老年人用冷后全身及局部情况	(1) 冰袋晾干后吹入空气，扎紧袋口，放在阴凉干燥处，以防止橡胶内层粘连损坏。 (2) 如用一次性化学冰袋，用完按医疗垃圾分类处置，化学冰袋使用前要检查有无破损，防止破损后化学物质渗漏造成皮肤损伤。 (3) 准确记录老年人使用冰袋的情况

续 表

步骤	流程	操作步骤	备注
注意事项		(1) 在使用冰袋之前，应详细评估老年人的运动功能、感知觉及局部皮肤情况、病情及体温状况，保证老年人能安全地使用冰袋。 (2) 老年人使用冰袋，冰块应该冲去棱角，冰袋装入布套内，避免与皮肤直接接触，防止冻伤。 (3) 随时观察，检查冰袋有无漏水。 (4) 冰袋应放置在大血管所在的位置。 (5) 在老年人使用冰袋过程中，照护人员要每 10 分钟观察一次老年人用冷部位皮肤，及时询问老年人感受，如有苍白、青紫、灰白、颤抖、疼痛或有麻木的感觉，须立即将冰袋取下，并及时报告，防止冻伤。 (6) 冰块融化后应及时更换，保持布袋干燥。 (7) 老年人应避免长时间用冷，时间以 10~30 分钟为宜。长时间使用者，须间隔 1 小时后再重复使用。 (8) 禁止使用冰袋的部位有枕后、耳郭、阴囊处、心前区、腹部和足底。 (9) 严格交接班制度	

二、操作风险点

1. 冻伤。

（1）未做好老年人的评估工作，未给老年人精确评估感知觉及皮肤状况。

（2）用冷过程中未及时观察老年人局部皮肤情况。

（3）用冷过程中未仔细询问老年人感受。

2. 老年人出现并发症。

在禁忌用冷的部位放置冰袋。

3. 继发效应。

用冷时间过长。

4. 冷疗效果不佳。

冰块融化后未及时更换。

三、操作关键点

1. 操作前做好评估与沟通，确保老年人符合使用冰袋的指征，禁忌用冷的部位，严禁给老年人使用冰袋，确保老年人安全。

2. 严格控制用冷时间，放置 30 分钟后取下冰袋。

3. 正确测量体温，在老年人没有使用冰袋的一侧腋下测量体温，如果体温降至 39℃以下，即可停止使用冰袋物理降温。

4. 用冷过程中密切观察。每 10 分钟观察放置冰袋部位的局部皮肤情况，防止冻伤。

5. 与老年人随时沟通交流。仔细倾听老年人主诉，如有异常立即停止使用。

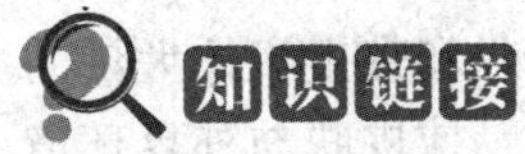

冻　伤

冻伤一般分为四度，其主要表现如下。

一度冻伤：受损在表皮层，皮肤红肿充血，自觉热、痒、灼痛。

二度冻伤：伤在真皮浅层，皮肤红肿，伴有水疱，疱内可为血性液体，深部可出现水肿、剧痛。

三度冻伤：伤及皮肤全层，出现黑色或紫褐色，痛感觉丧失。

四度冻伤：伤及皮肤、皮下组织、肌肉甚至骨头，可出现坏死，感觉丧失。

单元 6　温水拭浴法/酒精拭浴法

案例导入

赵爷爷，75 岁，无高血压、冠心病病史，现入住养老院 2 年，与崔爷爷在花园下棋到晚上 5 点半，晚饭后回屋休息，夜里 23 点呼叫照护人员，主诉：心慌，头晕，四肢乏力，照护人员为其监测生命体征：体温 39.5℃，心率 120 次/分，呼吸 20 次/分，血压 139/85mmHg。现需照护人员遵医嘱予老年人全身擦浴物理降温。

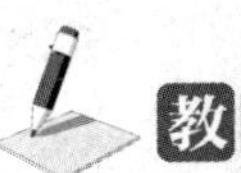

教学目标

1. 掌握温水拭浴/酒精拭浴的护理要点、风险点及操作关键点。
2. 熟悉温水拭浴/酒精拭浴的要求。
3. 了解温水拭浴/酒精拭浴的概念。
4. 能为老年人进行温水拭浴/酒精拭浴。

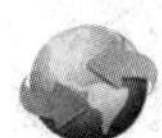

思政目标

践行“以老年人为中心”理念。

知识点

一、温水拭浴/酒精拭浴的概念

1. 温水拭浴

利用温水接触身体皮肤，通过温水的蒸发、传导作用增加机体的散热，达到降温的目的。

2. 酒精拭浴

酒精（乙醇）一种挥发性的液体，在皮肤上可迅速蒸发、吸收和带走机体大量的热量，起到降温的作用。又因酒精具有刺激皮肤血管扩张的作用，使皮肤与外界环境的温度差加大，使辐射散热增加，也起到降温的作用。

二、温水拭浴/酒精拭浴的操作要求

1. 温水拭浴

水温 32~34℃，离心方向，由上至下擦拭，擦拭过程不得超过 20 分钟。擦拭过程头部放冰袋，足底放热水袋。

2. 酒精拭浴

水温 30℃，酒精浓度 25%~35%，自上而下擦拭血管丰富的部位，擦拭部位不能一次裸露，擦一个位置露出一个位置。

知识链接

乙醇浓度调配

75%的乙醇 100mL 配制成 35%的乙醇 200mL，原液 100mL 需加水 100mL。公式：75%×100＝35% x，算出 x 是 200mL，再减去原液 100mL，等于 100mL 就是所需加水量。乙醇浓度太高不但刺激皮肤，还会吸收表皮大量的水分。

三、温水拭浴/酒精拭浴的护理要点

（1）拭浴过程中，注意观察局部皮肤情况及老年人反应。

（2）拍拭至腋窝、肘窝、腹股沟等体表大血管分布处应延长拍拭时间，以促进散热。忌拍拭胸前区、腹部、后颈、足底等部位，以免引起不良反应。

（3）拭浴过程中，头部可放冰袋或湿毛巾冷敷，以减轻头颈部充血。需密切观察老年人的反应，若出现寒战、面色苍白、脉搏或呼吸异常，应立即停止拭浴，及时通知医师。

（4）血液病老年人禁忌使用酒精拭浴，因其凝血机制差，酒精拭浴可使皮肤出现散在的出血点。拭浴时，以拍拭（轻拍）方式进行，避免用摩擦方式，因摩擦易生热。拭浴后 30 分钟测量体温并记录，体温降至 39℃以下取下头部冰袋。

对酒精过敏及皮肤有破损、糜烂影响拭浴者则属禁忌证者。昏迷、感觉异常、体弱者慎用。

温水拭浴法要点见图 4-1-6-1。

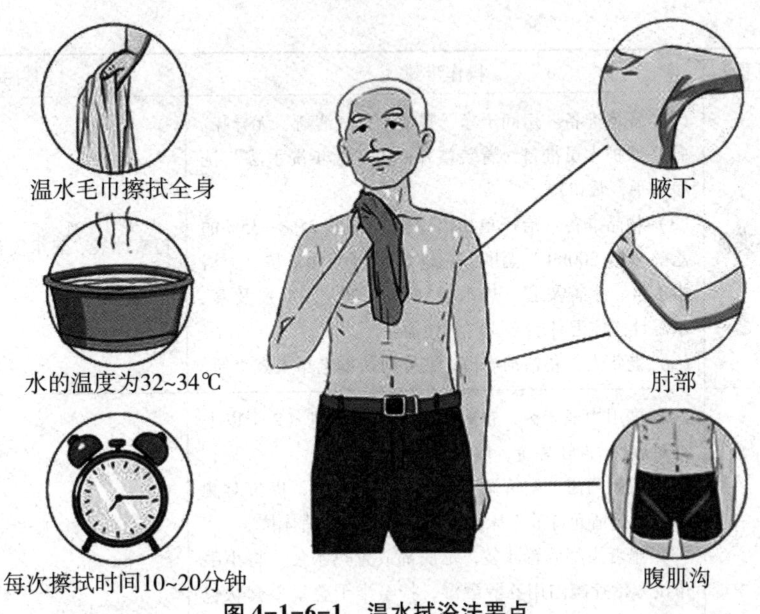

图 4-1-6-1 温水拭浴法要点

技能操作

为高热老年人进行温水拭浴/酒精拭浴

一、操作规程

步骤	流程	操作步骤	备注
步骤 1	操作前评估	(1) 仪表端庄、着装整洁、符合职业要求，双人核对医嘱单与治疗单。 (2) 评估老年人的神志、病情、配合程度、生命体征、自理程度、血液循环情况，有无乙醇过敏及冷过敏史。 “爷爷好，我是您的照护人员，您现在感觉怎么样？有没有感到腹胀？最近大小便正常吗？有没有腹胀、便秘或腹泻的情况发生？” “没有。” “您有点发热，我看医生给您下了医嘱需要给您进行乙醇拭浴，可以帮助您降温。” “好的。” “别着急爷爷，在擦浴前，我先看下您的皮肤情况。”	—

续 表

步骤	流程	操作步骤	备注
步骤 2	工作准备	(1) 环境准备：房间干净、整洁；空气清新、无异味。 (2) 照护人员准备：着装整齐；用“七步洗手法”洗净双手，戴口罩。 (3) 物品准备：治疗单、治疗碗（内盛 25%～35% 的乙醇 100～200mL、温度 27～37℃）、小毛巾 2 块、大浴巾 1 条、冰袋及套、热水袋（水温 60～70℃）及套、水温计、体温计、必要时备便器。 (4) 老年人：备清洁衣裤，必要时协助老年人大小便	检查冰袋、热水袋有无漏水
步骤 3	操作过程	(1) 携用物至床旁，查对患者及腕带信息（2 个以上查对点），告知患者，取得合作。 (2) 关闭门窗，酌情调节室温（24±2)℃，提拉对侧床挡，病情允许放平床头，协助患者取合适体位。 (3) 患者头部放置冰袋，足底部放置热水袋。将小毛巾浸入治疗碗内用乙醇蘸湿，拧至半干叠呈手套状包于手上（两块小毛巾交替使用）。 (4) 拍拭上肢：脱去近侧衣袖（口述：如有肢体外伤或活动障碍应先脱健侧后脱患侧)，松开腰带，露出近侧上肢，手背向上，下垫大浴巾。 拍拭上肢顺序：①颈外侧—手臂外侧—肘—手背；②腋窝—手臂内侧—肘窝—手掌（肘窝及腋窝处应稍用力，略延长拍拭时间)。 (5) 用大浴巾擦干皮肤，询问患者有无不适，更换小毛巾，转至对侧同法拍拭另一侧上肢（每侧各拍拭 3 分钟)。 拍拭背部：协助患者侧卧，露出背部、腰部，下垫大浴巾。 (6) 更换小毛巾，用同法拍拭，自颈下至背、腰部擦干皮肤，撤去大浴巾，盖好盖被。 (7) 更换清洁上衣，拍拭下肢：协助患者仰卧，脱去近侧裤子露出近侧下肢，如有肢体外伤或活动障碍，应先脱健侧后脱患侧，下垫大毛巾。 (8) 更换小毛巾，拍拭下肢：①外侧：髂骨—大腿外侧—足背；②内侧：腹股沟—大腿内侧—内踝；③后侧（协助患者屈膝)：臀部—大腿后侧—腘窝—足跟（腹股沟及腘窝处应稍用力，略延长拍拭时间)，擦干皮肤，撤去大浴巾，盖好盖被。 (9) 更换小毛巾，转至对侧同法拍拭另一侧下肢（每侧各拍拭 3 分钟)，更换清洁裤子，盖好盖被，根据病情协助患者取合适体位。 (10) 取出足底热水袋，整理床单，清理用物。30 分钟后测体温，若体温降至 39℃以下取下头部冰袋。 (11) 再次核对治疗单、患者及腕带信息（2 个以上查对点)，告知注意事项，进行健康指导。 (12) 撤去屏风，酌情打开门窗	(1) 注意拍拭方法。 (2) 避免过度暴露

续　表

步骤	流程	操作步骤	备注
步骤 4	整理记录	(1) 洗手。 (2) 依据《消毒技术规范》和《医疗废物管理条例》对用物进行相应处理。 (3) 记录，在治疗单上打钩、记录时间、签全名	注意记录规范
注意事项		(1) 乙醇溶液温度应接近体温，避免过冷刺激。 (2) 拭浴时，以拍拭方式进行，不用摩擦方式。擦拭肘窝、腋窝、腹股沟、腘窝等血管丰富处应适当延长时间，以利散热。 (3) 禁拭枕后、耳郭、心前区、腹部、阴囊和足底等处，以免因这些对冷刺激敏感的部位而引起反射性心率减慢、腹泻等不良反应。 (4) 拭浴过程中应随时观察患者情况，如出现寒战、面色苍白、脉搏及呼吸异常时应立即停止，并及时与医生联系。 (5) 拭浴后 30 分钟测量体温并记录，如体温降至 39℃以下可取下头部冰袋。 (6) 有乙醇过敏史、局部血液循环明显不良、慢性炎症或深部有化脓病灶的患者及血液病患者禁用；对冷过敏、心脏病及体质虚弱者应慎用	

二、操作风险点

1. 烫伤：未试水温，未以感觉温热、不烫手为宜。
2. 皮肤损伤：操作不当，动作草率引起老年人皮肤损伤，出现拖拉拽的现象。
3. 骨折：动作粗暴、鲁莽暴躁，太过用力，造成老年人骨折。
4. 坠床：保护措施不当，卧床时未将床挡立起。
5. 受凉：未注意保暖，被子掀开，暴露时间长。
6. 交叉感染：毛巾、面盆未区分（会阴、足部）。

三、操作关键点

1. 枕后、耳郭、阴囊处，以防冻伤。
2. 心前区，以防引起反射性心率减慢、心房或心室纤颤、房室传导阻滞。
3. 胸腹部，以防内脏器官充血、引起不适或并发其他疾病。
4. 足底，以防放射性末梢血管收缩而影响散热或引起一过性冠状动脉收缩。

思政课堂

思维导图

课程二　管道护理协助

扫码查看课程资源

单元1　胃管、尿管、气管切开及肠造瘘口的护理协助

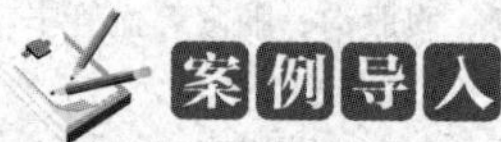

崔奶奶，79岁，带入气管切开在位，予喉罩吸氧；带结肠造口袋，结肠口色红润，有肠容物流出；现入住养老院3年，5年前因脑梗死导致左侧瘫痪，右侧肢体能活动，但是不能坐稳，长期卧床，因吞咽困难，医嘱给予留置胃管；左侧瘫痪下床不便，医嘱予留置导尿管。请照护人员遵医嘱给予老年人相应护理。

1. 掌握观察和识别胃管、尿管、气管及肠造瘘口的异常，并记录、上报。
2. 熟悉各管道置管的目的。
3. 了解各管道置管的适应证和禁忌证。
4. 能为老年人实施管道护理。

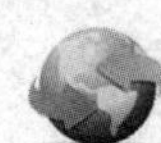

培养学生关爱老年人，耐心细致的观念。

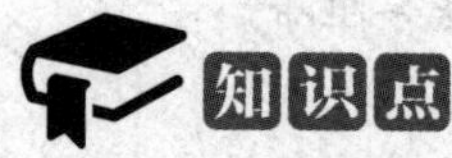

一、观察和识别胃管的异常，并记录、上报

胃插管术，是将胃导管经鼻腔或口腔插入胃内的一项诊疗技术，用于管饲食物或给药、各种目的的洗胃、抽取胃液检查、胃肠减压及三腔管的使用等。

（一）插胃管的目的

（1）解除或缓解肠梗阻所致的症状。

（2）进行胃肠道手术的术前准备，以减少胃肠胀气。

（3）术后吸出胃肠内气体和胃内容物，减轻腹胀，减轻缝线张力和伤口疼痛，改善胃肠壁血液循环，促进消化功能恢复。

（4）通过对胃肠吸出物的判断，可观察病情变化和协助诊断。

（二）插胃管的适应证与禁忌证

1. 适应证

（1）急性胃扩张。

（2）上消化道穿孔或胃肠道有梗阻。

（3）急腹症有明显胀气者或较大的腹部手术前等。

（4）昏迷老年人或不能经口进食者，如口腔疾患、口腔和咽喉手术后的老年人。

（5）不能张口的老年人，如破伤风老年人。

（6）病情危重的老年人以及拒绝进食的老年人。

2. 禁忌证

（1）鼻咽部有癌肿或急性炎症的老年人。

（2）食管静脉曲张、上消化道出血、心力衰竭和重度高血压老年人。

（3）吞食腐蚀性药物的老年人。

（三）胃管的护理

（1）每日用棉棒蘸水清洁鼻腔。

（2）更换胶带时，须将脸部皮肤拭净再贴，并注意勿贴于同一皮肤部位。

（3）鼻胃管外露部位须妥当安置，以免牵扯滑脱。

（4）每日注意鼻胃管刻度，若有脱出，应通知医务人员处理。

（5）每日清洁口腔，以棉签清洁口腔；意识清楚合作者可以用牙刷清洁。鼓励老年人刷牙漱口，养成良好的卫生习惯。生活不能自理的老年人或昏迷的老年人，给予口腔护理。

（6）意识不清或躁动不合作的，须预防鼻胃管被拉出，必要时可将老年人双手做适当的约束保护。

（7）其他护理注意事项：

①胃肠减压期间应禁食、禁饮，一般应停服药物。如需胃内注药，则注药后应夹管并暂停减压 0.5~1 小时。适当补液，加强营养，维持水、电解质的平衡。

②观察胃肠减压后的肠功能恢复情况，并于术后 12 小时即鼓励老年人在床上翻身，有利于胃肠功能恢复。

③胃管通常在术后 48~72 小时，肠鸣音恢复，肛门排气后可拔除胃管。拔胃管时，先将吸引装置与胃管分离，捏紧胃管末端，嘱老年人深呼吸，在老年人呼气时拔管，到咽喉处快速拔出。

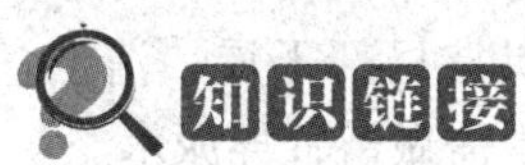

留置胃管长度

1. 胃管全长 120cm，上面标明 4 个刻度

第一刻度 45cm，表示胃管达贲门；

第二刻度 55cm，表示胃管进胃体；

第三刻度 65cm，表示胃管进入幽门；

第四刻度 75cm，表示胃管进入十二指肠。

2. 胃管置入长度

成人：插入长度为 45~55cm。

3. 胃管长度测量示意

鼻尖至胸骨剑突处长度测量见图 4-2-1-1。耳垂至胸骨剑突处长度测量见图 4-2-1-2。

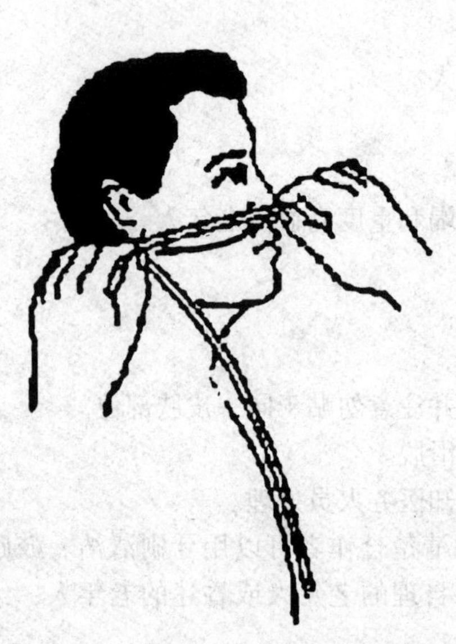

图 4-2-1-1　鼻尖至胸骨剑突处长度测量

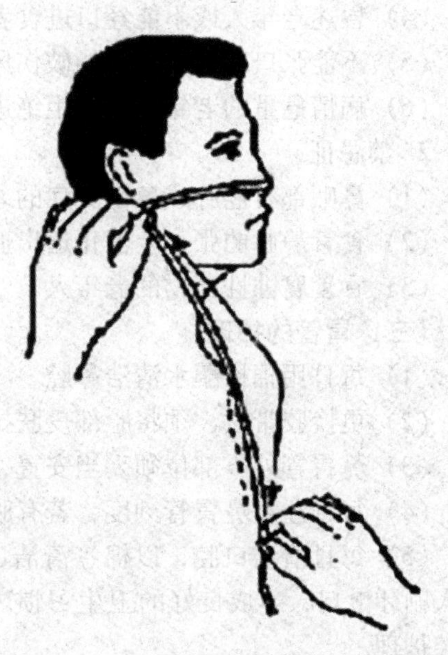

图 4-2-1-2　耳垂至胸骨剑突处长度测量

二、观察和识别尿管的异常，并记录、上报

导尿术常用于尿潴留，留尿作细菌培养，准确记录尿量，了解少尿或无尿原因，测定残余尿量、膀胱容量及膀胱测压，注入造影剂，膀胱冲洗，探测尿道有无狭窄及盆腔器官术前准备。

（一）导尿术的目的

（1）直接从膀胱导出不受污染的尿标本，作细菌培养，测量膀胱容量、压力及检查残余尿量，鉴别尿闭及尿潴留，以助诊断。

（2）为尿潴留老年人排出尿液，以减轻痛苦。

（3）盆腔内器官手术前，为老年人导尿，以排空膀胱，避免手术中误伤。

（4）昏迷、尿失禁患者或会阴部有损伤时，保留导尿管以保持局部干燥、清洁。某些泌尿系统疾病手术后，为使膀胱功能的恢复及切口的愈合，常需做留置导尿术。

（5）抢救休克或垂危患者，正确记录尿量、比重，以观察肾功能。

（二）留置导尿的适应证

（1）各种下尿路梗阻所致尿潴留。

（2）危重患者抢救。

（3）膀胱疾病的诊断与治疗。

（4）进行尿道或膀胱造影。

（5）留取未受污染的尿标本作细菌培养。

（6）产科手术前的常规导尿。

（7）膀胱内药物灌注或膀胱冲洗。

（8）探查尿道有无狭窄，了解少尿或无尿原因。

（三）留置尿管的护理

（1）向老年人及家属解释留置尿管的目的和护理方法，使其认识到预防泌尿系统感染的重要性。

（2）保持导尿管引流通畅，避免受压、扭曲、堵塞。

（3）防止逆行感染：

①保持尿道口清洁，每日擦洗 2 次。老年女性用棉球擦拭外阴及尿道口，老年男性用消毒液棉球擦拭尿道口、龟头及包皮周围皮肤。

②定时更换储尿袋并及时倾倒，更换储尿袋时引流位置应低于耻骨联合，防止尿液反流。

③每周更换导尿管一次。硅胶导尿管可酌情延长更换周期预防尿道感染。

（4）留置尿管的并发症及预防。

①尿路感染。

80%的医院内泌尿道感染与导尿有关。因正常情况下，完整的黏膜是防止细菌侵入泌尿系统的有力屏障，导尿管的插入，常导致尿道黏膜损伤，破坏了尿道黏膜的天然屏障。因导尿管属人体的异物，可刺激尿道及膀胱黏膜，削弱了膀胱及尿道对细菌的防御作用，增加逆行感染的机会，从而引起感染。

预防尿路感染。鼓励老年人多饮水，神志清楚的老年人鼓励多饮水，昏迷的老年人给其多喂水（24 小时大于 2000mL），增加尿量，以达到生理性冲膀胱的目的，减少细菌进入尿道的机会。并勤更换卧位，以利于冲洗，防止尿液的沉淀，每周应做尿常规检查 1 次，以便于及时发现有无异常，做出相应处理。

②排尿困难。

训练膀胱反射功能：在拔管前教会老年人做间歇性引流夹管的方法。膀胱功能锻炼：每日夹管，每 3~4 小时松管一次（用脱水药例外）以便膀胱能定时充盈排空，促进膀胱功能的恢复。教会老年人在离床活动时，将尿管和储尿袋妥善安置。

（5）观察重点：观察尿流情况，检查导尿管与尿袋衔接部位是否紧密，有无曲折、压迫、闭塞、脱出。注意导尿管插入部位及其周围有无溢尿。观察尿袋中尿液的形状、尿量、颜色、尿袋的位置等，如果尿液颜色和性状改变，应立即通知医生。

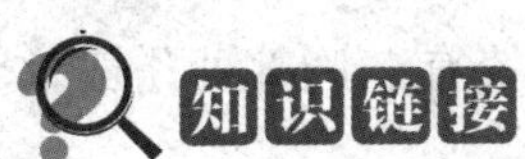

正常尿液的观察

1. 次数和尿量：成年人一般白天排尿 3~5 次，夜间排尿 0~1 次；每次尿量 200~400mL，每 24 小时排出尿量 1000~2000mL。

尿量异常：

多尿：24 小时尿量超过 2500mL。

少尿：24 小时尿量少于 400mL 或每小时少于 17mL。

无尿或闭尿：24 小时尿量少于 100mL 或 12 小时无尿。

2. 颜色和透明度：正常新鲜尿液呈淡黄色、澄清、透明，放置后可出现微量絮状沉淀物。

颜色异常：黄褐色为胆红素尿；酱油色或浓茶色为血红蛋白尿；白色浑浊为脓尿；乳白色为乳糜尿。

透明度异常：尿中含有红细胞、脓细胞、大量上皮细胞、黏液、管型等，新鲜尿液即可出现混浊。

3. 比重：成年人正常情况下，1. 015~1. 025。

4. 酸碱度：弱酸性，pH 4. 5~7. 5，平均值为 6。

5. 气味：新鲜尿液有特殊气味，来源于尿内的挥发性酸：当尿液静置一段时间后，有氨臭味。

气味异常：新鲜尿液即有氨臭味，提示泌尿道感染；糖尿病酮症酸中毒时，尿液呈烂苹果气味。

膀胱刺激征：每次尿量少，且伴有尿频、尿急、尿痛症状。常见于膀胱及尿道感染的老年人。

三、观察和识别气管切开的异常，并记录、上报

气管切开是切开气管颈段前壁（甲状软骨上），插入特制的套管，从而解除窒息，保持呼吸道通畅的急救手术。多用于喉梗阻、昏迷、脑水肿等各种原因引起的呼吸道梗阻或经气管内插管无效的老年人。

（一）气管切开的目的

（1）预防和解除呼吸道梗阻，保证呼吸道通畅。

（2）对于意识不清，尤其是昏迷的老年人，可预防呕吐物和口鼻腔分泌物的误吸入肺，便于呼吸道分泌物的吸引，预防肺部感染。

（3）为机械通气提供封闭的通道。

（4）咽喉部手术时为保持呼吸道通畅也常行预防性气管切开。

（二）气管切开的适应证

（1）喉梗阻：咽喉部炎症、肿瘤、异物、外伤或瘢痕性狭窄等因素引起的急慢性喉梗阻。

（2）下呼吸道分泌物堵塞：各种原因引起的昏迷、下呼吸道炎症、胸部外伤或术后不能有效咳嗽排痰以至下呼吸道分泌物堵塞者。

（3）需要较长时间应用呼吸机辅助呼吸者。

（4）预防性气管切开：某些头颈、颌面部、口腔等部位的手术，为了便于气管内麻醉及防止血液、分泌物进入下呼吸道者。

（5）其他：某些需要气管内麻醉手术而又不能经口鼻插管者，呼吸道异物不能经喉取出者。

（三）气管切开的禁忌证

（1）切开部位以下呼吸道梗阻者。

（2）Ⅰ度和Ⅱ度呼吸困难。

（3）呼吸道暂时性阻塞，可暂缓气管切开。

（4）有明显出血倾向时要慎重。

（四）气管切开的优点

（1）易于固定且较安全。

（2）多能耐受，适用于长期需要人工气道的老年人。

（3）易于口腔护理。

（4）老年人可经口进食。

（5）操作复杂，创伤较大。

（6）局部伤口需特殊护理。

（五）气管切开的并发症

1. 气肿

皮下气肿为术后最常见的并发症，与气管前软组织分离过多，气管切口外短内长或皮肤切口缝合过紧有关。自气管套管周围逸出的气体可沿切口进入皮下组织间隙，沿皮下组织蔓延，气肿可达头面、胸腹，但一般多限于颈部，大多数于数日后可自行吸收，不需作特殊处理。

纵隔气肿是手术中过多分离气管前筋膜，气体沿气管前筋膜进入纵隔，形成纵隔气肿。对纵隔积气较多者，可于胸骨上方沿气管壁向下分离，使空气向上逸出。

2. 气胸

气胸是最严重的，是在暴露气管时，向下分离过多、过深，损伤胸膜引起。右侧胸膜顶位置较高，故损伤机会较左侧多。

3. 出血

原发性出血较常见，为术中止血不完善或术后老年人剧烈咳嗽，静脉压升高使已封闭的小血管再度扩张出血。

继发性出血较少见。其原因：伤口感染扩散至颈深部而致大血管糜烂；个别老年人颈胸部血管畸形，手术容易伤及；用人工呼吸机时间较长的老年人，若未做到套管气囊间歇放气，长时间压迫气管壁，造成气管壁坏死、感染，并累及颈部血管；气管切口过低、偏斜或套管不合适，长期刺激血管等。

4. 感染

手术切口感染主要原因是痰液污染，其次是手术消毒不严、机体抵抗力下降。切口感染最大的危险是大量细菌自感染伤口入侵肺部，引起下呼吸道感染，尤其是铜绿假单胞菌、金黄色葡萄球菌、霉菌及其他耐药菌，可能导致严重肺炎，甚至造成死亡。

肺部感染也可以来自病室空气，老年人自身其他部位感染引起的交叉感染，或由于护理过程带来的交叉感染，老年人及昏迷老年人抵抗力低而引起的感染。

5. 导管脱出

导管过短或系带过松，老年人剧烈咳嗽、挣扎，自行拔管均可造成气管导管全部或部分脱出于气管。因导管末端可仍在颈前软组织内，易被误认为仍在气管内。脱管后可引起老年人呼吸困难加重及皮下气肿、气胸、纵隔气肿等严重并发症。

6. 呼吸骤停

长期呼吸道梗阻及极度呼吸困难者的肺泡和血液中的二氧化碳含量升高，导致血液中碳酸浓度升高。当气管切开后，吸进大量空气或高浓度氧，血氧含量增加，二氧化碳浓度骤减，呼吸中枢缺乏二氧化碳的刺激，可导致呼吸骤停。

7. 急性肺水肿、窒息

（1）急性肺水肿：多发生于有严重或长期呼吸困难者，当气管切开后肺内压骤减，肺泡内毛细血管壁两侧压力平衡失调，血管通透性增加，液体大量自血管内渗出至间叶组织及肺泡内，导致肺水肿。

（2）窒息：气管食管瘘老年人，鼻饲过多、过快，使胃内容物反流，经瘘口进入气管，发生窒息。

（六）气管切开的护理

1. 吸痰的护理

吸痰的意义、临床指征、吸痰管的选择、吸痰并发症、吸痰注意事项。

2. 胸部物理治疗——胸部叩击

防止气道分泌物潴留，促进分泌物的清除。

3. 气管切开处的护理

每日常规切口换药、药物性气管垫的应用。

4. 气管切开的吸氧问题

恒温湿化给氧。将一次性头皮针针头去掉，将针栓与吸氧管连接拧紧，头皮针套入管内 5~8cm，套管口盖双层纱布，流量 3~5mL/h。

5. 气道湿化的问题

气道湿化的目的是替代上呼吸道的温、湿化功能。气道湿化是所有人工气道护理的关键，分为间歇湿化法和持续湿化法。

（1）痰液黏稠分三度。

①Ⅰ°痰液：如米汤样或泡沫样，吸痰后玻璃接头内壁上无痰液滞留。

②Ⅱ°痰液：较Ⅰ°黏稠，吸痰后有少量痰液滞留在玻璃头内壁，易被水冲洗干净。

③Ⅲ°痰液：外观明显黏稠，常呈黄色，玻璃接头内壁上滞留大量痰液，且不易被水冲洗。

（2）湿化效果评价。

①湿化满意：气道通畅、分泌物稀释顺利通过吸痰管、导管内壁无结痂现象。

②湿化不足：分泌物黏稠、有黏液块咳出、吸引困难，可有突然的呼吸困难、发绀加重，导管内壁有结痂。

③湿化过度：分泌物过分稀薄、咳嗽频繁，需要不断吸引，痰鸣音多、烦躁不安、发绀加重。

6. 气囊的护理

其作用是防止呼吸道分泌物或胃反流物流入气管和机械通气时不漏气，现在临床多为高容低压气囊，不需要每隔 4 小时放气一次。保持气囊压力在 25~30cmH_2O，触感为触鼻尖的感觉为宜。

7. 饮食护理

鼻饲饮食，胃管最好安置到幽门以下（鼻空肠管的应用）。喂养前必须检查气囊充气情况。少量持续喂养，但注意避免胃内容积的过量。

8. 口腔护理

护理前必须检查气囊充气情况，至少每天两次，根据口腔情况适当增加次数。

9. 气管切开老年人的心理护理

对于神志清醒的老年人，气管切开使老年人不能发声，影响语言交流及有效沟通，应做好心理护理。

10. 拔管的护理

拔管应在病情稳定、呼吸肌功能恢复、咳嗽有力、能自行排痰、解除对气管切开的依赖心理时，才能进行。堵管时，一般第一天塞住 1/3，第二天塞住 1/2，第三天全堵塞，如堵 24~48 小时后无呼吸困难，能入睡、进食、咳嗽即可拔管并在床旁常规准备气管切开包，以防老年人呼吸困难。拔管后的瘘口用 75% 的乙醇消毒后，用蝶形胶布拉拢 2~3 天即可愈合，愈合不良时可以缝合。早期拔管可降低气管感染、溃疡等并发症的发生。

知识链接

气囊上分泌物的清除

目的：清除气管套囊与气管壁间隙的分泌物，防止分泌物积聚引起气管黏膜糜烂及感染。

方法一：

口腔护理完成后吸干净口腔、鼻腔分泌物，更换吸痰管，从气管切开内吸干净气管内分泌物后，把吸痰管插入超过气管切开长度 2cm，一边放气囊一边吸痰，从而把积聚在气囊上间隙的分泌物彻底清除，然后把气囊充气。

注：操作时必须由两人操作，一人放气囊，一人吸痰。

方法二：

口腔护理完成后吸干净口腔、鼻腔分泌物，将呼吸囊与气管导管连接，轻轻地挤压呼吸囊，以充分换气。在老年人开始吸气时，用力挤压呼吸囊，使肺充分膨胀，同时气囊放气，等分泌物冲到气囊上时气囊充气。再一次吸净口鼻腔的痰液。

注：操作时必须由两人操作，一人放气囊，一人挤压呼吸囊。老年人必须有自主呼吸及配合。

四、观察和识别肠造瘘口的异常，并记录、上报

结肠造瘘口是低位直肠癌和晚期结肠癌老年人行结、直肠切除术后，在左下腹壁作一永久性乙状结肠或横结肠造瘘口，也称人工肛门。

结肠造口护理

1. 评估

（1）造口的活力：呈牛肉红或粉红色，表面平坦且湿润。

（2）造口的高度和直径：造口高度可以记录为平坦、突出、回缩或脱垂。一般乙状结肠突出腹壁 1~1.5cm，直径突出 3~5cm。

（3）造口的形状及大小：可记录为圆形、椭圆形、不规则形，理想的造口为圆形。

（4）造口周围皮肤的评估：正常周围皮肤是健康和完整的。

（5）皮肤黏膜缝线的评估：检查是否有皮肤黏膜分离、感染或皮肤对缝线材质敏感。正常造口黏膜位于表皮下层，没有张力。

2. 造口开放前的护理

用凡士林或 0.9%的氯化钠溶液纱布外敷结肠造口，外层敷料渗湿后应及时更换，防止感染。

3. 造口周围皮肤护理

指导老年人用温开水清洗造口周围皮肤，用湿纱布或棉球由内向外清洁。并在造口周围涂以氧化锌油加以保护。

4. 造口开放后的护理

（1）观察造口有无异常，结肠造口一般于术后 2~3 天，待肠蠕动恢复后开放。

（2）保持造口清洁，用生理盐水、碘伏溶液等清洁结肠造口黏膜及周围皮肤。

（3）造口扩张：造口开放后，即开始扩张，戴上手套，用示指涂以液状石蜡，缓慢插入造口至 2~3 指的关节处，在造口内停留 3~5 分钟，开始时每日 1 次，7~10 天后改为隔日 1 次。

5. 正确选择造口袋

造口刚开放时，会有不同程度的水肿，大便常较稀且次数多，应选择一件式透明带皮肤保护剂柔软的造口袋。待肠功能恢复，造口水肿减轻或消失后可选用两件式透明的造口袋。在康复期或大便成形后，可以选用一件或两件式不透明带炭片的造口袋。

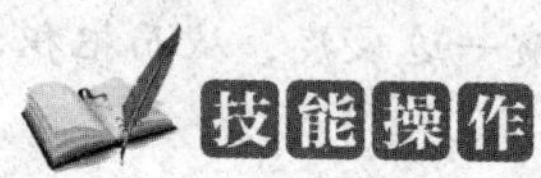

为老年人进行留置尿管护理

一、操作规程

步骤	流程	操作步骤	备注
步骤 1	操作前评估	（1）站在床前，身体前倾，微笑面对老年人，核对医嘱、对照床头卡，核对老年人姓名、床号。 （2）评估老年人的神志、病情，配合程度，是否需工作人员协助或予保护性约束。老年人消化情况、二便情况，有无尿频、尿急、腹痛等症状。 “爷爷好，我是您的照护人员，您现在感觉怎么样？有没有感到腹胀？有没有腹胀、便秘或腹泻的情况发生？” “没有。”	—

续 表

步骤	流程	操作步骤	备注
步骤 1	操作前评估	“为了预防泌尿系统感染，现在给您擦洗会阴和更换尿袋，您做好准备了吗?” “好的。” “别着急爷爷，在更换前，我先看下您的尿袋及固定周围皮肤情况。” (3) 检查尿袋的留置时间及尿液的颜色、性状、量	—
步骤 2	工作准备	(1) 环境准备（关闭门窗、拉上窗帘），保护老年人隐私。 (2) 帮助老年人脱其对侧裤腿盖于近侧腿部，对侧腿用被子遮盖，胸腹部盖浴巾，臀下垫一次性尿垫	—
步骤 3	会阴擦洗	擦洗盘放于老年人两腿之间，戴手套，右手持镊子。 (1) 老年男性：先擦洗阴茎后面，次序为中、左、右各用 1 个棉球擦洗；左手持纱布提起阴茎并后推包皮，充足暴露冠状沟，夹取棉球自尿道口至龟头螺旋向上到冠状沟反复 2 次，自尿道口沿尿道口外尿管螺旋向下至 5cm 处反复 2 次；将阴茎提起，用棉球自龟头向下擦洗至阴囊处，次序为中、左、右。 (2) 老年女性：第 1 个棉球擦洗阴阜三下，第 2 个棉球擦洗左侧大阴唇三下，第 3 个棉球擦洗右侧大阴唇三下，左手拇指、示指分开大阴唇，第 4 个棉球擦洗尿道口，第 5 个棉球擦洗左侧小阴唇，第 6 个棉球擦洗右侧小阴唇，第 7 个棉球从尿道口擦洗至肛门部，第 8 个、第 9 个棉球擦洗沿尿道口外尿管螺旋向下至 5cm 处，第 10 个棉球擦洗尿道口。 完成后脱手套，用物放于弯盘内，将弯盘撤至诊疗车下层	告知老年人摄入合适液体、尿袋高度不能高于膀胱、立即排放尿液等健康教育知识
步骤 4	更换尿袋	(1) 常规消毒尿管和尿袋接口 2 遍，垫无菌纱布于连接处，更换新尿袋。 (2) 妥善固定尿管及尿袋，保持尿管通畅	更换尿袋

续 表

步骤	流程	操作步骤	备注
步骤 5	整理、交代	(1) 撤去一次性尿垫，帮助老年人穿好裤子，扫床并整理床单位。 “爷爷，会阴擦洗和更换尿袋已经结束了，您有什么需要请立即按呼叫器，我也会随时来看您，谢谢您配合。” (2) 帮助老年人取舒适卧位，检验和妥善固定多种管路，保持其通畅。 (3) 清理用物，洗手	整理、交代
注意事项		(1) 老年人插管：由于肌肉结缔组织萎缩，萎缩的阴道牵拉尿道口使之陷于阴道壁之中，尿道口暴露困难，左手示指、中指并拢，深入阴道，将阴道前壁拉紧外翻，即可以找到尿道口。 (2) 尿道外括约肌痉挛：尿管刺激尿道括约肌，引起强烈收缩，此时暂不动导尿管，等数分钟后再插管，或插管时令老年人张口呵气，必要时经尿道外口注入液状石蜡，再进行导尿。 (3) 老年前列腺肥大的插管：插管时遇到阻力，是因为前列腺增生使前列腺段尿道弯曲、伸长，致使导尿管受阻。可以将利多卡因凝胶由尿道口注入，起到松弛尿道肌肉，减轻疼痛引起的尿道括约肌痉挛，利于插管成功	

二、操作风险点

1. 皮肤损伤：动作粗暴、草率、鲁莽暴躁，出现拖拉拽的现象，把皮肤弄破。

2. 骨折：动作粗暴动作草率、鲁莽暴躁，过于用力，造成老年人骨折。

3. 坠床：保护措施不当，更换时未将床挡立起，更换过程，工作人员离开时未做防护。

4. 感染：擦洗方法不正确，未擦洗会阴部或擦洗时会阴与肛门顺序错误。

5. 受凉：未采取保暖措施。

三、操作关键点

1. 会阴擦洗顺序，根据男女性别不同进行擦拭。

2. 常规消毒尿管和尿袋接口 2 遍，垫无菌纱布于连接处，更换新尿袋。

单元 2　浅静脉留置针输液技术

案例导入

赵爷爷，75 岁，无高血压、冠心病病史，现入住养老院 2 年，与崔爷爷在花园下棋到晚上 5 点半，晚饭后回屋休息，夜里 11 点呼叫照护人员，主诉：心慌，头晕，四肢乏力，照护人员为其监测生命体征：体温 39.5℃，心率 120 次/分，呼吸 20 次/分，血压 139/85mmHg。请照护人员遵医嘱予老年人 0.9%的氯化钠溶液 100mL+布洛芬，静脉注射。

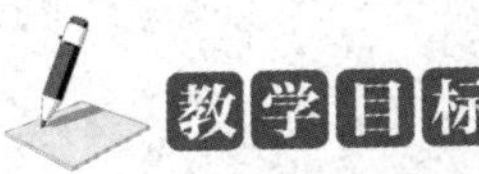

1. 掌握使用静脉留置针的注意事项。
2. 熟悉使用静脉留置针并发症及处理方法。
3. 了解静脉留置针输液技术。
4. 能识别静脉留置针并发症并进行相应处理。

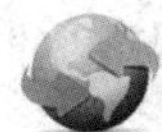 思政目标

培养学生关爱老年人，耐心细致的观念。

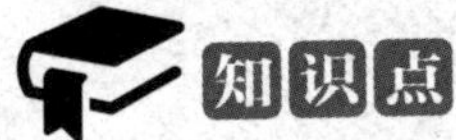

一、概述

静脉留置针又称套管针，由生物材料制成，柔韧性好，管壁光滑，对血管刺激性小，可长时间保留，可用于小儿、老年人输液，也可用于静脉采血，能有效地减轻老年人的痛苦，有利于治疗和抢救，同时也减轻了照护人员的工作量，已广泛应用于临床（见图 4-2-2-1）。

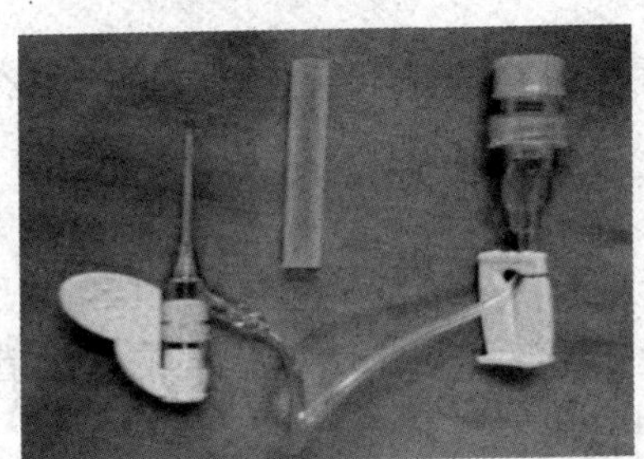

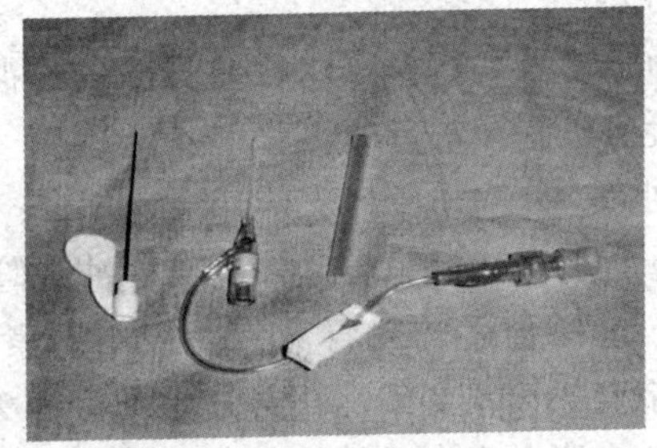

图 4-2-2-1　静脉留置针

针头部为软硅胶管，后接硬塑回血栓，内有不锈钢针芯，针芯尖端突出于软硅胶导管的针头部。

肝素帽前端是硬塑活塞，后端有橡胶帽封闭，帽内有腔和中空管道，可容纳肝素。

二、留置针的并发症

（一）静脉炎

沿静脉走向出现条索状红线，局部组织发红、肿胀、灼热、疼痛，有时伴有畏寒、发热等全身症状。

1. 分类

（1）细菌性：与无菌观念不强，消毒范围小及不彻底有关；拔管后静脉炎与拔针

后注射部位没有消毒处理造成感染有关。

（2）机械性：与导管材料、穿刺技术有关。

（3）化学性：与长期输入刺激性较强、浓度较高的药液有关。

2. 预防及处理

（1）严格执行无菌技术操作：在进行静脉穿刺时要严格无菌观念，穿刺处消毒范围不可小于8cm。贴薄膜贴时要擦干局部皮肤处的消毒液，在使用留置针的过程中，如果薄膜贴被汗液、液体、水浸湿，要及时消毒穿刺部位，更换薄膜贴。

（2）有刺激性的药物应充分稀释，并防药液外溢；在使用刺激性强的药物，如甘露醇、碳酸氢钠、β-七叶皂苷钠等时，要选择头静脉、贵要静脉及前臂正中静脉，对刺激性弱的药物可选择指掌静脉、手背静脉等。

（3）有计划地更换注射部位以保护静脉。

（4）抬高患肢并制动，局部用95%的乙醇或50%的硫酸镁热湿敷。

（5）超短波理疗或中药治疗，合并感染者按医嘱给予抗生素治疗。

（二）液体渗漏

1. 原因

穿刺不当，老年人躁动，针头固定不牢或组织缺氧，末梢循环不良等。

2. 处理

普通的无刺激性药物的渗漏可热敷或抬高肢体。化学药物渗漏可抬高肢体，局部冰敷，必要时行普鲁卡因局部封闭。高渗性药物渗漏可用50%的硫酸镁湿热敷。

（三）导管堵塞

1. 原因

与静脉输入高营养液体后导管冲洗不彻底，封管选择不当或封管方法不合理，老年人的凝血机制异常有关。

2. 处理

（1）静脉输入高营养液体后彻底冲洗管道。

（2）选择合适的封管液，一般用肝素钠封管液3.5mL，对肝素钠过敏者，可用0.9%的氯化钠溶液封管，生理盐水剂量为20mL。

（3）封管方法正确，封管时边推注封管液边退针。

（四）局部皮肤过敏

1. 原因

与老年人出汗多、胶布不透气及胶布粘胶物质对皮肤刺激有关。

2. 处理

应保持皮肤清洁干燥，每日观察局部皮肤情况。如出现胶布范围发红、有渗液，应立即更换胶布，严重者更换穿刺部位，局部涂莫匹罗星软膏。

（五）脱管

1. 原因

老年人躁动，固定不牢。

2. 处理

完全脱管者消毒按压即可。部分脱管消毒后将反折处拉直，重新固定，无菌纱布敷盖，待输液完毕后拔除。

（六）静脉血栓形成

1. 原因

（1）静脉血栓多见于血流缓慢的静脉。

（2）久病卧床老年人发生在下肢静脉的血栓比上肢静脉血栓多3倍。

（3）反复多次在同一部位使用留置针进行静脉穿刺导致血管壁损伤，也是血栓形成的促发因素。

2. 处理

为防止静脉血栓形成，穿刺时尽可能首选上肢粗静脉，并注意保护血管，避免在同一部位反复穿刺。对长期卧床的老年人，应尽量避免在下肢远端使用静脉留置针，且留置时间不能过长。

三、静脉留置针封管技术

1. 目的

（1）将残留的刺激性药液冲入血流，避免刺激局部血管。

（2）保持静脉通路。

2. 封管液种类

（1）0.9%的氯化钠溶液：用量5~10mL，6~8小时冲管一次。

（2）稀释肝素溶液：每毫升含肝素10~100单位，用量2~5mL。抗凝作用持续12小时以上。

3. 正压封管方式

（1）注射器直接封管法：输液完毕，关闭输液器的调节器，将针头与肝素帽分离，消毒肝素帽，用抽有封管液的注射器直接刺入肝素帽内，边推注药液边退输液器针头，直到针头完全退出，使封管液充满整个管腔及肝素帽内，夹闭关闭夹。

（2）注射器间接封管法：输液完毕，关闭输液器的调节器，断开输液器针头和输液器的连接，将抽有封管液的注射器（除去针头），接在输液器针头上，边推边退，正压封管。

4. 注意事项

（1）封管时应缓慢推注封管液，封管液推入过快、用力过猛可使血管内压力剧增，管壁通透性增加，容易引起外渗、肿胀。

（2）封管过程中先将针头拔出至仅剩针尖，推注封管液剩0.5mL后，一边推一边拔出针头，使留置针腔内充满封管液，避免血液反流，凝固阻塞针头。

（3）留置针的小开关关闭位置一定要靠近套管针延长管的起始部，这样就不致使血管内血液倒流至套管针内，避免凝血堵管。

（4）输液过程中液体输入不畅时，应用注射器抽取肝素封管液2~3mL连接输液，回抽凝血块，切勿直接推入或用力挤压输液管，以防小凝血块挤入血循环而发生栓塞。

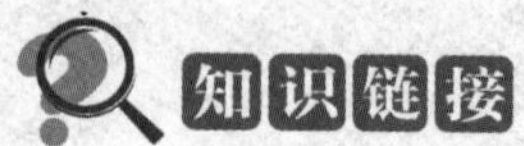

几类特殊静脉穿刺类型

1. 脱水及休克老年人

休克及严重脱水致血液浓缩、循环障碍、血管弹性降低，虽然肉眼可见静脉血管，但穿刺却很困难。静脉穿刺前须经充分压迫局部给予热敷，以改善血管内充血程度，待血管充盈后，采用挑起缓慢进针法。进针后，先使针头向上挑起沿血管走行缓慢由浅至深进入管腔，见有回血，即可缓慢注射少量液体，此时不宜放松压迫，待管腔随着注入的液体而稍扩大后，针头沿静脉的方向刺入所需深度，送内套管后妥善固定。

2. 长期多病消瘦老年人

长期多病消瘦老年人，静脉注射次数多，血管壁脆弱，弹性差，肌肉松弛皮下活动度大，静脉穿刺时要绷紧皮肤，压迫穿刺点两端，抓住血管的活动去向，以助针锋准确刺入血管。

3. 水肿老年人

全身及肢体水肿老年人，肉眼多不能明视静脉，较难进行穿刺，可采用注射前指压静脉法，在穿刺点上端约5cm处束紧，拇指顺血管方向向前推压，使组织间隙的水肿液排开，静脉即可显露，进行穿刺。

4. 肥胖老年人

此型多见于营养过剩的肥胖老年人，皮下脂肪组织丰满，血管较深，虽加压迫也难显露，但血管弹性好，活动度小，可采用探索法，按解剖部位，循血管方向迅速刺入皮下，用左手示指在表皮上触到弹性，右手持针朝此方向探索进行，即可穿刺成功。

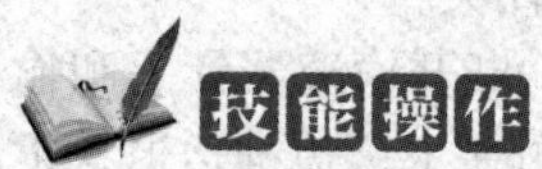

静脉留置针操作流程

一、操作规程

步骤	流程	操作步骤	备注
步骤1	操作前评估	（1）站在床前，身体前倾，微笑面对老年人，核对医嘱、对照床头卡，核对老年人姓名、床号。 （2）评估老年人年龄、病情、意识、状态等、穿刺部位皮肤、血管状况及肢体活动度。 “爷爷好，我是您的照护人员，您现在感觉怎么样？最近大小便正常吗？” “正常。” “别着急爷爷，我先看一下您的皮肤情况。” （3）检查穿刺部位皮肤、血管状况	—

续　表

步骤	流程	操作步骤	备注
步骤 2	工作准备	(1) 环境准备：房间干净、整洁，空气清新、无异味。 (2) 照护人员准备：着装整齐，用“七步洗手法”洗净双手，戴口罩。 (3) 物品准备。 治疗车上层：治疗盘、输液器、静脉留置针、输液贴、液体、肝素液、透明贴、药液（遵医嘱准备）、碘伏、75%的乙醇、棉签、启瓶器、止血带、垫巾、网套、手消毒凝胶、输液卡、医嘱本/输液单、清洁剪刀、纱布。 治疗车下层：污物罐、锐器盒、止血带浸泡桶，必要时备小夹板、棉垫、绷带、输液泵。 (4) 加药：用启瓶器启开输液器中心，并予以消毒；遵医嘱加药，填写、粘贴输液贴（根据医嘱填写输液贴，贴于输液瓶上）	检查用物：检查棉签（开包时须注明开包日期及时间）、安尔碘（注明开瓶日期及有效期）、输液贴、留置针、输液贴、透明贴膜及有效期
步骤 3	沟通核对	(1) 核对并检查药物：核对药液瓶签、给药时间及给药方法，检查药液质量。 (2) 再次核对房间号、床号、姓名、性别。 “爷爷，这次我们给你打的留置针，用的药能够舒张血管，降低您的血压，请您配合。” “好的。”	态度和蔼，语言亲切
步骤 4	选静脉	(1) 一看：选择粗直、血流丰富的静脉，在穿刺部位肢体下放一垫巾、止血带。 (2) 二扎：扎止血带于穿刺部位上方 8 ~ 10cm 处，末端向上，嘱老年人握拳（如老年人血管明显或操作者有把握，可以不扎止血带查看）。 (3) 三摸：以手指探明所选静脉的走向和深浅，松开止血带	注意老年人反应及沟通
步骤 5	排气	打开调节夹排气：右手拿输液软管末端，左手抬起茂非滴管下端，使液体流入滴管内，当滴管内液面至 1/2 处时，拇指屈曲压紧滴管下端软管，将滴管放下，拇指慢慢放开，使液体缓缓流向输液软管接头处，关闭调节夹，将软管挂于分叉处	避免药液浪费

续 表

步骤	流程	操作步骤	备注
步骤 6	消毒穿刺	（1）常规消毒皮肤（直径为 6~8cm），待干。 （2）取出无菌透明贴膜，注明穿刺日期及穿刺者姓名，置于垫巾上。 （3）于穿刺部位上端 8~10cm 处扎止血带，嘱老年人握拳使局部血管充盈。 （4）根据老年人的年龄、血管、用药选择留置针型号，与输液器连接。 （5）排除留置针内空气，检查无气泡后，关闭调节夹。 （6）再次查对，告知老年人第一组输液药品名称及作用。 （7）去除针套，旋转松动外套管。 （8）左手绷紧穿刺部位皮肤，右手捏紧套管针针翼，针头斜面朝上与皮肤呈 20°角进针。 （9）在透明回流器中见到回血后，降低穿刺角度，将穿刺针推进少许（0.2~0.5cm），以确保外套管也进入静脉内。 （10）一手固定针芯，另一手将外套管送入静脉，松开止血带，打开调节器，将针芯完全退出	（1）穿刺：取下护针帽，按静脉注射法穿刺，见血后，将针头与皮肤平行再进少许。 （2）固定：固定好针柄，松止血带，松拳，打开调节器；待液体滴入畅通，老年人无不适后，用胶布固定针柄，针眼部位，最后将针头附近的输液管环绕后固定。 （3）调节滴速：根据老年人年龄、病情及药液性质调节滴速
步骤 7	整理用物	（1）检查液体滴入是否通畅，以及穿刺点局部情况。 （2）安置卧位，将呼叫铃放于老年人易拿处；取出止血带和治疗巾，协助老年人取舒适体位，盖好被子。 （3）清理用物，一次性物品销毁后消毒，洗手，记录	（1）询问老年人感受及需求，指导呼叫器的使用。 （2）告知输液期间可适度活动，洗澡时注意防水，保持敷料清洁干燥，敷料松脱或潮湿及时告知照护人员更换，留置针所在肢体不宜提重物及用力活动
注意事项		（1）使用留置针进行输液时，应严格掌握无菌观念，严格执行无菌技术操作。每周需更换透明敷料 2 次，同时进行皮肤消毒，由内向外作圆周状消毒，保持足够的消毒时间，勿用手触摸穿刺部位以防感染。发现穿刺针眼处如有渗血、渗液时，应该立即重新消毒，更换敷贴。勿用手触摸穿刺部位以防感染。出现针眼处红肿、局部有渗液、老年人主诉穿刺处发痒等不适，应立即拔除。 （2）穿刺留置针应选择合适的注射部位，一般来说，能扎上肢、不扎下肢；能扎健侧、不扎患侧，因为下肢静脉瓣多，远端血液回流缓慢，以及局部血液循环不良会导致静脉炎等不良反应的发生。 （3）留置针在血管内留置时间一般以 7 天为宜，时间太长可导致留置针机械损伤血管壁而形成血栓等不良反应。 （4）对于长期输注浓度较高、刺激性较强的药物时，应充分稀释，同时有计划地更换注射部位，保护血管。 （5）留置针封管应根据老年人的实际情况，套管的长度，选择适量封管液量。观察老年人有无出血倾向，如皮肤黏膜有无出血点、瘀点、瘀斑；鼻腔、齿龈有无出血。 （6）保护好留置针肢体，尽量避免肢体下垂，以防血液回流阻塞，每次输液前后检查穿刺部位及静脉走向有无红、肿、热、痛及静脉硬化情况，询问老年人有无不适	

二、操作风险点

1. 液体渗漏：穿刺不当，老年人躁动，针头固定不牢或组织缺氧，末梢循环不良等。

2. 感染：无菌观念不强，消毒范围小及不彻底有关；拔管后静脉炎与拔针后注射处没有消毒处理造成感染有关。

三、操作关键点

1. 将输液瓶置于输液架上；倒置茂菲氏滴管，使输液瓶内液体流出，当茂菲氏滴管内的液面达到滴管的1/2~2/3满时，迅速转正滴管，打开调节器使液平面缓慢下降，直至排尽导管和针头内空气。

2. 按常规消毒穿刺部位皮肤，消毒范围大于5cm，待干，备胶布。

3. 取下护针帽，按静脉注射法穿刺，见血后，将针头与皮肤平行再进少许。

单元3　静脉置入导管维护技术（PICC、CVC）

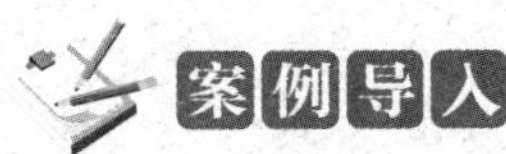

案例导入

崔奶奶，79岁，现入住养老院3年，5年前因脑梗死导致左侧瘫痪，右侧肢体能活动，但是不能坐稳，长期卧床，因吞咽困难、食欲不佳，今晨遵医嘱对老年人抽血检查电解质，检测血钾3.0mmHg，遵医嘱予老年人氯化钾3g+硫酸镁10mL，泵入。请照护人员遵医嘱予老年人留置右锁骨下中心静脉导管，用于泵入药液。

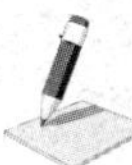

教学目标

1. 掌握中心静脉导管适应证和禁忌证。
2. 熟悉中心静脉导管常见潜在并发症。
3. 了解深静脉类型。
4. 学会深静脉的维护操作。

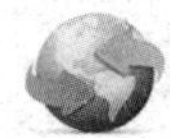

思政目标

促进医患关系和谐，培养学生对老年病人的人文关怀。

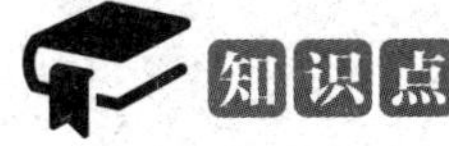

知识点

一、深静脉类型

1. 中心静脉导管（CVC）

中心静脉导管是把一根导管从体表（颈内静脉、颈外静脉、锁骨下静脉或股静脉）刺入深部血管内，使其尖端到达中心静脉特别是上腔静脉的方法，保证药液可以输入，减少对静脉和皮肤的刺激（见图4-2-3-1）。成为进行血流动力学监测、安全输液及静脉

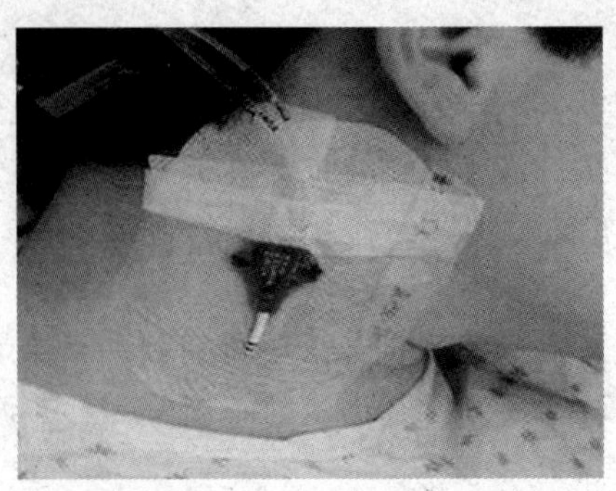

图 4-2-3-1　中心静脉导管

营养支持的途径。

2. 经外周放置中心静脉导管（PICC）

由外周静脉（贵要静脉、肘正中静脉、头静脉）穿刺插管，头端位于上腔静脉的导管，用于为老年人提供中、长期的静脉输液治疗。

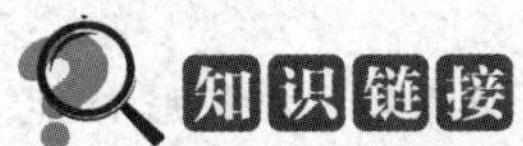

导管相关性感染的诊断

1. 临床诊断（符合下述三条之一即可诊断）

（1）静脉穿刺部位有脓液排出，或有弥散性红斑（蜂窝组织炎的表现）。

（2）沿导管的皮下行走部位出现疼痛性弥散性红斑并除外理化因素所致。

（3）经导管介入性操作所引起的发热>38℃，局部有压痛。

2. 护理

（1）严格无菌操作，预防导管相关性感染。

（2）导管妥善固定，防止脱出，保证接头处连接紧密，防止松脱、进气。

（3）更换贴膜三天一次，若污染、卷边、穿刺处渗血则随时更换。

二、中心静脉导管适应证和禁忌证

1. 中心静脉导管适应证

（1）严重创伤、休克及急性循环机体衰竭等危重患者。

（2）需要长期输液或经静脉抗生素治疗者。

（3）全胃肠外营养治疗的患者。

（4）需要大量、快速输血、输液的患者，或测定中心静脉压。

（5）进行危险性较大的手术患者。

（6）外周穿刺困难者。

（7）需经静脉输入高渗溶液或强酸强碱类药物者。

2. 中心静脉导管禁忌证

（1）严重凝血功能障碍易出血和感染的。

（2）所选静脉通路有梗塞和损伤的。

（3）大面积烧伤合并感染并高热时，避免引起败血症。

（4）穿刺部位有炎症，胸部有畸形的。

（5）严重肺气肿、剧烈咳嗽者慎用锁骨下静脉穿刺。

（6）不合作或躁动患者应给予适当镇静和麻醉剂。

三、中心静脉导管常见并发症

（一）静脉炎

1. 原因分析

穿刺时机械性损伤血管内膜；药物化学刺激，如术中手套上滑石粉进入血管，刺激血管壁导致无菌性静脉炎。

2. 观察护理

局部有无红肿、疼痛、静脉索。

3. 处理措施

局部 50%的硫酸镁湿热敷，持续处理直至症状消失，处理无效后拔管。

（二）导管堵塞

1. 原因分析

血栓性堵塞，为各种原因引起的血液反流至导管，在导管腔内形成血凝块血栓所致。非血栓性堵塞，主要与导管扭曲、反折、药物结晶、纤维蛋白沉积、异位颗粒堵塞有关。

2. 观察护理

严禁强行冲管，血栓形成引起的堵塞，应在 6 小时内处理。预防血栓性堵塞关键在于正确冲管。

（三）穿刺点出血

1. 原因分析

穿刺针头较粗，局部损伤较大；老年人凝血功能欠佳，化疗后老年人骨髓抑制，有出血倾向，穿刺后局部按压、止血不足，穿刺术肢活动剧烈等。

2. 观察护理

局部延时按压、加压敷料固定、弹力绷带加压包扎固定、避免过度活动，必要时使用止血剂。

（四）导管移位、脱出

1. 原因分析

固定不当、更换敷贴方法错误、穿脱衣裤或睡眠时意外拔出、出汗敷贴打湿，黏度降低，致导管脱出。

2. 观察护理

加强宣教，妥善固定，保持导管通畅，观察输液速度，避免管路曲折及脱落。每班检查导管的深度，避免导管脱出或推入。如果脱出严禁回插导管。

（五）导管断裂

1. 原因分析

硅胶管容易老化，易折断，日常生活中穿、脱衣服等活动程度大，强行拉扯也使导管易折断。

2. 观察护理

在导管使用过程中，建议老年人使用时间不超过导管的使用期限。深静脉置管一般是 15~30 天，最长不超过 3 个月，嘱老年人日常生活中不宜剧烈活动，穿刺部位活动勿过大，脱衣服时勿牵拉导管，一旦导管折断及时就诊。

3. 处理措施

（1）选用优质的留置静脉导管、加强护理、避免导管折曲和过度牵拉是预防的主要措施。

（2）导管的卡子在封管时避免卡在同一个部位，要经常更换。

（六）深静脉血栓

1. 护理观察

老年人侧肢体、颈部、锁骨皮肤有肿胀疼痛、发绀、皮温降低、肢体感觉、功能障碍或肩周不适。

2. 诊断方法

怀疑老年人有深静脉血栓形成立即和医生协商，常规血管 B 超（必要时血管造影，血管造影为诊断深静脉血栓的金标准）及时诊断处理。

3. 处理措施

（1）拔管

怀疑及诊断深静脉血栓，必须拔除导管。

（2）溶栓

尿激酶，25 万 U+0.9%的氯化钠溶液 100mL 快速静滴，一天 2 次，两周。对 3~5 天的新鲜血栓效果较好。

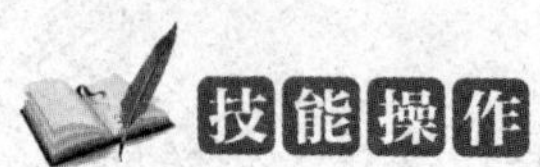

深静脉导管维护技术

一、操作规程

步骤	流程	操作步骤	备注
步骤 1	操作前评估	（1）站在床前，身体前倾，微笑面对老年人，核对医嘱、对照床头卡，核对老年人姓名、床号。 （2）评估老年人生命体征、导管周围皮肤情况，检查导管穿刺日期、贴膜更换日期及导管外露刻度。 “奶奶好，我是您的照护人员，您现在感觉怎么样？最近大小便正常吗？” “正常。” “别着急奶奶，我先看一下您穿刺部位情况。” （3）检查穿刺部位皮肤、血管状况	—

续 表

步骤	流程	操作步骤	备注
步骤2	工作准备	(1) 环境准备：房间干净、整洁，空气清新、无异味。 (2) 照护人员准备：着装整齐，用“七步洗手法”洗净双手，戴口罩。 (3) 物品准备：正压接头、手套、预充式0.9%的氯化钠溶液10mL、棉球、消毒液（酒精）、透明敷料、换药包、治疗巾	检查用物：检查棉签（开包时须注明开包日期及时间）、安尔碘（注明开瓶日期及有效期）、换药包、透明贴膜及有效期
步骤3	沟通核对	携用物入病房，再次核对老年人情况，暴露穿刺部位，洗手，铺肩下治疗巾。 “奶奶，这次我给您消毒，更换下敷料，请您配合。” “好的。”	态度和蔼，语言亲切
步骤4	更换接头冲封管	(1) 用0.9%的氯化钠溶液连接预冲正压接头，排气，打开换药包，戴清洁手套。 (2) 用纱布包裹，去掉原有的正压接头。 (3) 对接头处进行消毒，接头用酒精棉球用力正反摩擦消毒15秒以上，消毒一遍。 (4) 连接新的接头。 (5) 回抽导管见血液，如果见血栓应回抽血栓，弃掉注射器及接头重新更换，如无血栓，血液不可抽到注射器内。 (6) 用10mL0.9%的氯化钠溶液脉冲式冲洗导管后，用正压封管	注意老年人反应及沟通
步骤5	更换敷料	(1) 撕除旧敷料时，以180°或0°移除需更换的透明敷料，注意应顺着穿刺点方向，切勿沿导管方向，以免导管移位。 (2) 再次检查导管刻度和穿刺点周围情况，无红肿、皮疹，导管刻度无变化。 (3) 脱手套、手快速消毒液擦手	注意无菌操作
步骤6	消毒	(1) 戴清洁手套。 (2) 皮肤清洁，75%的乙醇由内向外去皮脂和残胶，待干。 (3) 以穿刺点为中心1cm外，提起导管架子，顺时针一次消毒范围15cm×15cm，逆时针一次消毒面积为12cm×12cm，顺时针一次消毒范围10cm×10cm，待干。 (4) 再次用碘伏消毒液进行消毒，以穿刺点为中心，先消毒穿刺点3~5秒，消毒范围15cm×15cm，第1次顺时针消毒，消毒导管正面；第2次逆时针消毒范围12cm×12cm一次，消毒导管反面；第3次顺时针一次，消毒导管正面，消毒范围10cm×10cm，待干。 (5) 再次用酒精进行脱碘，以穿刺点为中心，1cm外，提起导管架子，顺时针一次消毒范围15cm×15cm，逆时针一次消毒范围12cm×12cm，顺时针一次，消毒范围10cm×10cm，待干	—

续 表

步骤	流程	操作步骤	备注
步骤 7	贴敷膜固定	（1）无张力粘贴，透明敷料中央对准穿刺点。 （2）塑形，抚平整块敷料。 （3）边撕边框边按压，脱手套。 （4）用第 1 条胶带蝶形固定导管连接器与透明敷料边缘交界处，第 2 条胶带交叉固定于第 1 条胶带上，第 3 条胶带书写日期，叠加 1/3 固定在第 2 条胶带上。 （5）导管延长管部分呈“U”形合理摆放，胶布用高举平台法固定，以老年人活动方便为宜	—
步骤 8	整理用物	（1）按垃圾分类处理废弃物。 （2）脱手套、洗手。 （3）填写维护记录单。 （4）向老年人进行健康教育	—
注意事项		（1）冲封管注意事项。 ①禁止使用<10mL 的注射器冲管、给药，防止损坏导管。 ②不能经非耐高压注射型导管高压注射造影剂。 ③不能用含有血液或药物的生理盐溶液冲洗导管。 ④导管回血时应立即冲管。 ⑤采用脉冲式冲管和正压封管手法，可有效防止药物或血液沉积于导管壁，避免发生堵管。 ⑥冲洗导管时若遇阻力或者回抽无回血时，应进一步确定导管的通畅性，不可暴力冲管，辨别堵管原因后做相应处理。 （2）更换敷料注意事项。 ①每日观察敷料的完整性。 ②移除原有敷料时以 0°或 180°撕开透明敷料，并自下而上去除原有透明敷料，避免将导管带出体外。 ③首选无菌透明敷料，需至少 7 天更换一次；渗血、渗液时可选择无菌纱布敷料，但应至少每 2 天更换一次。 ④消毒：从里向外环形消毒，面积大于透明敷料面积，待消毒液自然干燥后贴新的无菌透明敷料，粘贴透明敷料时应注意无张力覆盖，将体外导管放置呈弯曲形（以降低导管张力，避免导管移动），体外导管须完全被覆盖在透明敷料下。 ⑤严禁将胶布直接粘贴于导管上，以防损伤导管	

二、操作风险点

1. 感染：与无菌观念不强、消毒范围小及不彻底有关；拔管后静脉炎与拔针后穿刺部位没有消毒处理造成感染有关。

2. 导管断裂：硅胶管容易老化、易折断，日常生活中穿、脱衣服等活动程度过大或强行拉扯等均可使导管折断。

三、操作关键点

1. 导管放置期间避免沐浴，防止水渗入敷料引起感染。

2. 老年人翻身移位时，注意保护，以防导管滑出。

3. 穿刺点有疼痛、发痒等不适，应及时与医护人员联系。

4. 不可随意调节输液滴注速度。

单元 4　引流管道维护技术（胸腔闭式引流管、胃肠引流管、脑室引流管、“T”形引流管、膀胱造瘘管）

教学目标

1. 掌握引流管并发症的预防和处理方法，如引流管堵塞、感染和脱落等问题的应对措施。

2. 熟悉引流管的使用方法和注意事项，包括正确的插管和拔管技巧。

3. 了解胸腔闭式引流管、胃肠引流管、脑室引流管、“T”形引流管和膀胱造瘘管的基本知识和功能。

4. 学习引流管的维护和护理技术，包括清洁、排液和更换引流袋等操作。

5. 培养对患者进行引流管护理的技能，确保患者引流系统的正常功能和安全性。

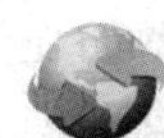

思政目标

强调团队合作和沟通技巧，以提供安全、有效的引流管护理服务。

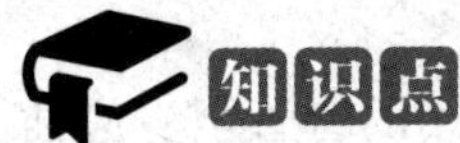

知识点

一、胸腔闭式引流的护理

胸腔引流管是指放置在胸膜腔用于排除胸腔内积气或积液的管道。停留胸腔引流管还可以达到重建胸腔负压、维持纵隔的正常位置、平衡两侧胸腔压力、促使肺复张的作用。

1. 胸腔闭式引流的方法

引流气体一般选在锁骨中线第 2 肋间；引流液体选在腋中线和腋后线之间的第 6~7 肋间；引流脓液时应放置在脓腔最低位。

2. 体位与活动

最常采用的体位是半坐卧位。引流瓶应低于伤口 60~100cm，鼓励患者经常深呼吸与咳嗽，以促进肺膨胀，促使胸膜腔气体与液体的排出。

3. 保持管道的密闭和无菌

（1）预防：整个引流装置要保持密闭，油纱布包盖胸腔引流管周围。引流瓶应低于胸腔 60~100cm。搬动患者或更换引流瓶时，应双重夹闭引流管，防止空气进入。

（2）引流管滑脱处理：立即用手捏闭伤口处皮肤，防止空气进入胸膜腔，消毒处理后用凡士林纱布封闭伤口。

（3）引流瓶意外打破处理：立即将胸侧引流管反折捏紧或夹闭；若不慎将引流管接头脱出，首先应夹闭胸腔导管。

4. 保持引流通畅

引流管通畅时有气体或液体排出，或引流瓶长管中的水柱随呼吸上下波动。应定时挤压引流管，防止阻塞、扭曲和受压，不可冲洗。

5. 观察记录

观察玻璃管中水柱随呼吸上下波动的情况，记录引流液的颜色、性质和量。

6. 拔管

置管48~72小时后，无气体逸出且引流液颜色变浅，24小时液量少于50mL、脓液少于10mL，X线胸片示肺膨胀良好无漏气、无呼吸困难和气促时，考虑拔管；拔管时嘱患者先深吸一口气，在其吸气末屏气迅速拔管，并立即用凡士林纱布和厚敷料封闭伤口并包扎固定；拔管后24小时内患者出现胸闷、发绀、渗液、出血和皮下气肿等，及时通知医师。

二、胃肠引流护理

胃肠引流是将胃管经鼻腔插入胃内，外接胃肠减压器，用于预防腹部手术中呕吐、窒息及腹胀，利于手术操作；减轻胃肠道内压力，解除或避免腹胀，改善胃肠壁的血液循环，促进胃肠功能恢复；减轻吻合口或伤口的张力，促进愈合；观察判断有无消化道出血的发生。

（1）告知老年人及家属留置胃肠引流管的目的、引流期间的注意事项及自我观察技巧。

（2）插入胃管至最佳引流位置，接胃肠减压器。起胃肠减压作用的胃管至少应插入胃窦部；如行肠减压，必要时需通过幽门进入小肠内。

（3）正确连接管道和吸引装置，保持整个引流系统连接紧密。

（4）妥善固定胃管和引流管。避免胃管位置上下移动或衔接处脱落；避免引流管受压、扭曲、折叠、脱落或意外拔管；胃部或食管手术者胃管脱出后不可自行插入，应通知专科医生进行处理。

（5）保持有效引流。保持引流通畅，确保管道和减压装置功能正常。病情允许的情况下，患者取半坐卧位，保证负压并及时调整负压吸引器，负压吸力不可过强，以免堵塞管口和损伤胃黏膜。

（6）监测引流液的量、颜色、性质及胃肠减压的效果。判断有无并发症，如感染、出血、吻合口瘘等；有无因引流量过多而造成水、电解质、酸碱平衡紊乱等表现。做好病情观察及记录。

（7）监测肺部感染（吸入性肺炎）。减压期间应禁食，必须经胃管给药者，先确定胃管在胃内且通畅，再将药片碾碎充分溶解后注入，并用温开水20~40mL冲洗胃管，夹管30分钟；每日口腔护理2次，减少谈话和不必要的刺激，鼓励患者深呼吸、咳嗽，必要时给予雾化吸入，促进排痰；保持引流通畅，防胃液反流；发生吸入性肺炎者应对症处理。

（8）监测消化道出血情况。插管动作要熟练轻柔，勿强行插管，必要时用专用导管。无胃液引出时，可注入少量生理盐溶液后再回抽，不可盲目回抽；有鲜血引出时应暂停吸引，立即通知医务人员。

(9) 定时更换引流装置。

(10) 做好插管后鼻周围皮肤的护理。长期置管患者，根据胃管使用期限定期更换胃管，一般每个月更换胃管一次，从另一鼻孔插入。

(11) 做好拔管准备和拔管前护理。普通腹部手术一般术后2~3天，食管及胃肠道手术一般术后5~7天，胃肠引流量减少、肠蠕动恢复、肛门排气后可考虑拔管。根据医嘱拔管，拔管时，先将吸引装置与胃管分离，捏紧胃管末端，嘱患者吸气后屏气，迅速拔出。

(12) 及时准确地做好相关记录，做好拔管后观察护理。留意患者有无腹痛、腹胀、恶心、呕吐以及鼻腔黏膜有无因胃管压迫致损伤等。

三、脑室引流护理

脑室引流是通过使用体外脑脊液引流装置，将脑脊液、颅内出血引流到体外，调节及控制颅内压的一种方法。

1. 妥善固定

将引流管及引流瓶（袋）妥善固定在床头，使引流管高于侧脑室平面10~15cm，以维持正常的颅内压。

2. 控制引流速度和量

引流量每日不超过500mL为宜，避免颅内压骤降造成的危害。

3. 保持引流通畅

避免引流管受压和折叠，若引流管有阻塞，可挤压引流管将血块等阻塞物挤出，或在严格无菌操作下用注射器抽吸，切不可用盐溶液冲洗，以免管内阻塞物被冲入脑室系统，造成脑脊液循环受阻。

4. 注意观察引流量和性质

若引流出大量血性脑脊液提示脑室内出血，脑脊液混浊提示有感染。

5. 严格的无菌操作

预防逆行感染，每天更换引流袋时先夹住引流管，防止空气进入及脑脊液逆流颅内。

6. 拔管指征

引流时间一般为1~2周，开颅术后脑室引流不超过3~4天；拔管前应行头颅CT检查，并夹住引流管1~2天，夹管期间应注意患者神志、瞳孔及生命体征变化，观察无颅内压增高症状可以拔管，拔管时先夹闭引流管，以免管内液体逆流入颅内引起感染。拔管后要注意观察有无脑脊液漏出。

四、“T”形管引流护理

“T”形引流管是一种具有“T”形结构的引流管，用于引流胆汁，一端通向肝管，另一端通向十二指肠，由腹壁穿出体外，接引流袋。

(1) 妥善固定：将“T”形管妥善固定于腹壁，不可固定于床单，连接管不宜太短，严防因翻身、起床活动时牵拉而脱落。

（2）保持引流通畅：引流袋位置应低于腹壁引流口高度，防止胆汁逆流引起感染。注意检查“T”形管是否通畅，避免引流管受压、折叠、扭曲、阻塞，应经常向远端挤捏。如有阻塞，应用无菌生理盐水缓慢冲洗，不可用力推注。

（3）观察记录胆汁量及性状：注意观察胆汁的颜色、性状，有无鲜血、结石及沉淀物。正常胆汁呈深绿色或棕黄色，较清晰，无沉淀物。颜色过淡或过于稀薄，说明肝功能不佳；混浊表示有感染；有泥沙样沉淀物，说明有残余结石。术后 24 小时内 300~500mL，恢复饮食后每日 600~700mL，量少可能因“T”形管阻塞或肝功能衰竭所致，量过多应考虑胆总管下端不通畅。

（4）观察患者全身情况：如患者体温下降、大便颜色加深、黄疸消退，说明胆道炎症消退；否则表示胆管下端尚不通畅。如有发热和腹痛，出现腹膜刺激征，应考虑胆汁渗漏致胆汁性腹膜炎的可能，及时联系医生处理。

（5）严格注意无菌技术，每天更换引流袋。

（6）拔管：“T”形管一般放置 2 周左右，如无特殊情况，可以拔管。拔管指征：黄疸消退，无腹痛、发热，大便颜色正常，胆汁引流量逐渐减少，颜色呈透明金黄色，无脓液、结石，无沉渣及絮状物，可考虑拔管。拔管前必须先试行夹管 1~2 天，夹管时注意患者有无腹痛、发热、黄疸等表现。若观察无异常，可拔管。必要时可在拔管前行“T”形管造影，以了解胆管内情况。造影后必须立即接好引流管，继续引流 24 小时以上，以引流造影剂，减少造影后反应和继发感染，如情况正常，再次夹闭“T”形管，24~48 小时患者无不适即可拔管。拔管后引流口有少量胆汁流出，为暂时现象，可用无菌纱布覆盖，数日后即可愈合。

知识链接

Murphy 征阳性

检查者将左手平放于患者右肋部，拇指置于右腹直肌外缘与肋弓交界处，嘱患者缓慢深吸气，使肝脏下移，若患者因拇指触及肿大的胆囊引起疼痛而突然屏气，称为 Murphy 征阳性。

五、膀胱造瘘护理

膀胱造瘘引流是将双腔或三腔气囊导尿管从耻骨联合上方插入膀胱引流尿液，目的是有效解除尿路梗阻，保护肾脏功能，维持机体水电解质代谢和内环境的平衡。

（1）保持引流管通畅：注意有无血块堵塞及导管扭曲、受压、脱落等情况，以免影响尿液引流。正确固定造瘘管，防止过度牵拉造成患者的不适。

（2）冲洗导管：术后如出血量多需冲洗，可采用连续滴入、间断开放法冲洗导管，冲洗速度为每分钟 60 滴，每隔 30 分钟开放导管 1 次，待血色变淡时，可改为间断冲洗或每日 2 次。每次冲洗量不宜超过 100mL；膀胱部分切除术者每次冲洗量应少于 50mL。

（3）观察有无造瘘口漏尿：在排除造瘘管堵塞的情况下，造瘘口漏尿主要与造瘘口松弛、膀胱逼尿肌过度活动、无抑制性逼尿肌收缩有关。可采取向导尿管气囊加注 3～5mL 灭菌注射用水、更换粗口径导尿管等方法，若无效，可遵医嘱给予药物治疗，以稳定膀胱的无抑制性收缩。

（4）观察患者有无膀胱刺激征：因膀胱造瘘管可刺激膀胱三角区及膀胱顶部，引起尿道口及膀胱区疼痛或憋痛，可指导患者转移注意力、情绪放松、勿用力或做排尿动作。症状明显者，按医嘱给予药物治疗，可有效缓解疼痛和尿道刺激症状。

（5）保护造瘘口周围皮肤：伤口敷料浸湿时应及时更换，清洁造瘘管周围的皮肤，外涂氧化锌软膏，避免尿液刺激。

（6）拔管时间：一般为 10 天左右，拔管前需先夹闭此管，观察患者排尿情况良好后再拔除膀胱造瘘管。拔管后造口有少量漏尿为暂时现象；长期留置者应每隔 4 周，在无菌的条件下更换造瘘管。

（7）做好拔管后护理，鼓励患者多喝水（>2000mL/d），观察患者自主排尿的情况，包括拔管后每次尿量及第一个 24 小时尿量。若每次排尿<300mL 或 24 小时尿量小于 1000mL，提示患者排尿不尽，应进行 B 超检查残余尿量，必要时进行一次性清洁导尿放出残余尿。有排尿困难要及时处理。

（8）及时准确地做好相关记录。

思政课堂

思维导图

模块五　感染防控技术

课程一　无菌技术

扫码查看课程资源

单元 1　手卫生

案例导入

吴爷爷，66 岁，现入住养老院，昨日出现乏力、高热、寒战、头痛、咽痛等症状，经医生检查确诊为流行性感冒。为避免感染他人，请照护人员做好自身防护并进行正确的手卫生。

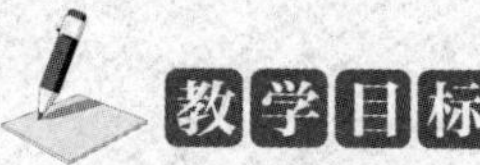

教学目标

1. 掌握手部清洁和卫生手消毒的正确方法和步骤。
2. 熟悉手卫生在感染防控中的作用和意义。
3. 了解手卫生的定义及其重要性。
4. 能正确进行卫生手消毒。

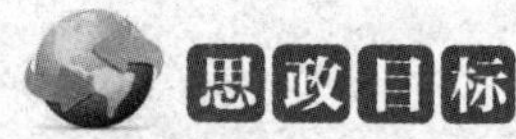

思政目标

培养学生严谨的工作作风，慎独。

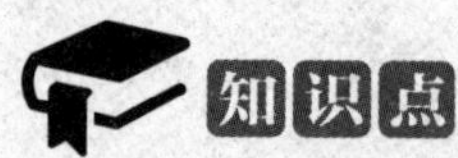

知识点

一、手卫生的定义及其重要性

手卫生是指保持手部清洁和进行卫生手消毒的行为，以防止病原体的传播和感染。手卫生既是个人卫生的基础，也是预防疾病传播的重要措施之一。

不良的手卫生习惯可能导致病原体通过接触、飞沫或污染的物品传播给他人或自己，增加感染风险。

二、手卫生在感染防控中的作用

（1）手卫生是阻断病原体传播链的重要环节，可以减少感染的传播风险。正确的手部清洁和卫生手消毒可以有效杀灭细菌、病毒和其他病原体。

（2）手卫生是预防呼吸道、胃肠道和其他传染病的关键措施之一。

（3）在医疗机构中，手卫生是控制医院感染和保护患者安全的重要手段。

三、相关概念和术语

1. 感染防控

预防和控制感染的传播，包括采取措施减少病原体在医疗机构和社区中的传播。

2. 无菌技术

在手术室和其他无菌环境中采取的一系列措施，以防止病原体的污染和感染。

3. 传播途径

病原体传播给人们的方式，包括直接接触、飞沫传播（咳嗽、打喷嚏产生的飞沫)、空气传播等。

4. 个人卫生

个人对自身身体和环境的清洁和保持，包括手卫生、口腔卫生、个人清洁等。

5. 感染风险

接触病原体或受其污染物品导致感染的可能性。

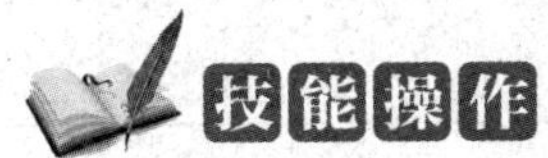

手卫生

一、操作规程

步骤	流程	操作步骤	备注
步骤 1	操作前评估	（1）操作者：将要进行或已完成的操作是否需手消毒。 （2）环境：操作场所是否具备洗手条件，洗手设施是否齐全。 （3）物品：消毒剂、存放消毒剂容器是否齐全。 （4）老年人：是否具有传染性或免疫力低下	（1）掌握“七步洗手法”。 （2）选用的手消毒剂符合国家有关规定，有卫生许可批件且在有效浓度、有效期内。 （3）消毒剂选作用快、不损伤皮肤、无伤害、不易引起过敏反应的。 （4）手消毒剂：包装、存放要避免导致二次污染造成致病微生物的传播
步骤 2	工作准备	（1）环境：清洁、宽敞。 （2）物品：含抗菌剂肥皂、皂液清洗手或手消毒剂；洗手设施具备	—

续 表

步骤	流程	操作步骤	备注
步骤 3	手部清洁操作	(1) 用流动的温水湿润双手，并确保双手的每个部位都接触到水。 (2) 涂抹适量的洗手液（如肥皂）在双手的掌心。 (3) 将双手掌心相互搓揉，使洗手液产生丰富的泡沫。注意搓揉双手的掌心、背部、指缝、指尖、指关节等部位，持续搓揉至少 20 秒。 (4) 用流动的清水充分冲洗双手，确保洗手液和污垢被冲洗干净	—
步骤 4	卫生手消毒操作	(1) 取适量的含乙醇的手消毒液（乙醇浓度为 60%~80%），倒在手掌上。 (2) 将双手掌心相互搓揉，确保手消毒液覆盖双手的每个部位。特别注意搓揉双手的掌心、背部、指缝、指尖、指关节等部位，持续搓揉至少 20 秒，直到双手干燥。 (3) 不要用水冲洗或擦拭双手，让手自然风干	(1) 手消毒顺序与“七步洗手法”相同。 (2) 揉搓时保证手消毒剂完全覆盖手部皮肤，使双手达到消毒目的
步骤 5	整理，记录	物品分类处理，消毒剂标明开瓶日期	—
注意事项		(1) 在进行手部清洁和卫生手消毒前，应先去除手上的首饰、手表等物品，并确保指甲干净整齐，不留长指甲。 (2) 在日常生活中，特别是在接触食物、处理伤口、使用卫生间、咳嗽、打喷嚏后，以及与他人互动之前，应当进行手部清洁或卫生手消毒。 (3) 如果双手明显有污垢或受到可见污染（如油渍、泥土等），应使用肥皂和流动水进行彻底的手部清洁。 (4) 在没有洗手液或水的情况下，可以使用含酒精的手消毒液进行手部清洁或卫生手消毒	

二、操作风险点

交叉感染：未严格手消毒操作要求。

三、操作关键点

1. 掌握“七步洗手法”。

2. 揉搓时保证手消毒剂完全覆盖手部皮肤，使双手达到消毒目的。

3. 消毒剂的选用符合作用快、不损伤皮肤、无伤害、不易引起过敏反应的要求。

单元 2 无菌物品的使用

案例导入

孙奶奶，76 岁，入住养老院 6 年，因患有呼吸系统感染性疾病，医生要求对其进行吸痰护理。请照护人员能够正确脱戴无菌手套并协助护理老年人。

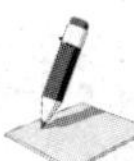

教学目标

1. 掌握无菌手套的正确使用方法。
2. 熟悉无菌持物钳的使用技巧。
3. 熟悉无菌区域的设置与操作。
4. 了解无菌技术的基本原理。
5. 能正确使用无菌物品。

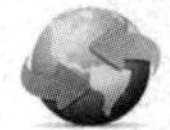

思政目标

培养学生严谨的工作作风，慎独。

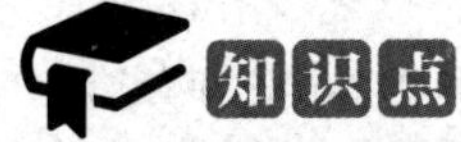

知识点

一、感染防控技术

1. 感染防控技术

是一系列措施和方法，旨在预防和控制传染病的传播，保护人们的健康。

2. 感染传播途径

空气传播、飞沫传播、接触传播等。

3. 感染防控的基本原则

预防感染源、切断传播途径、增强宿主抵抗力等。

4. 感染防控策略

个人防护、环境清洁、消毒灭菌等。

二、无菌技术

1. 无菌技术的定义和目的

无菌技术是一种用于防止微生物污染的技术，旨在创造无菌环境，以保证医疗、实验和制药等领域的安全。

2. 无菌技术的应用领域

医疗器械制造、实验室研究、手术室操作等。

3. 无菌操作的基本原则

无菌区域的建立、无菌装备的选择和使用、无菌手术技巧等。

4. 无菌技术的验证和监测

无菌指标的检测和无菌操作的验证。

三、无菌物品的使用

1. 无菌手套

一种用于手部防护的装备，具有无菌性，防止手部污染物接触操作物品或伤口。包括无菌手套的选择、穿戴方法、使用注意事项和更换频率等。

2. 无菌持物钳

用于夹取或移动无菌物品的工具，分为干式和湿式。包括无菌持物钳的选择、无菌技术操作时的正确使用方法和注意事项等。设立无菌区域的维护和清洁、进出无菌区域的规范等。

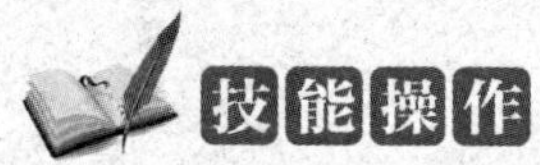

无菌手套的使用

一、操作规程

步骤	流程	操作步骤	备注
步骤 1	工作准备	(1) 操作者：修剪指甲，取下手上手表和饰物。按“七步洗手法”洗手后戴口罩。 (2) 用物：合适型号的无菌手套。 (3) 环境：宽敞、清洁、明亮	(1) 修剪指甲以防刺破手套。 (2) 无菌手套在有效期内，包装无潮湿且未破
步骤 2	戴无菌手套	(1) 展开无菌手套包，一手掀起手套袋开口处查看袋中手套的摆放，将手套反折部分移到近身处。 (2) 手套分次提取法：一手掀起手套袋开口处，另一手从开口处捏住一只手套的反折部分（手套内面）向前向上取出手套。 ①五指并拢，伸入至手套指根部，再张开五指对准手套五指戴上。 ②用未戴手套的手掀起另一袋口，以戴上手套的手四指并拢插入另一手套的反折内面（手套外面），向前向上取出手套。 ③然后四指张开，分别用示指、小指支撑在手套反折桡、尺两侧顶端，未戴手套的手对准手套的手指插入手套内。 ④将手套的反折部翻上套在工作服袖口或手术衣袖口上。 (3) 手套一次性提取法：两手同时掀起手套袋开口处，分别捏住两只手套的反折部分（手套内面）向前向上一次性取出两只手套，然后同上法戴好	(1) 戴手套时，双手始终保持在腰以上，并防止手套外面（无菌面）触及任何非无菌物品。 (2) 戴第二只手套时，注意避免手套口卷边。 (3) 已戴好手套的手不可触及未戴手套的手及另一手套的内面（非无菌面），未戴手套的手不可触及手套的外面。 (4) 如手套有破洞，立即更换

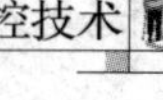

续　表

步骤	流程	操作步骤	备注
步骤 3	使用	(1) 戴好手套的手只能在无菌区内活动。 (2) 戴好手套的手始终保持在腰部以上水平、视线范围内。 (3) 进行无菌操作过程中，无菌手套被（或疑被）穿破、污染，应立即更换或加戴一对无菌手套	(1) 注意已污染的手套勿接触到皮肤或污染周围环境。 (2) 戴好无菌手套后，操作过程中始终处于无菌状态
步骤 4	脱手套	用戴着手套的手捏住另一手套污染面的边缘将手套脱下。戴着手套的手握住脱下的手套，用脱下手套的手捏住另一只手套清洁面（内面）的边缘，将手套脱下用手捏住手套的里面丢至医疗废物容器内	—
注意事项		(1) 严格遵循无菌技术操作原则，无菌手套仅用于无菌操作或接触患者破损皮肤黏膜时。 (2) 戴无菌手套前，修剪指甲，取下手部饰物，“七步洗手法”洗手。 (3) 选择合适的无菌手套型号。 (4) 采用分次提取法或一次性提取法从无菌手套包中取出无菌手套。 (5) 凡未戴手套的手，只能接触手套的内面；已经戴好手套的手，只能接触手套外面。戴好无菌手套的手，只能在无菌区内活动，并始终保持在腰部以上、平视线范围内。 (6) 进行无菌操作过程中，无菌手套被（或疑被）穿破、污染时，应立即更换或加戴一副无菌手套。 (7) 脱手套时，已污染的手套勿接触到皮肤或周围环境。 (8) 使用后的一次性无菌手套按感染性医疗废物处置。脱手套后按“七步洗手法”洗手	

二、操作风险点

1. 手套污染：戴手套时未规范操作。

2. 感染：脱手套时，已污染的手套勿接触到皮肤或周围环境。

三、操作关键点

1. 严格遵循无菌技术操作原则。

2. 凡未戴手套的手，只能接触手套的内面；已经戴好手套的手，只能接触手套外面。戴好无菌手套的手，只能在无菌区内活动，并始终保持在腰部以上、平视线范围内。

无菌区域的设置

一、操作规程

步骤	流程	操作步骤	备注
步骤 1	工作准备	(1) 操作者：按“七步洗手法”洗手，并戴好口罩。 (2) 环境：宽敞、清洁、明亮。 (3) 用物：合适型号的无菌手套	—

续 表

步骤	流程	操作步骤	备注
步骤 2	取无菌治疗巾	(1) 用清洁小毛巾抹拭治疗盘。 (2) 再洗手或用快速手消毒液抹拭手。 (3) 按无菌技术操作原则对无菌治疗包、无菌持物钳进行核查，将无菌治疗包平放在清洁、干燥、平坦的操作台，解开包外化学指示胶带，卷放于包布下，按原折叠顺序由远到近逐层打开。 (4) 用无菌持物钳从包中夹取一块无菌治疗巾放于治疗盘上	(1) 超过有效期、潮湿、破损不可使用。 (2) 打开外包布时，操作者的手不可触及包布内面，不可跨越无菌面。 (3) 无菌持物钳不可触及治疗盘。 (4) 无菌治疗包内治疗巾未用完的，按原折痕包盖，用包外化学指示胶带粘贴，注上开包日期、时间。 (5) 已开启的无菌包有效期为 24 小时
步骤 3	铺无菌治疗盘	(1) 单巾单层底：从治疗盘拿起治疗巾，双手分别捏治疗巾一边的左右两上角外面，轻轻抖开，双折铺于治疗盘上，将上层折成扇形，边缘向外，治疗巾内面构成无菌面。 (2) 双巾单层底：从治疗盘拿起治疗巾，双手分别捏治疗巾一边的左右两上角的外面，轻轻抖开，由远到近铺于治疗盘上，治疗巾朝上面构成无菌面；再夹取另一条治疗巾，同法抖开，由近到远覆盖于物品上。 (3) 双层底：从治疗盘拿治疗巾，双手分别捏治疗巾一边的左右两上角的外面，轻轻抖开，从远到近三折铺于治疗盘上，将上层折成扇形，边缘向外，即成双层底，治疗巾内面构成无菌面。 (4) 按需夹取无菌物品有序摆放于无菌盘内，用两手捏着治疗巾的外面，拉开扇形折叠层遮盖于物品上。 (5) 治疗巾上下边缘对齐，开口处向上折两次，两侧边缘向下折一次，保持无菌相对密闭性。 (6) 准备好的无菌盘若不即时使用，需注明铺盘的日期、时间	(1) 无菌盘于腰平面及视野之内。 (2) 治疗巾的内面为无菌面。 (3) 手不可触及治疗巾的内面。 (4) 夹取和摆放无菌物品时不可跨越无菌区（或面）。 (5) 非无菌物品远离无菌区，保持无菌盘内物品处于无菌状态。 (6) 已铺好的无菌盘 4 小时内有效
步骤 4	整理用物	(1) 无菌盘一经使用后应视为已被污染。 (2) 使用后的一次性医疗物品、敷料按医疗废物处置要求进行分类处置。非一次性医疗物品、布类分别放于指定位置集中处置	医疗物品集中消毒供应中心处理

续　表

步骤	流程	操作步骤	备注
	注意事项	(1) 严格遵循无菌技术操作原则。 (2) 操作区宽敞、清洁、明亮，治疗盘清洁、干燥。 (3) 按无菌操作技术，取出无菌（治疗）巾铺于治疗盘构成无菌盘。铺好的无菌盘上下层无菌巾的开口边缘应对齐并向上折叠盖严。 (4) 往无菌盘里摆放无菌物品放置有序，方便取出。摆放时不可触及或跨越无菌区，并保持无菌盘于腰平面及视野之内。 (5) 铺好的无菌盘应标注铺盘时间并在 4 小时内使用。无菌盘失效后即需更换。 (6) 使用后的一次性医疗物品、敷料按医疗废物处置要求进行分类处置。非一次性使用医疗物品由消毒供应中心集中处置。用后的无菌（治疗）巾由洗衣部或消毒供应中心集中清洗，消毒供应中心集中包装形成无菌治疗包后灭菌	

二、操作风险点

无菌盘污染：铺盘方法不正确，无菌面被污染。

三、操作关键点

1. 严格遵循无菌技术操作原则。

2. 按无菌操作技术，取出无菌（治疗）巾铺于治疗盘构成无菌盘。铺好的无菌盘上下层无菌巾的开口边缘应对齐并向上折叠盖严。

3. 铺好的无菌盘应标注铺盘时间并在 4 小时内使用。无菌盘失效后即需更换。

无菌持物钳（干式/湿式）的使用

一、操作规程

步骤	流程	操作步骤	备注
步骤 1	工作准备	(1) 操作者：按“七步洗手法”洗手，并戴好口罩。 (2) 环境：宽敞、清洁、明亮。 (3) 用物：合适型号的无菌手套	—
步骤 2	使用	(1) 使用前按无菌技术操作原则核对，同时检查开启日期和时间。 (2) 到距离较远处取物时，应将持物钳和筒一起移至操作处，就近使用。 (3) 打开持物钳筒盖，手持无菌持物钳并移至筒中央，把钳端闭合后垂直取出。 (4) 湿式无菌持物钳取出时至钳端不滴水方可夹取无菌物品；使用时始终保持钳端向下，不可倒置。 (5) 夹取无菌物品后，把钳端闭合从筒中央垂直放回。 (6) 使用无菌持物钳时，不得低于操作者腰部以下进行操作。 (7) 操作过程中保持无菌持物钳下 2/3 不被污染，被（或疑被）污染应立即更换	(1) 防止无菌持物钳在空气中暴露过久而被污染。 (2) 取放时，不可触及持物钳筒里消毒液面以上部分及筒的口缘，以免污染。 (3) 无菌持物钳夹取油纱布后不能再使用。 (4) 不得直接用于换药和消毒皮肤

续 表

步骤	流程	操作步骤	备注
步骤3	保存与处置	(1) 无菌持物钳筒的深度与无菌持物钳的长度要相符，每一无菌持物钳筒只能放一把无菌持物钳。 (2) 湿式无菌持物钳筒里的消毒液面应超过持物钳轴节以上 2~3cm 或镊子长度的 1/2 处，浸泡时松开轴节。 (3) 湿式无菌持物钳、筒及筒内消毒溶液按照消毒液说明书要求进行更换。干式无菌持物钳和筒每 4 小时更换，被污染随时更换	(1) 钳端、轴节与消毒液充分接触，保持无菌持物钳的无菌状态。 (2) 定期采集消毒液样本进行细菌监测，确达到消毒效果
步骤4	整理用物	已过有效期或被污染的持物钳和筒放于污物处置室固定位置	消毒供应中心集中处置
注意事项		(1) 干式或湿式无菌持物钳。 (2) 取、放无菌持物钳时应闭合钳端，避免接触容器边缘而被污染。湿式无菌持物钳使用时，钳端向下，防止消毒液倒流而污染钳端。 (3) 湿式无菌持物钳和筒每周更换、灭菌 2 次，浸泡用的消毒液每周更换 2 次，若用 2% 的戊二醛消毒液至少每 2 周更换 1 次（需对连续使用过程中的戊二醛加强日常监测，低于浓度要求时停止使用）。干式无菌持物钳和筒每 4 小时更换 1 次，被污染随时更换	

二、操作风险点

无菌持物钳污染：使用方法不正确，无菌持物钳被污染。

三、操作关键点

1. 严格遵循无菌技术操作原则。

2. 检查无菌持物钳的保持状态。湿式无菌持物钳浸泡的消毒液面应超过持物钳轴节以上 2~3cm 或镊子长度的 1/2 处，浸泡时松开轴节。独立包装无菌持物钳符合无菌物品基本要求。

3. 湿式无菌持物钳和筒每周更换、灭菌 2 次，浸泡用的消毒液每周更换 2 次，若用 2%戊二醛消毒液至少每 2 周更换 1 次。干式无菌持物钳和筒每 4 小时更换 1 次，被污染随时更换。

单元3　环境及物品清洁消毒

案例导入

徐奶奶，66 岁，入住养老院，因患有乙肝传染类疾病，医生要求对其物品进行清洁消毒处理。请照护人员能够正确实施物品清洁消毒步骤。

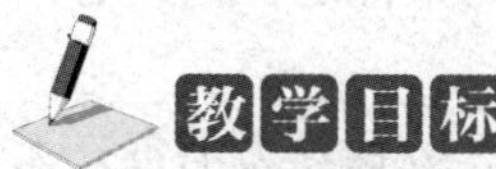

1. 掌握正确的环境及物品清洁消毒方法。
2. 熟悉清洁消毒与个人健康的关系。
3. 了解消毒、灭菌的定义。
4. 学会消毒液的配制和使用。
5. 培养正确的清洁消毒习惯。

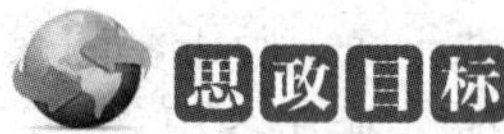

培养学生严谨的工作作风，慎独。

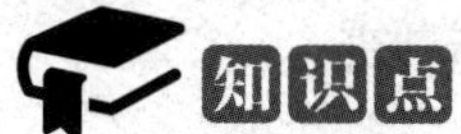

一、定义

凡进入人体无菌组织、器官、腔隙，或接触人体破损皮肤、破损黏膜、组织的诊疗器械、器具和物品，应进行灭菌；接触完整皮肤、完整黏膜的诊疗器械、器具和物品，应进行消毒。

（1）消毒是清除或杀灭传播媒介上病原微生物，使其达到无害化的处理。

（2）灭菌是杀灭或清除医疗器械、器具和物品上一切微生物的处理。

二、物品消毒、灭菌

（一）高度危险性物品灭菌

（1）耐热、耐湿器械首选压力蒸汽灭菌；不耐热、不耐湿器械应采用低温灭菌方法；不耐热、耐湿器械首选低温灭菌方法，无条件的机构可采用灭菌剂浸泡灭菌；耐热、不耐湿器械可采用干热灭菌方法。

（2）外来医疗器械。医疗机构应要求器械公司提供器械清洗、消毒、包装、灭菌方法和灭菌循环参数，并遵循其灭菌方法和灭菌循环参数的要求进行灭菌。

（二）中度危险性物品消毒

1. 消毒方法

（1）中度危险性物品，如口腔护理用具等耐热、耐湿物品，应首选压力蒸汽灭菌，不耐热的物品，如体温计（肛表或口表）、氧气面罩，应采用高水平消毒或中水平消毒。

（2）通过管道间接与浅表体腔黏膜接触的器具，如氧气湿化瓶、胃肠减压器、吸引器、引流瓶等，消毒方法如下。

①耐高温、耐湿的管道与引流瓶应首选湿热消毒。

②不耐高温的部分可采用中效或高效消毒剂如含氯消毒剂等以上的消毒剂浸泡消毒。

③呼吸机的螺纹管及配件宜采用清洗消毒器进行热力消毒，无条件的机构，可采用高效消毒剂如含氯消毒剂等以上的消毒剂浸泡消毒。

（3）呼吸机、氧气面罩、氧气湿化瓶等尽可能采用湿热 93T，5 分钟热力消毒；无条件时可选择化学消毒剂浸泡消毒喉镜使用后用清水清洗干净。擦干后，用 75%的乙醇纱块擦拭消毒。

（4）体温表每次用后应在清洁的基础上选用 75%的乙醇或过氧乙酸 1000mg/L 或含有效氯 500mg/L 溶液浸泡 30 分钟后，清水冲净，擦干，清洁干燥保存备用；隔离患者以专人专用为原则，解除隔离或出院后予消毒剂浸泡。

（5）氧气湿化瓶：有条件的医院送消毒供应中心统一清洗消毒，无条件的医院应每日更换，浸泡消毒（含有效氯 500mg/L 溶液浸泡 30 分钟），冲洗干净、晾干密闭保存；使用中的湿化瓶应每日更换湿化水，氧疗结束后湿化瓶浸泡消毒，晾干备用。

2. 注意事项

（1）待消毒物品在消毒灭菌前应充分清洗干净。管道中有血迹等有机物污染时，应采用超声清洗机和医用清洁剂浸泡清洗。清洗后的物品应及时进行消毒。

（2）使用中的消毒剂应监测其浓度，在有效期内使用。

（三）低度危险性物品消毒

1. 诊疗用品的清洁与消毒

诊疗用品如血压计袖带、听诊器等，保持清洁，遇有污染应及时先清洁，然后采用中、低效的消毒剂进行消毒。

（1）血压计和听诊器。

①血压计袖带每周更换清洗 1 次，血压计袖带若被血液、体液污染，应在清洁的基础上使用含有效氯 500mg/L 的消毒剂浸泡 30 分钟后再清洗干净，晾干备用。听诊器每日在清洁的基础上用 75%的乙醇擦拭消毒 1 次。

②听诊器听筒部分一用一消毒（75%的乙醇擦拭），其他部位每日用 75%的乙醇或含氯消毒液擦拭 1 次。

③隔离患者血压计、听诊器按隔离类别专病专用，血压计袖带每日更换，消毒后清洗；听诊器听筒一用一消毒。

④受到患者的体液与血液及其他致病微生物污染时，应及时更换，消毒。

（2）床旁负压吸引器（或吸痰机）。

①患者个人专用，不可两患者同时共用。

②吸痰机玻璃负压引流瓶内基础消毒液为含有效氯 500mg/L 的消毒液 500mL。引流瓶清洁后在有效氯 500mg/L 消毒剂中浸泡 30 分钟后，清水冲净，晾干，清洁干燥封闭保存备用。

③床旁负压吸引器的一次性吸痰内胆每 500mL 吸出液中加入 500mg/L 有效氯消毒剂，吸痰内胆达 2/3 满时更换，换出的吸痰内胆封闭各引流口后按感染性废物处置。

④一次性吸痰内胆、引流管、连接管每日更换一次，管道堵塞时或管外被污染时随时更换。

⑤吸痰机、床旁负压吸引器每周清洁擦拭 1 次。

⑥处置负压吸引瓶时需戴口罩、手套，必要时穿防护衣，戴护目镜。

（3）注射泵/输液泵。

①每次使用后用专用抹布湿式擦拭，注意保护电源接口。

②被血液、排泄物、分泌物污染或疑为传染性物质污染时，应先去除污染物，使用75%的乙醇或含氯消毒液擦拭（注意保护显示屏幕），再用清水擦拭。

（4）心电监护仪。

①机器外表及导线每周用清水软布擦拭，并用干布擦干，有污染时，即用含有效氯500mg/L溶液擦拭，再用清水清洁，注意不可用乙醇触及屏幕。

②塑料血压计袖带芯用75%的乙醇擦拭，棉布袖带用含有效氯500mg/L溶液浸泡，清水清洗，晾干保存。

③氧饱和度探头使用后用75%的乙醇擦拭，胸前电极板一次性使用，心电监护仪使用完毕，做好终末消毒后盖上罩布防尘。

（5）治疗盘。

每日执行治疗前后清洁擦拭，放置及接触污染物后立即用含有效氯500mg/L的溶液或75%的乙醇擦拭，被血液、体液及分泌物污染后应先去除污染物，再清洁与消毒。

（6）口服药药杯、止血带、抹手毛巾。

一用一消毒，浸泡于含有效氯500mg/L溶液中30分钟，取出冲洗干净，晾干保存备用。

（7）医疗文书和资料。

①可能遭污染的物品不要带进隔离室内，进入隔离室内的文书资料，应经过消毒灭菌后才能再使用。

②污染的医疗文件和书籍的消毒。

a. 环氧乙烷法：穿透力强、干燥、灭菌效果可靠、不损坏纸张，是纸制品灭菌的最好选择；但费用昂贵、耗时。

b. 紫外线消毒法：紫外线票证消毒器专门用于医院化验单和病历等的消毒，与75%的乙醇联合使用的条件下，可快速杀灭各种细菌繁殖体和灭活肝炎病毒等微生物。

（8）治疗车。

①每日清洁擦拭1次，放置及接触污染物后即用含有效氯500mg/L消毒剂擦拭。

②被血液、体液及分泌物污染时，应先去除污染物，再清洁与消毒。

（9）运输工具。

①运输患者的平车和轮椅，每日湿式清洁擦拭2次，平车床单每日更换。

②被血液、排泄物、分泌物污染或疑为传染性物质污染时应先去除污染物，再使用含氯消毒液擦拭，清水擦拭，并更换床单。

2. 床单位的清洁与消毒

（1）养老机构应对床单元（含床挡、床头柜等）的表面进行定期清洁和（或）消毒，遇污染应及时清洁与消毒。消毒方法应采用合法、有效的消毒剂如含氯消毒剂擦拭消毒。

（2）直接接触老年患者的床上用品如床单、被套、枕套等应一人一更换。每日更换患者衣裤1次，每月更换蚊帐1次。床单在患者康复后浸泡于含有效氯500mg/L的溶液中30分钟，取出冲洗晾干备用。所有物品在遇污染时应及时更换。

(3) 间接接触老年患者的被芯、枕芯、褥子、病床隔帘、床垫等，应定期清洗与消毒；遇污染应及时更换、清洗与消毒。甲类及按甲类管理的乙类传染病患者、不明原因病原体感染患者等使用后的上述物品应进行终末消毒。

3. 环境、物体表面的清洁与消毒

(1) 普通房间的环境、老年患者经常接触的床单位和仪器设备物体表面（床栏杆、床单位设备、轮椅、洗脸池、门把手等）、地面定期清洁。被患者血液、体液、分泌物、排泄物等污染的医疗器、设备的表面，应及时使用醇类或含氯消毒剂擦拭消毒。

(2) 病房环境。

①病床、床头桌、椅无明显污染时每日湿式擦拭 1~2 次，遇明显污染时，先用吸湿材料去除可见污染物，再进行清洁与消毒，患者出院进行终末消毒。一床一巾，用后抹布用 250mg/L 有效氯消毒液浸泡消毒 30 分钟，清水清洗后悬挂晾干备用。

②病房地面使用专用清洁工具每日湿式清扫 2 次。地面有血液、分泌物、排泄物时，先用吸湿材料去除可见污染物，再用 1000mg/L 有效氯消毒剂适量倒在污染地面 30 分钟后，用拖把拖干净，拖把用 500mg/L 有效氯消毒液浸泡 30 分钟后，清洗干净，晾干备用。

③传染病区使用的清洁用具使用后应先消毒，用 1000mg/L 二氧化氯消毒液浸泡 30 分钟，再用水清洗干净，然后用 500mg/L 有效氯消毒液浸泡 30 分钟，悬挂晾干备用。

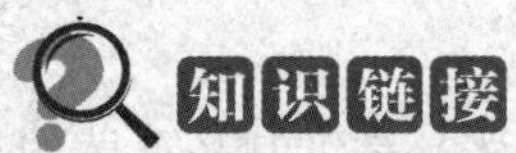

消毒方法

1. 高水平消毒。

杀灭一切细菌繁殖体包括分枝杆菌、病毒、真菌以及其孢子和绝大多数细菌芽孢。达到高水平消毒常用的方法包括采用含氯制剂、二氧化氯、邻苯二甲醛、过氧乙酸、过氧化氢、臭氧、碘酊等，以及能达到灭菌效果的化学消毒制剂在规定的条件下，以合适的浓度和有效的作用时间进行消毒的方法。

2. 中水平消毒。

杀灭除细菌芽孢以外的各种病原微生物，包括分枝杆菌。达到中水平消毒常用的方法，包括采用碘类消毒剂、醇类和氯己定的复方、醇类和季铵盐类化合物的复方、酚类等消毒剂，在规定条件下，以合适的浓度和有效的作用时间进行消毒的方法。

3. 低水平消毒。

能杀灭细菌繁殖体（分枝杆菌除外）和亲脂病毒的化学消毒方法以及通风换气、冲洗等机械除菌法。如采用季铵盐类消毒剂（苯扎溴铵等）、双胍类消毒剂（氯己定）等，在规定的条件下，以合适的浓度和有效的作用时间进行消毒的方法。

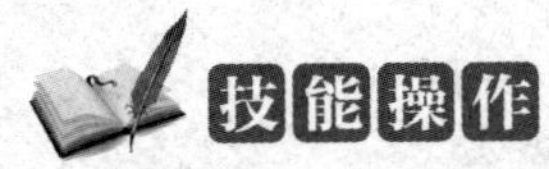

消毒液的配置

一、操作规程

步骤	流程	操作步骤	备注
步骤1	操作前评估	(1) 待消毒的物品：材料、构造、性能、使用要求。 (2) 选用的消毒剂、稀释液：符合国家有关规定，并在有效浓度、使用有效期内。 (3) 容器：清洁或无菌、有盖、适当容积	(1) 正确选择消毒方法、消毒剂。 (2) 正确选择消毒液的浓度和量。 (3) 消毒液易挥发，浸泡法和干粉消毒法应使用带盖容器
步骤2	操作前准备	(1) 操作者：洗手，戴口罩、手套，必要时加防水围裙、护目镜。 (2) 环境：宽敞、明亮、清洁、通风良好。 (3) 用物：消毒剂、稀释液、盛放容器、量杯、取药勺、搅拌棒、消毒液浓度测试纸	(1) 选择通风良好的环境，减少职业损伤。 (2) 消毒液浓度测试纸要避光干燥密闭保存，在有效期内使用。 (3) 配制漂白粉溶液时，戴橡胶手套
步骤3	消毒液的配制	(1) 根据消毒液有效氯的含量，计算出需消毒剂和稀释液的量。 (2) 用标有清晰刻度的容器杯量取消毒剂，倒入带盖盛放容器中。 (3) 用搅拌棒搅拌至消毒剂全部溶解，宜与稀释液完全混匀。 (4) 将稀释好的消毒液标上名称、有效浓度、配制时间、有效期及盛放的器械名称。 (5) 配制特殊消毒剂时注意自我防护。 (6) 配制用物清洗后晾干备用	(1) 量取溶液时注意液面平视线。 (2) 取用片剂型消毒剂要用取药勺。 (3) 用稀释液对量杯进行多次冲洗，并将冲洗液倒入装载容器至所需的量。 (4) 消毒剂与稀释液要求充分混匀。 (5) 配制过程注意做好职业防护
步骤4	消毒液有效浓度测定	(1) 用搅拌棒将消毒液充分混匀。 (2) 手持浓度监测试纸，一端放在消毒液上浸泡1秒后取出。 (3) 静置5秒后，与试纸包装上的比色板对照，可获得所监测的消毒液的浓度	(1) 稀释后的消毒液需每日检测有效浓度。 (2) 溶液必须充分搅匀才做监测，确保测得溶液浓度的准确性
注意事项		(1) 配制好的消毒剂要标识配制时间、有效时间、浓度、配制人姓名等。使用中的消毒剂应监测其浓度，在有效期内使用。物品浸泡前要彻底清洗、干燥，并将轴节充分打开。 (2) 应根据不同的消毒与灭菌方法，采取适宜的职业防护措施	

二、操作风险点

1. 消毒液污染：操作方法不当，消毒液被污染。

2. 配置人员损伤：配置过程中未做好防护，发生职业暴露。

三、操作关键点

1. 选用的消毒剂、稀释液应当符合国家有关规定，并在有效浓度、使用有效期内。选择合适的配制环境。选择宽敞、明亮、清洁、通风良好的环境。

2. 正确配制消毒液。有严格的配制、使用操作指引及书面记录。配制好的消毒剂要标识配制时间、有效时间、浓度、配制人姓名等。

3. 准确标识。消毒液名称、浓度、配制时间、失效时间、用途。

4. 应根据不同的消毒与灭菌方法，采取适宜的职业防护措施：

（1）配制过程注意做好职业防护。

（2）在污染诊疗器械、器具和物品的回收、清洗等过程中应预防发生医务人员职业暴露。

（3）处理锐利器械和用具，应采取有效防护措施，避免或减少利器伤的发生。

思政课堂

思维导图

课程二　隔离及标准防护技术

单元 1　老年人常见传染病的预防

案例导入

对于甲型流感等传染病，老年人是易感人群。为了保障老年人的身体健康，避免感染，养老机构的照护人员需要采取积极有效的预防措施以预防老年人常见的传染病。

教学目标

1. 掌握老年人常见传染病的预防措施。
2. 掌握老年人常见传染病预防的操作关键点。
3. 熟悉老年人常见传染病的表现。
4. 能预防老年人常见传染病。

思政目标

培养学生关爱老年人，耐心细致的观念。

知识点

传染病是由各种病原体引起的，能在人与人、动物与动物或人与动物之间相互传播的一类疾病。通常这种疾病可借由直接接触已感染的个体、感染者的体液及排泄物、感染者所污染的物体，通过空气传播、水源传播、食物传播、接触传播、土壤传播、垂直传播（母婴传播）等途径传播。

传染病的特点是有病原体、传染性和流行性，感染后常有免疫性。有些传染病还有季节性或地方性。老年人常见的传染病包括流感和新型冠状病毒感染。

传染病的传播和流行必须具备 3 个环节，即传染源（能排出病原体的人或动物）、传播途径（病原体传染他人的途径）、易感人群（对该种传染病无免疫力者）。传染病的预防应采取以切断主要传播环节为主导的综合措施。若能完全切断其中的一个环节，即可防止该种传染病的发生和流行。各种传染病的薄弱环节各不相同，在预防中应充分利用。除主导环节外，对其他环节也应采取措施，只有这样才能更好地预防各种传染病。

一、流感

流感即流行性感冒，是由流感病毒引起的急性呼吸道传染病，具有很强的传染性，其发病率占传染病之首位。流感的潜伏期为 1~3 天，主要症状为发热、头痛、流涕、咽痛、干咳、全身肌肉和关节酸痛不适等。

1. 流感的传染源和传播途径

（1）流感的传染源主要是患者和隐性感染者，传染期为 1 周。

（2）流感病毒具有极强的传染性，传播途径以飞沫传播及接触传播为主。病毒随咳嗽、喷嚏、说话所致飞沫传播，也可通过病毒污染的茶具、食具、毛巾等物品间接传播。传播速度和广度与人口密度有关。

2. 流感的临床症状

流感潜伏期通常 1~3 天（数小时至 4 天），典型流感起病急，出现乏力，高热、寒战，头痛、全身肌肉酸痛等全身症状，可伴或不伴流涕、咽痛、干咳等呼吸道局部症状。病程 1~4 天，咳嗽和乏力可持续数周。在老年人和慢病患者中可引起较严重的并发症。

3. 流感易感人群

人群对流感病毒普遍易感，感染后对同一抗原型可获不同程度的免疫力，型与型之间无交叉免疫性。60 岁以上人群，慢病患者及体弱多病者；医疗卫生机构工作人员，特别是一线工作人员；小学生和幼儿园儿童更容易感染流感病毒。

二、新型冠状病毒感染

新型冠状病毒感染是由新型冠状病毒（以下简称新冠病毒）引起的感染，病原体属冠状病毒。世界卫生组织提出的变异株有 5 个，分别为阿尔法、贝塔、伽玛、德尔塔和奥密克戎。奥密克戎变异株 2021 年 11 月在人群中出现，其传播力和免疫逃逸能力显著增强，在 2022 年年初迅速成为全球绝对优势流行株。

新冠病毒对紫外线、有机溶剂（乙醚、75%的乙醇、过氧乙酸和三氯甲烷等）以及含氯消毒剂敏感，75%的乙醇以及含氯消毒剂较常用于临床及实验室新冠病毒的灭活，但氯己定不能有效灭活新冠病毒。

1. 传染源和传播途径

（1）传染源。

主要是新冠病毒感染者，在潜伏期即有传染性，发病后 3 天内传染性最强。

（2）传播途径。

①经呼吸道飞沫和密切接触传播是主要的传播途径。

②在相对封闭的环境中经气溶胶传播。

③接触被病毒污染的物品后也可造成感染。

2. 临床特点

潜伏期多为 2~4 天。主要表现为咽干、咽痛、咳嗽、发热等，发热多为中低热，部分病例亦可表现为高热，热程多不超过 3 天；部分患者可伴有肌肉酸痛、嗅觉味觉减退或丧失、鼻塞、流涕、腹泻、结膜炎等。少数患者病情继续发展，发热持续，并出现肺炎相关表现。

重症患者多在发病 5~7 天后出现呼吸困难和（或）低氧血症。严重者可快速进展为急性呼吸窘迫综合征、脓毒症休克、难以纠正的代谢性酸中毒和出凝血功能障碍及多器官功能衰竭等。极少数患者还可有中枢神经系统受累等表现。

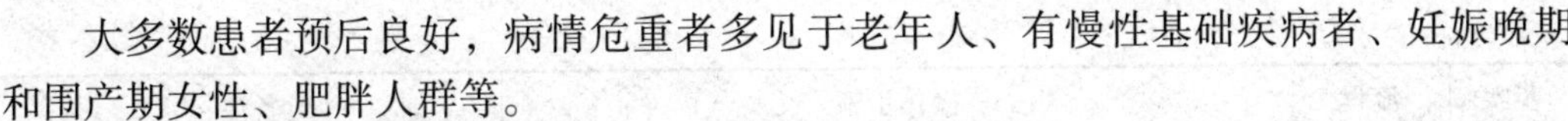

大多数患者预后良好，病情危重者多见于老年人、有慢性基础疾病者、妊娠晚期和围产期女性、肥胖人群等。

3. 易感人群

由于人群对该病毒均无免疫性，故普遍易感。感染或接种疫苗后可获得一定的免疫力，但持续时间尚不明确。

老年人及伴有严重基础疾病患者感染后重症率、病死率高于一般人群，接种疫苗后可降低重症及死亡风险。

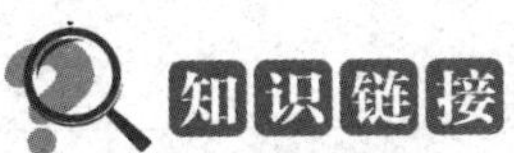

新型冠状病毒感染管理

1. 2020 年 1 月 20 日，经报国务院批准后国家卫生健康委发布公告，将新型冠状病毒肺炎（以下简称“新冠肺炎”）纳入《中华人民共和国传染病防治法》规定的乙类传染病，并按照甲类传染病进行预防控制管理。当时命名为“新冠肺炎”，主要考虑疫情初期病例大部分有肺炎表现。

2. 随着奥密克戎变异株成为主要流行株以后，致病力减弱，仅有极少数病例有肺炎表现。考虑到肺炎仅反映了病毒感染后较为严重的患病状况，不能概括所有感染者临床特征，2022 年 12 月 26 日中国国家卫生健康委员会发布公告，将新型冠状病毒肺炎更名为“新型冠状病毒感染”。

3. 经国务院批准，自 2023 年 1 月 8 日起，解除对新型冠状病毒感染采取的《中华人民共和国传染病防治法》规定的甲类传染病预防、控制措施；新型冠状病毒感染不再纳入《中华人民共和国国境卫生检疫法》规定的检疫传染病管理。同日，国务院应对新型冠状病毒感染疫情联防联控机制综合组印发《关于对新型冠状病毒感染实施“乙类乙管”的总体方案》，旨在高效统筹新型冠状病毒感染疫情防控和经济社会发展，稳妥有序将新型冠状病毒感染从“乙类甲管”调整为“乙类乙管”，有力有序有效应对调整后可能出现的风险。

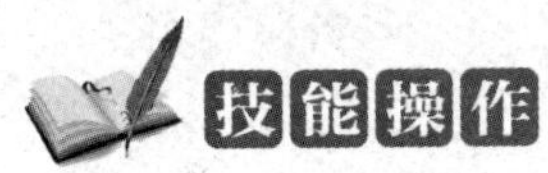

老年人常见传染病的预防

一、操作规程

步骤	流程	操作步骤	备注
步骤 1	操作前评估	（1）站在床前，身体前倾，微笑面对老年人。 （2）仔细观察、耐心询问老年人的精神状态及身体状态。	（1）态度和蔼，语言亲切。 （2）如有鼻塞、流涕、头疼，肌肉酸痛及腹泻等传染病症状，应立即通知医护人员处理

续 表

步骤	流程	操作步骤	备注
步骤 1	操作前评估	“奶奶好，我是您的照护人员，您今天感觉怎么样？有没有鼻塞、流涕、头疼的症状？最近大小便正常吗？有没有腹泻的情况发生？” “没有不舒服。” “最近甲型流感等传染病处于高发期，咱们得注意预防啊！” “好的。”	
步骤 2	工作准备	（1）环境准备：房间干净、整洁，温湿度适宜；空气清新、无异味。 （2）照护人员准备：衣着整洁；规范手卫生，戴口罩	—
步骤 3	养成良好卫生习惯	（1）定时开窗通风。 （2）垃圾桶定点、加盖放置，及时清理垃圾。 （3）饭前、便后、外出归来应按规定程序洗手。 （4）打喷嚏、咳嗽和清洁鼻子时使用卫生纸遮盖。 （5）保证充足睡眠。 （6）注意饮食卫生。 （7）避免骤加、骤减衣物。 （8）少食刺激、辛辣食物，多进食水果、蔬菜、蛋类等，以保证营养	开窗通风时注意老年人保暖
步骤 4	加强锻炼	（1）多到户外呼吸新鲜空气。 （2）进行慢走等符合老年人身体状况的活动	注意老年人的身体状况
注意事项		（1）如老年人身边的人员有患传染病的迹象，应立即为老年人佩戴口罩，并报告家属或医护人员，配合进行相关检查、检验，并防止传染。 （2）不可忽视老年人出现的感冒症状，一旦老年人有不适症状，应立即就医	

二、操作风险点

1. 受伤：未选择合适的运动方式。

2. 感染：与未做好防护有关。

三、操作关键点

1. 操作前应正确评估老年人身体状况，如有鼻塞、流涕、头疼、肌肉酸痛及腹泻等传染病症状，应立即通知医护人员处理。

2. 操作过程中开窗通风时应注意老年人保暖。

3. 依据老年人的身体状况选择适宜的锻炼方式，活动时需要注意老年人的身体状况。

4. 如老年人身边的人员有患传染病的迹象，应立即为老年人佩戴口罩，并报告家属或医护人员，配合进行相关检查、检验，并防止传染。

单元 2　感染老年人的床旁消毒隔离

案例导入

张爷爷，76 岁，现入住养老院 3 年，昨日出现乏力、高热、寒战、头痛、咽痛等症状，经医生检查确诊为流行性感冒，积极治疗的同时，为避免感染他人，请照护人员对张爷爷进行床旁消毒隔离。

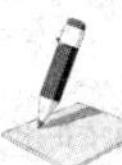

教学目标

1. 掌握感染老年人床旁消毒隔离措施。
2. 掌握感染老年人床旁消毒隔离的操作关键点。
3. 熟悉床旁隔离的要求、消毒液的分类及适用范围。
4. 了解床旁隔离的概念及消毒液消毒的原理。
5. 能正确配制消毒液，能对感染老年人进行床旁隔离。

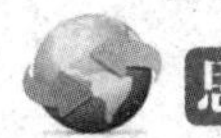

思政目标

培养学生关爱老年人，耐心细致的观念。

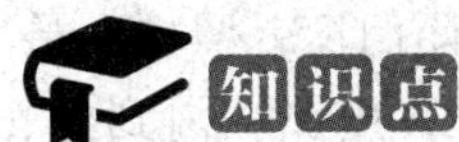

知识点

一、消毒液的消毒原理

消毒液的消毒原理是通过使菌体蛋白凝固变性，酶蛋白失去活性，抑制细菌代谢和生长，或破坏细菌细胞膜的结构，改变其通透性，使细胞破裂、溶解，达到消毒灭菌的作用。

二、常用消毒液的种类、浓度、配置及浓度测定方法

1. 含氯消毒剂

（1）适用范围。

适用于餐（茶）具、家具、环境等的消毒。

（2）浓度。

物品消毒常用消毒液浓度为 0.05%（即 1000mL 水中含 500mg 有效氯），排泄物的消毒常用消毒液浓度为 0.1%（即 1000mL 水中含有 1g 有效氯），隔离老年人常用消毒液浓度为 0.2%（即 1000mL 水中含有 2g 有效氯）。

（3）配制方法。

①0.05%的含氯消毒液。首先用量杯将 1000mL 自来水放入塑料容器然后再放入 1

片含氯消毒片（每片含 500mg 有效氯），之后混匀待用（或毫升水中放入 10mL 浓度为 5%的含氯消毒剂原液）。

②0. 1%的含氯消毒液。即 1000mL 水中加入 2 片含氯消毒片（每片含 mg 有效氯），之后混匀待用（或 1000mL 水中放入 20mL 浓度为 5%的含氯消毒剂原液）。

③0. 2%的含氯消毒液。即 1000mL 水中加入 4 片含氯消毒片（每片含 50mg 有效氯），之后混匀待用（或 1000mL 水中加入 40mL 浓度为 5%的含氯消毒剂原液）。

2. 过氧乙酸消毒液

（1）适用范围。

过氧乙酸消毒液适用于耐腐蚀物品、环境等的消毒灭菌。

（2）浓度。

浓度为 0. 2%～1%的过氧乙酸消毒液用于浸泡物品，0. 2%～2%的过氧乙酸消毒液用于环境喷洒。

（3）配制方法。

用量杯将 1000mL 自来水放入塑料容器内，再加入浓度为 16%的过氧乙酸原液 33mL，即配制成 0. 5%的过氧乙酸消毒液，之后混匀待用。

3. 量杯的使用

将量杯放在水平面上，照护人员双眼视线与量杯刻度线齐平，将消毒液缓慢注入量杯中，当液体平面与所需刻度线齐平后即停止注入。

三、消毒液消毒房间的方法

1. 空气消毒

将合适的消毒液（如过氧化氢溶液）倒入气溶胶喷雾器内，关闭门窗，照护人员需戴帽子、戴口罩、戴护目镜，连接电源，打开气溶胶喷雾器开关，按照从内到外、从上到下的顺序进行喷雾消毒，喷雾结束后，关闭房门 30 分钟后再开窗通风 30 分钟。

2. 家具表面擦拭

选用干净的小毛巾，浸泡在 0. 05%的含氯消毒液中，浸透后干，直接擦家具表面。不耐腐蚀的金属表面可采用 75%的乙醇溶液擦拭，多孔材料表面可采用 0. 1%的含氯消毒液喷雾。

3. 用物浸泡

戴好手套，将被消毒的物品洗净，特别注意轴节部位要清洗干净，擦干后浸没在消毒液内，注意要打开物品的轴节或盖套，管腔内要灌满消毒液，浸泡时间 30 分钟。

4. 地面消毒

先将墩布洗干净并控干，再浸入 0. 05%的含氯消毒液中控干后拖地，耐腐蚀地面可用 0. 1%的过氧乙酸消毒液拖地或 0. 2%～0. 4%的过氧乙酸消毒液喷洒消毒。

四、床旁隔离的概念

床旁隔离属于隔离的一种，是指对因特殊感染或感染多重耐药菌的老年人为避免感染他人而实行的隔离措施。

五、床旁隔离要求

（1）床单位安置在整个房间的一角，床间距离大于1.5m，若小于1.5m时应用屏风隔开。

（2）床头卡处贴挂隔离标识。

（3）已感染的老年人及其家属应避免与其他老年人接触。

（4）应将感染同一种耐药菌的老年人安排在同一居室内。

（5）床旁有消毒设施和专用医疗器械（如听诊器、血压计、体温计等）。医护人员及照护人员接触老年人后，必须规范实施手卫生。

（6）实施床旁隔离时，应先照护其他老年人，最后照护耐药菌感染的老年人。

（7）感染老年人离院后，其居住过的房间应通风换气，并进行全面消毒。

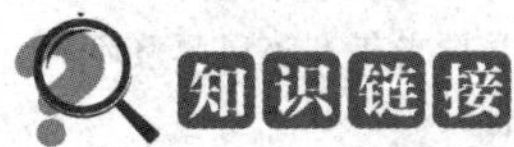

新型冠状病毒感染出院患者床单元终末清洁消毒流程

新型冠状病毒感染患者出院后，病室开窗通风30分钟，关闭门窗，开启紫外线或空气消毒器，照护人员准备物品实施手卫生、戴工作圆帽、医用防护口罩、穿医用防护服、戴乳胶手套，使用2000mg/L含氯消毒液浸泡的擦拭布巾依次擦拭，擦拭呼叫器及按钮，折叠擦拭布巾擦拭设备带，更换擦拭布巾擦拭输液架，更换擦拭布巾擦拭床旁桌（抽屉及夹层、桌、桌面、把手及外壁），更换擦拭布巾擦拭病床床头、两侧床挡、床尾板等。作用30分钟后清水擦拭，将用后的擦拭布巾浸泡于2000mg/L含氯消毒液内30分钟，清洗干净、干燥保存，操作结束依次脱去乳胶手套、医用防护服，摘除医用防护口罩、工作圆帽，弃置于医疗废物装放容器内，实施手卫生。

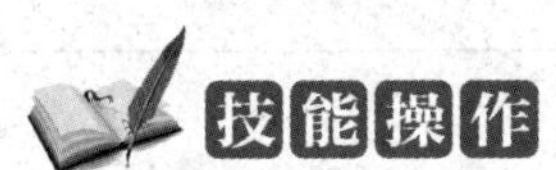

对感染老年人进行床旁消毒隔离

一、操作规程

步骤	流程	操作步骤	备注
步骤1	工作准备	（1）服装整洁，戴好帽子、口罩。 （2）准备配制好的消毒剂（含氯消毒剂）、脸盆、抹布、拖布、隔离标志、警示标牌、体温计、血压计、听诊器、便器、手消毒剂、医用垃圾桶、医用垃圾袋、屏风，必要时准备隔离衣	素质要求

续 表

步骤	流程	操作步骤	备注
步骤 2	沟通核对	（1）将护理推车摆放在床头。 （2）核对房间号、床号、姓名、性别。 （3）与老年人交谈，告知老年人床边隔离的目的，消除老年人的恐惧心理，取得老年人配合。 “爷爷，今天感觉好点了吗？为了您和他人的健康咱换个地方住，不用紧张，不用害怕，有事您随时喊我就行。” “好的。”	态度和蔼，语言亲切
步骤 3	调整环境	（1）若有条件，可让老年人独居一室，无条件者可将老年人的床单元安置在整个房间的一角。 （2）将老年人安置在事先准备好的环境中。 “张爷爷，这个环境满意吗？” “满意。”	照护人员向老年人解释调整环境的必要性
步骤 4	做好标识	（1）在房门和老年人床头卡粘贴隔离标识，提醒无关人员勿入。 （2）将准备好的用物（如体温计、血压计、听诊器、清洁物品及便器等）放在指定地点，专人专用，并在用物上做好标识	—
步骤 5	实施隔离	（1）为老年人进行照护时应戴手套，必要时穿隔离衣。 （2）先为其他老年人提供照护，被隔离者安排在最后照护。 （3）照护完毕后，应脱去手套后实施手卫生	—
步骤 6	实施消毒	（1）实施手卫生，进入工作区域，依据各区域管理要求，穿戴好个人防护用品。向脸盆内倒入适量配制好的消毒液，将需消毒的物品，如餐（茶）具、老年人使用的物品（金属、有色针织品禁用）等浸泡在消毒液中。 （2）用抹布蘸取桶内消毒液，对未被患者血液、体液、分泌物污染的物体表面，可使用含氯消毒剂（有效氯浓度 1000mg/L）擦拭，30 分钟后用清水擦净。 （3）对少量（<10mL）溅污，先清洁，使用含氯消毒剂（有效氯浓度 2000mg/L）擦拭，30 分钟后用清水擦净。 （4）对大量（>10mL）溅污，应先用吸湿材料去除可见污染，然后再清洁，使用含氯消毒剂（有效氯浓度 2000mg/L）擦拭，1 小时后用清水擦净。 （5）用墩布蘸取桶内消毒液拖地	（1）在配制消毒液之前，应备好所需塑料容器、含氯消毒片（液）、手套、口罩、量杯。 （2）保持清洁，一块擦拭布巾只能擦拭一个物体表面

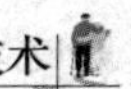

续　表

步骤	流程	操作步骤	备注
步骤 7	整理用物	（1）将浸泡的物品取出，用清水刷洗干净后晾干，将剩余消毒液倒入水池。 （2）开窗通风 30 分钟	—
注意事项		（1）每天对使用的物品按要求进行清洁消毒。 （2）由于含氯消毒剂原液有刺激性和腐蚀性，所以配制时应戴好口罩和橡胶手套。 （3）含氯消毒剂对金属有腐蚀性，对织物有漂白作用，故不宜用于金属制品有色衣服及油漆家具的消毒。 （4）教育探视家属在探望老年人前后应洗手。 （5）要尊重被隔离的老年人，关注老年人的心理变化。 （6）工作人员接触老年人后，必须实施手卫生。 （7）已感染的老年人及其家属避免与其他老年人接触。 （8）被隔离老年人离开隔离场所后，房间应进行终末消毒，通风换气。 （9）整个消毒隔离过程中注意做好记录	

二、操作风险点

感染：未按照要求进行消毒隔离。

三、操作关键点

1. 操作前做好沟通，消除老年人的恐惧心理，取得老年人配合。

2. 做好标识提醒无关人员勿入，将准备好的用物（如体温计、血压计、听诊器、清洁物品及便器等）放在指定地点，做好标识，专人专用。

3. 消毒地面前，应安置老年人于床上或沙发上，并叮嘱其勿走动，防止滑倒和摔倒。

4. 为保证消毒效果，消毒液尽量现用现配，并保存于密闭容器内，置于阴凉、干燥、通风处。

5. 保持清洁，一块擦拭布巾只能擦拭一个物体表面。

单元 3　防护用品的使用

案例导入

某养老院是以完全自理、半自理、老年痴呆、卧床老年人为主要服务对象的医养协同养护场所，要求照护人员能够正确使用各类防护用品。

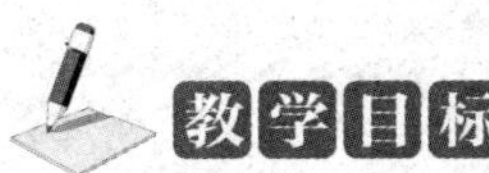

教学目标

1. 掌握防护用品的使用方法。

2. 掌握防护用品的操作关键点。

3. 熟悉防护用品的分类、选择、使用指征。

4. 能正确使用防护用品。

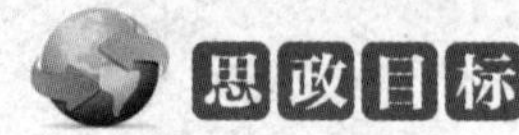

培养学生耐心细致的观念，慎独。

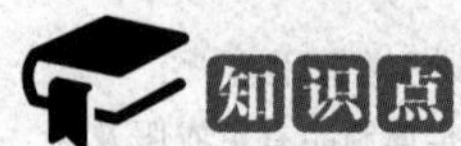

一、个人防护用品的定义

个人防护用品是指用于保护医务人员避免接触感染性因子的各种屏障用品。包括：

（1）口罩，保护口、鼻。

（2）手套，保护双手。

（3）隔离衣/防护服，保护皮肤、衣服。

（4）护目镜，保护眼睛。

（5）防护面屏，保护脸、口、鼻、眼睛。

（6）帽子、鞋套、靴套。

二、口罩的分类及选择

1. 口罩的分类

（1）普通医用口罩。

（2）医用外科口罩。

（3）医用防护口罩。

2. 口罩的选择

（1）一般诊疗活动选用普通医用口罩或医用外科口罩。

（2）无菌操作或体液暴露选用医用外科口罩。

（3）接触经空气传播疾病或近距离接触经飞沫传播的呼吸道传染病患者选用医用防护口罩。

口罩相关信息见图 5-2-3-1。

三、护目镜/防护面屏的使用指征及方法

（1）可能发生患者血液、体液、分泌物等喷溅时。

（2）近距离接触经空气/飞沫传播传染病患者时。

四、隔离衣/防护服的使用指征

1. 下列情况应穿隔离衣

（1）接触经接触传播的感染性疾病患者，如传染病患者、多重耐药菌感染患者。

（2）接触保护性隔离的患者，如大面积烧伤、骨髓移植等患者。

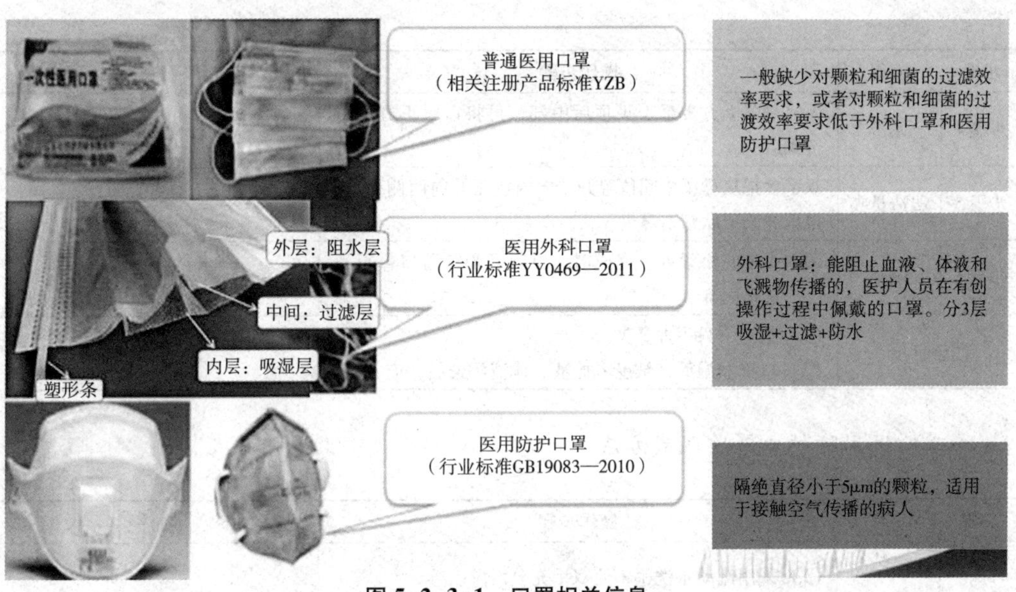

图 5-2-3-1　口罩相关信息

（3）防止血液、体液、分泌物或排泄物喷溅时，如吸痰、气管切开时。

2. 下列情况应穿防护服

（1）接触甲类传染病或按甲类传染病管理的患者时。

（2）接触某些经空气传播或飞沫传播的传染病患者，可能受到患者血液、体液、分泌物、排泄物喷溅时。

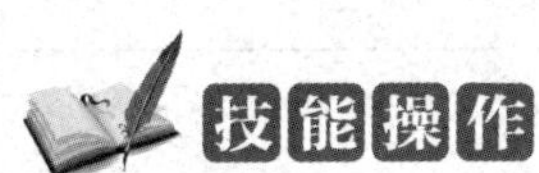

防护用品的使用

一、操作规程

（一）医用外科口罩的佩戴方法

步骤	流程	操作步骤	备注
步骤 1	实施手卫生	（1）采用流动水洗手，使双手充分浸湿。 （2）取适量洗手液，均匀涂抹至整个手掌、手背、手指和指缝。 （3）认真揉搓双手至少 15 秒，洗手全程为 40~60 秒。 （4）注意清洗双手所有皮肤，清洗指背、指尖和指缝。 （5）具体揉搓步骤不分先后。 （6）在流动水下彻底冲净双手，擦干（宜使用干手纸巾）	—
步骤 2	检查	检查医用外科口罩外包装	须在有效期内且无破损
步骤 3	放置口罩	将口罩带颜色的面朝外，塑形夹向上，口罩要罩住口鼻和下巴	—

续 表

步骤	流程	操作步骤	备注
步骤 4	系带	先将口罩上方带系于头顶后中部，再将口罩下方带系于颈后	—
步骤 5	塑造鼻夹	双手食指从鼻梁中间位置开始向内按压并向两侧移动，根据鼻梁形状塑造鼻夹	—
步骤 6	调整	调整系带的松紧度，完成时，口罩必须覆盖口鼻至下巴，紧贴面部	—
注意事项		（1）禁用一只手捏鼻夹。 （2）口罩潮湿后，被患者血液、体液污染后，应及时更换	

（二）医用防护口罩的佩戴方法

步骤	流程	操作步骤	备注
步骤 1	实施手卫生	（1）采用流动水洗手，使双手充分浸湿。 （2）取适量洗手液，均匀涂抹至整个手掌、手背、手指和指缝。 （3）认真揉搓双手至少 15 秒，洗手全程为 40~60 秒。 （4）注意清洗双手所有皮肤，清洗指背、指尖和指缝。 （5）具体揉搓步骤不分先后。 （6）在流动水下彻底冲净双手，擦干（宜使用干手纸巾）	—
步骤 2	检查	检查医用外科口罩外包装	须在有效期内且无破损
步骤 3	托住口罩	一手托住防护口罩，有鼻夹的一面向外	—
步骤 4	罩住口鼻	将防护口罩罩住鼻、口及下巴，鼻夹部位向上紧贴面部	—
步骤 5	系带就位	将下方系带拉过头顶至颈后双耳下，再将上方系带拉至头顶中部	—
步骤 6	塑造鼻夹并检查密合性	将双手指尖放在金属鼻夹上，从中间向两侧按压鼻夹，根据鼻梁形状塑造鼻夹，并检查密合性	—
注意事项		（1）务必进行密合性检查。 （2）口罩潮湿后，被患者血液、体液污染后，应及时更换	

（三）医用防护口罩或医用外科口罩的摘除方法

步骤	流程	操作步骤	备注
步骤 1	实施手卫生	（1）采用流动水洗手，使双手充分浸湿。 （2）取适量洗手液，均匀涂抹至整个手掌、手背、手指和指缝。 （3）认真揉搓双手至少 15 秒，洗手全程为 40~60 秒。 （4）注意清洗双手所有皮肤，清洗指背、指尖和指缝。	—

续　表

步骤	流程	操作步骤	备注
步骤 1	实施手卫生	(5) 具体揉搓步骤不分先后。 (6) 在流动水下彻底冲净双手，擦干（宜使用干手纸巾）	—
步骤 2	解开下方系带	解开口罩系于颈后的下方系带	—
步骤 3	解开上方系带	解开口罩系于头顶中部的上方系带	—
步骤 4	捏住系带	用手紧捏住口罩的系带	不要接触口罩前面
步骤 5	弃置	将口罩弃置于医疗废物容器中	—
步骤 6	实施手卫生	实施手卫生	—
注意事项		(1) 用手紧捏住口罩的系带，不要接触口罩前面。 (2) 摘除前后都要实施手卫生	

（四）医务人员穿隔离衣的流程

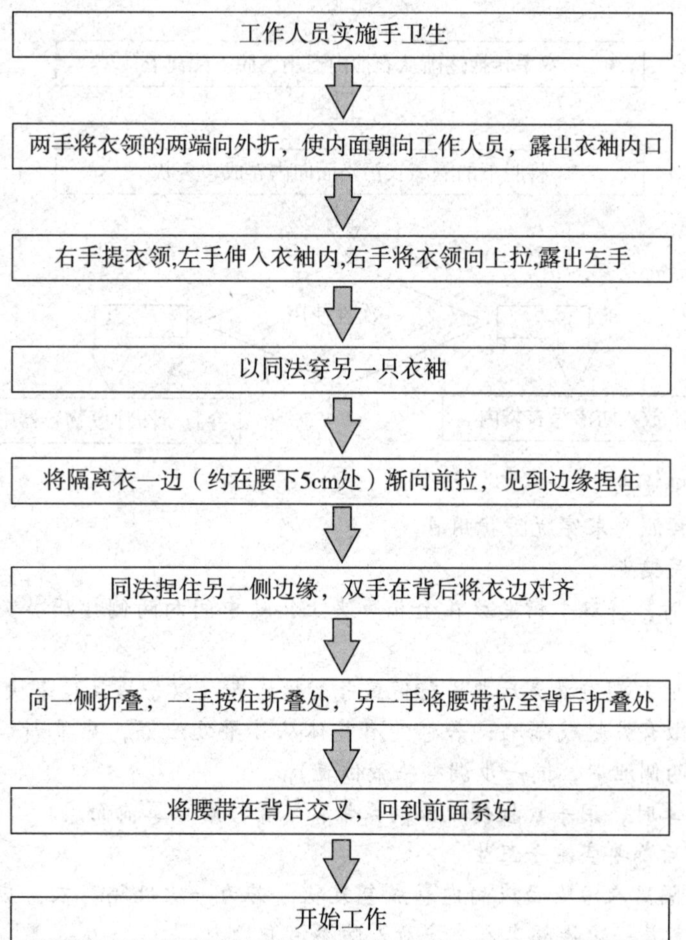

（五）医务人员脱隔离衣的流程

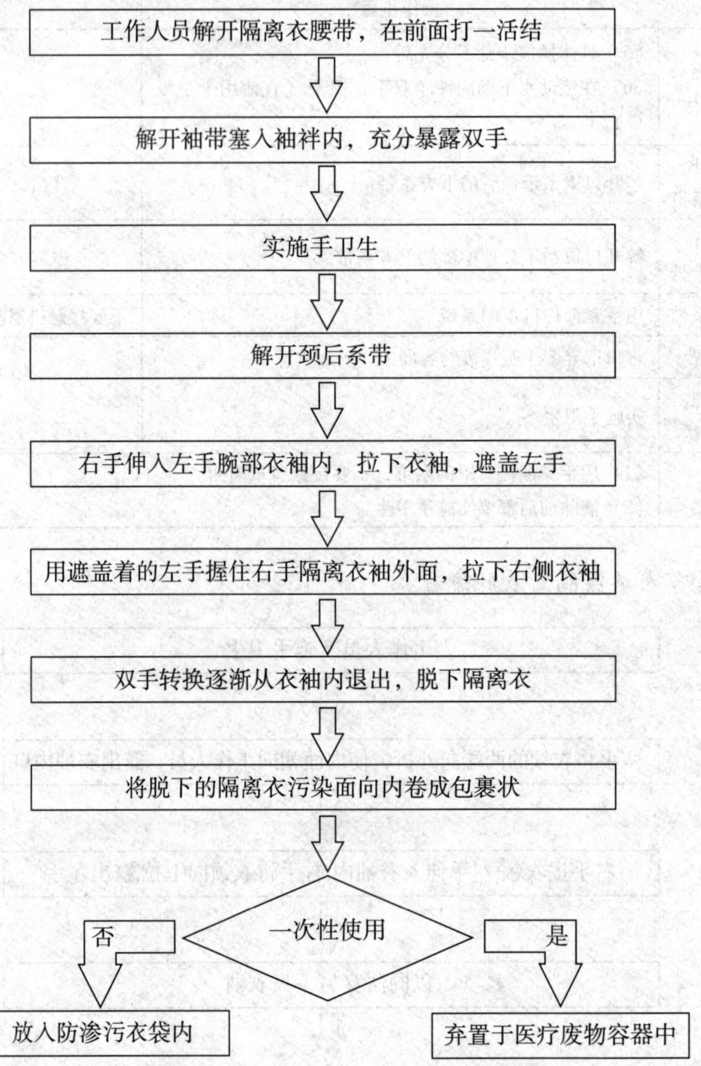

二、操作风险点

感染：未按照要求穿脱防护用具。

三、操作关键点

1. 戴口罩时，将双手指尖放在金属鼻夹上，从中间向两侧按压鼻夹，根据鼻梁形状塑造鼻夹。

2. 戴口罩时，塑造鼻夹后要进行佩戴气密性检查（双手捂住口罩快速呼气或吸气，应感觉口罩略微有鼓起或塌陷；若感觉有气体从鼻梁处泄漏，应重新调整鼻夹，若感觉气体从口罩两侧泄漏，进一步调整头带位置）。

3. 摘除口罩时，用手紧捏住口罩的系带，不要接触口罩前面。

4. 摘除前后都要实施手卫生。

5. 脱下的隔离衣污染面应向内卷成包裹状，若为一次性隔离衣，应弃置于医疗废物容器中，若不是一次性隔离衣，应放入防渗污衣袋内。

单元4　对医疗废物进行分类和处理

案例导入

某养老康复中心是医、养、护无缝结合，医、康、养一张床的养护场所。该中心设立一级综合医院，配备专业医护团队，医疗设备齐全，解决老年人常见的慢性病及危急病症，为老年人的健康保驾护航，要求照护人员能够对医疗废物进行分类和处理。

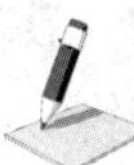

教学目标

1. 掌握医疗废物分类和处理方法。
2. 掌握医疗废物进行分类和处理的风险点、操作关键点。
3. 了解医疗废物分类的原则。
4. 能正确进行医疗废物分类和处理。

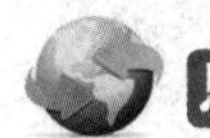

思政目标

培养学生具有高度的责任感。

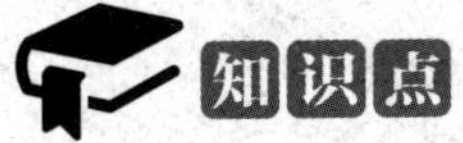

知识点

医疗废物

根据感染防控要求，医疗废物的分类收集应当根据其特性和处置方式进行。医疗废物分为感染性废物、损伤性废物、病理性废物、药物性废物和化学性废物。

1. 感染性废物

携带病原微生物具有引发感染性疾病传播危险的医疗废物。

（1）被患者血液、体液、排泄物等污染的除锐器以外的废物（豁免的除外）。

（2）使用后废弃的一次性使用医疗器械，如注射器、输液器、透析器等；一次性中单（“械”字号）等。

（3）病原微生物实验室废弃的病原体培养基、标本，菌种和毒种保存液及其容器（应在产生地点进行高压蒸汽灭菌或者使用其他方式灭菌，然后按感染性废物收集处理）；其他实验室及科室废弃的血液、血清、分泌物等标本和容器。

（4）隔离传染病患者或者疑似传染病患者产生的所有废弃物（双层医疗废物袋包装）。

2. 损伤性废物

能够刺伤或者割伤人体的废弃的医用锐器。

（1）废弃的金属类锐器，如针头、缝合针、针灸针、探针、穿刺针、解剖刀、手术刀、手术锯、备皮刀、钢钉、镊子、闭合器、吻合器和导丝等。

（2）废弃的玻璃类锐器，如盖玻片、载玻片、玻璃安瓿瓶、破损的体温表（汞用密封小瓶盛装，属于化学性废物）等。

（3）废弃的其他材质类锐器，如移液头、塑料镊子等。

说明：①安瓿瓶、导丝、较长的穿刺针、闭合器、吻合器、移液头、塑料镊子等可不使用利器盒收集，盛装容器应满足防渗漏、防刺破要求，并有医疗废物标识或者外加一层医疗废物包装袋。标签为损伤性废物，并注明具体名称。②其他锐器放利器盒，达到3/4满时，应当封闭严密，按流程运送、储存。各科室按照产生量的多少选择大小合适的利器盒，不再执行48小时，不需标注开启日期，传染病患者使用的日产日清。

3. 病理性废物

诊疗过程中产生的人体废弃物和医学实验动物尸体等。

（1）手术及其他医学服务过程中产生的废弃人体组织、器官。

（2）病理切片后废弃的人体组织、病理蜡块。

（3）医学实验动物的废弃组织和尸体。

（4）16周胎龄以下或重量不足500g的胚胎组织等；确诊、疑似传染病或携带传染病病原体的产妇的胎盘（双层医疗废物袋包装）及健康产妇自愿放弃的胎盘。

4. 药物性废物

过期、淘汰、变质或者被污染的废弃的药品。

（1）废弃的一般性药物，如抗生素、非处方类药品等。

（2）废弃的细胞毒性药物和遗传毒性药物及其输液袋。

（3）废弃的疫苗及血液制品。

说明：少量的药物性废物可以并入感染性废物中，但应在标签中注明。

5. 化学性废物

具有毒性、腐蚀性、易燃易爆性的废弃的化学物品。

列入《国家危险废物名录》中的废弃危险化学品，如甲醛、二甲苯等；含汞血压计、含汞体温计，废弃的牙科汞合金材料及其残余物等（收集于专用容器中，粘贴标签并注明主要成分）。

6. 豁免说明

以下废弃物不属于医疗废物。

（1）非传染病区使用或者未用于传染病患者、疑似传染病患者以及采取隔离措施的其他患者的输液瓶（袋）。

（2）非传染病区使用或未被患者血液、体液污染的密封药瓶、玻璃瓶。

（3）盛装消毒剂、透析液的空容器。

（4）一次性医用外包装物。

（5）废弃的中草药与中草药煎制后的残渣。

（6）盛装药物的药杯，尿杯，纸巾、湿巾、尿不湿、卫生巾、护理垫等一次性卫生用品（非“械”字号）。

（7）一次性鞋套（非“械”字号）。

（8）医用织物以及使用后的大、小便器。

（9）患者自行用于按压止血而未收集于医疗废物容器中的棉签、棉球、输液贴等。

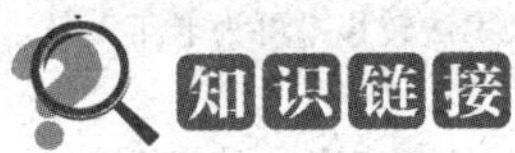

养老院垃圾分类

根据感染防控要求，照护老年人的过程中产生的垃圾主要分为生活垃圾、可回收垃圾、医疗废物。

1. 生活垃圾

生活垃圾是指没有被老年人体液、血液污染的外包装等，应采用黑色垃圾袋收集。

2. 可回收垃圾

可回收垃圾是指输液治疗后的无菌输液袋、输液瓶等，应采用专用编织袋收集。

3. 医疗废物

医疗废物是指被老年人体液、血液污染的物品，应采用黄色垃圾袋收集，其中损伤性废物应使用锐器盒收集。

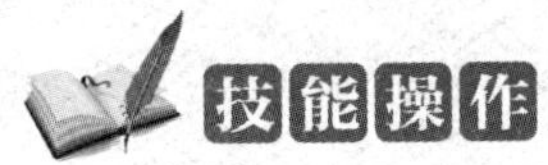

对医疗废物进行分类和处理

一、操作规程

步骤	流程	操作步骤	备注
步骤 1	工作准备	（1）室内环境整洁，温湿度适宜。 （2）准备口罩、橡胶手套、垃圾袋等。 （3）衣着整洁，戴口罩和橡胶手套。 “奶奶，您好！我要处理垃圾了，您先到屋外活动活动吧！” “好的。”	态度和蔼，语言亲切
步骤 2	收集垃圾	（1）使用黑色垃圾袋收集没有被污染的外包装等垃圾，并扎好口袋。 （2）使用专用编织袋收集无菌输液袋、输液瓶，并扎好口袋。 （3）使用黄色垃圾袋收集被污染的物品，并扎好口袋。 （4）使用锐器盒收集针头、刀片等锐器，并将盒子盖密封好	—
步骤 3	处理垃圾	（1）生活垃圾可扔至常规垃圾桶。 （2）医疗废物需要与专业人士联系，称重后送至指定的垃圾处理处	—

续 表

步骤	流程	操作步骤	备注
注意事项		(1) 处理垃圾时，尽量选择老年人不在房间内的时间，如老年人无法转移，可为老年人戴好口罩后再进行垃圾收集。 (2) 在处理垃圾时需要注意自我防护，切勿用未戴手套的皮肤接触医疗废物，处理锐器时需要注意防止刺伤、划伤	

二、操作风险点

1. 感染：未佩戴手套，皮肤与医疗废物直接接触。

2. 刺伤、划伤：处理锐器时误伤。

三、操作关键点

1. 处理垃圾时，尽量选择老年人不在房间的时间，如老年人无法转移，可为老年人戴好口罩后再进行垃圾收集。

2. 要正确区分各类医疗废物和生活垃圾并正确处理。

思政课堂

思维导图

模块六　安宁服务

课程一　临终关怀

单元 1　陪伴临终老年人

案例导入

赵奶奶，83 岁，现入住养老院 4 年，高血压病史 30 年，慢性支气管炎病史 15 年，10 年前因脑梗死导致左侧肢体活动不灵，右侧肢体能活动，但是不能坐稳，长期卧床。2 个月前因突发头晕、呕吐入院治疗，入院后神志不清，对光反射存在，左侧肌力为 1 级。行 CT 检查，显示脑梗死，胸部透视提示坠积性肺炎，血压 172/106mmHg，血氧饱和度 94%，心率 130 次/分，大小便失禁，心功能 3 级，血常规示白细胞 11×10^9/L、中性粒细胞 80%。经住院治疗后病情无明显好转，出现营养支持困难。3 天后的上午，赵奶奶要求回家，并在家人的陪同下出院。出院后，医护人员定期电话随访相关情况，赵奶奶不久后在家人的陪伴下安详离世。

教学目标

1. 掌握临终老年人的生理、心理变化。
2. 掌握临终关怀常见症状的临床表现和护理的要点。
3. 熟悉临终关怀的概念。
4. 能为临终老年人提供心理支持。

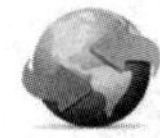

思政目标

培养学生的人文关怀能力。

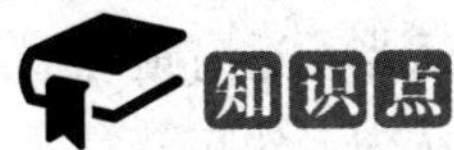

一、临终关怀的概述

随着社会的发展，我国人口老龄化的加速和疾病谱的转变，临终老年人日益增多，临终关怀的重要性日益突出。临终关怀既是善终服务也是生命教育，其发展需要各种资源的统合支持，在整个卫生保健体系中有着举足轻重的地位。全社会需要正视生死认知教育、健全全程健康服务。在服务实践中，临终关怀服务事业取得一定的社会效益，但仍然面临着服务资源不足、服务覆盖率低、服务缺口大等问题。

临终关怀又称安宁疗护、姑息疗法，旨在为疾病终末期患者或老年人在临终前提供身体、心理、精神等方面的照料和人文关怀等服务，控制痛苦和不适症状，提高生命质量，帮助老年人舒适安详、有尊严地离世。临终关怀以临终老年人和家属为中心，以多学科协作模式进行的实践，主要内容包括疼痛及其他症状控制，舒适照护，心理、精神及社会支持等。WHO 强调每位公民和家属平等地享有以减轻临终痛苦、提升生命质量为目的的医疗照护的权利。

二、临终关怀的意义

1. 对临终老年人的意义

目前，临终关怀通过对临终老年人的疏导、支持与帮扶，更好地维护了临终老年人的尊严，不仅是人道主义的新起点，也为人生的旅途终结提供了一个更为理想的模式。

2. 对临终老年人家属及照顾者的意义

面对临终老年人，家属有时会感到手足无措，缺乏专业的照护支持和心理慰藉。临终关怀作为人道主义的体现，不仅关注生命质量、尊重老年人尊严，在专业临终关怀团队的协助下与家属共同关照临终老年人，使其安然离世，以帮助其有尊严地“优逝”。

3. 对社会的意义

《医疗机构管理条例实施细则》要求在医疗机构的类别中增设安宁疗护中心。《关于建立和完善老年人健康服务体系的指导意见》，提出有必要加强公众宣传教育，推动临终关怀理念得到社会广泛认可和接受。国家《“十四五”国家老龄事业发展和养老服务体系规划》进一步对安宁疗护服务、机构、机制、生命教育、人才队伍等提出了新的要求。《“健康中国 2030”规划纲要》《基本医疗卫生与健康促进法》《关于建立完善老年健康服务体系的指导意见》明确提出，要将安宁疗护作为全方位全周期医疗卫生服务的重要一环，纳入综合连续、覆盖城乡的健康和养老服务体系。从这些政策文件足见国家对临终关怀事业关注之迫切，从优生到优逝的发展是社会进步发展的重要标志。

三、临终关怀的工作内容

1. 开展死亡教育

死亡教育是一种正确认识、处理自己与他人生死问题的教育，适当、适时地开展死亡教育，有利于帮助公众树立积极的生死观。我国大部分研究者认为，死亡教育是一门教育人们在面对死亡的时候如何进行自我心理调节的社会性学科。目前，我国生命教育不足，民众认同度不高，临终关怀缺乏有效的文化观念基础支撑。国内外死亡教育相关研究有所增加，帮助从业者有效应对临终照护及死亡事件，并且以布鲁姆目标分类理论为基础，按照认知、情感和技能 3 个领域进行的死亡教育。死亡教育需要政府有关部门、家庭、学校、社会联合起来、共同开展。

2. 做好临终老年人的全面照护

尊重和维护老年人尊严是照护的基础，主张通过由医生、护士、心理治疗师、社会工作者及志愿者等多学科人员构成的临终关怀专业团队，为老年人提供身体、心理、灵性、社会层面的整合照护，但各个需求层次的优先顺序及其满足方式存在个体差异。身体层面的临终关怀主要基于生理需要，包括疼痛控制和症状管理等方面；心理层面涵盖临终老年人安全需要和爱与归属的需求，如不希望自己因疾病被嫌弃，甚至被抛弃，保持和家人的亲密关系等；社会层面的需求主要与临终老年人的尊重和自我实现需求相关，如实现内心对生命价值更高层次的追求和理解；“灵性需求”层面主要包括老年人的精神寄托、信仰等，灵性照护是照护人员通过评估老年人的灵性需求或者困扰后，通过陪伴、倾听、共情或者转介等方式，提供符合个体的文化、信仰的护理措施或活动，以达到维持个体灵性舒适的过程。

3. 给予临终老年人家属及丧亲者关怀

家人是临终老年人治疗阶段情感支持的最主要来源，引导家庭的支持和参与是临终关怀的有效措施。传统医疗模式旨在治愈疾病、促进健康和维持生命，而临终关怀服务是为服务对象提供积极、温暖的支持，减少生命的遗憾，维护临终老年人的尊严和权利。临终关怀是全人、全程健康服务的“最后一公里”，是缓解性、支持性的医疗护理方式，是实现生命尊严与保证生命质量的重要服务内容之一。

4. 进行临终关怀培训

与日常的生活照护、基础照护、康复服务不同，临终关怀服务需要心理学、医学、社会工作等多学科的专业知识和技巧，一般由经过资质认证的专业人士承担。目前，临终关怀专业人员明显缺乏，服务专业性不足，服务供给质量有待提高。我国目前培训的构建及实施对临终关怀发展有重要意义，但内容仍有欠缺，且培训时间较短，评估方法单一，无法保证培训效果，需通过对教育的评估不断优化培训体系，提升培训效果。在照护人员中开展相关培训，能使其能够从容地面对死亡引起的应激反应，提升自身职业素养和综合职业能力，促进临终护理服务质量提高。

四、临终老年人的生理变化和护理要点

（一）循环系统变化及照护

1. 表现

由于循环系统功能的减退，心肌收缩无力，出现循环衰竭的表现。主要表现为皮肤苍白或发绀、湿冷、斑点，大量出汗，脉搏微弱而不规律或测不出，血压下降或测不出，少尿，心音低钝，口唇、指甲呈灰白色，四肢发硬，心尖搏动常最后消失。

2. 护理

（1）密切观察：应密切观察老年人的生命体征、瞳孔、意识状态、末梢皮肤色泽和温度、尿量等，并做好记录。如有异常，应立即报告医护人员。平时注意保持皮肤洁净、干燥，若大量出汗应及时擦洗干净，更换衣服及床单位，保持皮肤清洁，防止着凉感冒。加强保暖，若四肢冰冷，可给予热水袋或加温毯。

（2）做好抢救药品和器材的准备：为防止老年人死后面部因淤血而变紫，可在心搏停止时，抬高其头部和肩部。

（二）呼吸系统变化及照护

1. 表现

由于呼吸中枢麻痹，呼吸肌收缩作用减弱，分泌物容易在支气管中潴留，表现为呼吸困难、痰鸣音及鼾声呼吸，口唇、指甲床甚至皮肤发绀。呼吸频率变快或变慢，呼吸深度变深或变浅，出现抬肩、鼻翼呼吸、潮式呼吸、张口呼吸等，最终呼吸停止。临终老年人呼吸系统的主要照护问题是痰液堵塞和呼吸困难。

2. 护理

（1）居室环境应安静、空气新鲜、通风良好、温度和湿度适宜，物品摆放有序、活动流程合理、操作简化集中，以减少不必要的活动。教会临终老年人有效呼吸的方法（腹式呼吸、缩唇呼吸）；减轻临终老年人的焦虑和疼痛，教会其放松及分散注意力的方法。

（2）床旁准备好吸引器，及时吸出痰液和口腔分泌液，意识不清的临终老年人应采取仰卧位头偏向一侧或侧卧位，以利于呼吸道分泌物引流，防止呼吸道分泌物误吸入气管，引起窒息或肺部并发症。昏迷者，采用仰卧位，视病情给予叩背、雾化吸入、吸痰、吸氧等改善呼吸功能。

（3）呼吸困难时，根据医嘱及时给予吸氧，病情允许时可采用半卧位，扩大胸腔容量，减少回心血量，或抬高头与肩，改善呼吸困难。张口呼吸者，用湿巾或棉签湿润口腔，或用润唇膏湿润嘴唇，临终老年人睡着时用薄湿纱布遮盖口部。

（三）消化系统变化及照护

1. 表现

恶心、呕吐、食欲缺乏、腹胀、便秘或腹泻、脱水、口干、体重减轻等。

2. 护理

（1）做好口腔护理：口唇干裂者可涂液状石蜡，也可用湿棉签湿润口唇，有口腔溃疡或真菌感染者酌情局部用药。若有呕吐物，可用黑色袋子装，以降低临终老年人的不舒适感；呕吐停止后，使用临终老年人喜欢的漱口水或新鲜的茶叶水漱口，保持口腔清新。

（2）加强营养支持：临终老年人食欲降低，为保证营养，应充分了解其饮食习惯，尽量满足饮食要求。给予流质或半流质饮食，便于吞咽。必要时用鼻饲法或完全胃肠外营养，保证营养供给。加强监测，观察水、电解质指标及营养状况。

（3）向临终老年人和家属解释恶心、呕吐的原因，以减少焦虑，取得心理支持。腹胀、便秘等可采用腹部按摩、遵医嘱用药、插肛管等方法，以缓解痛苦。

（四）肌张力变化及照护

1. 表现

大小便失禁、吞咽困难，无法维持良好舒适的功能体位，肌肉失去张力，全身肌肉弛缓性瘫痪，脸部外观改变呈现希氏面容。

2. 护理

（1）维持良好、稳定、舒适的体位，协助定时翻身，更换卧位，合理使用体位垫；

床单位应保持清洁、干燥、平整、无碎屑，适当按摩受压和骨突处，以防压疮发生。

（2）吞咽困难者，给予易吞咽的食物，并注意进食体位，防止发生吸入性肺炎。

（3）大小便失禁者，注意会阴部、肛周皮肤的清洁、干爽，必要时留置导尿。如出现尿潴留，则做好相应的护理。

（五）感知、意识变化及照护

1. 表现

视觉逐渐减退，可由视物模糊发展到仅有光感，最后视力逐渐丧失；眼睑干燥，分泌物增多。听觉常是临终者最后消失的一个感觉。意识改变可由清醒状态转为嗜睡、意识模糊、昏睡、昏迷，各种反射逐渐消失。

2. 护理

（1）提供适当的照明，消除临终老年人因视物模糊而产生的恐惧、不安心理。

（2）眼部护理：用湿纱布由内眦向外眦擦拭去眼部分泌物，禁忌用肥皂水洗眼。若眼睛有分泌物黏着，可用温湿毛巾或棉球、纱布等蘸湿生理盐溶液或淡盐水进行湿敷，直至结痂的分泌物或痂皮变软后，再轻轻洗去。如临终老年人眼睑不能闭合，可涂金霉素、红霉素眼膏或覆盖凡士林纱布，以保护角膜，防止角膜干燥发生溃疡或结膜炎。

（3）听觉常是临终者最后消失的感觉，应避免在其周围窃窃私语，以免增加焦虑。可采用触摸等非语言交流方式，配合柔和的语调、清晰的语言交谈，使临终老年人感到温暖。

（4）若临终老年人出现谵妄，应格外注意安全防护，以防止患者跌倒或受伤。

（六）疼痛照护

1. 表现

疼痛是临终老年人，尤其是癌症晚期老年患者最严重的症状。表现为烦躁不安，血压、心率改变，呼吸变快或减慢，瞳孔散大，大声呻吟，疼痛面容。

2. 护理

（1）注意观察疼痛的性质、部位、程度、持续时间及发作规律，以及可缓解的药物和方法等，在医护人员指导下，帮助临终老年人选择减轻疼痛的最有效方法。照护人员采用同理、安慰、鼓励方法与临终老年人交流，适当引导使其注意力转移，以减轻疼痛。

（2）若临终者选择药物止痛，可采用 WHO 推荐的三阶梯镇痛疗法。

（3）结合非药物疗法镇痛：如松弛术、冷热疗法、按摩疗法、音乐疗法、催眠意象疗法、生物反馈法等。可以一起听临终老年人喜欢的音乐，把注意力集中到音乐上，以缓解疼痛。

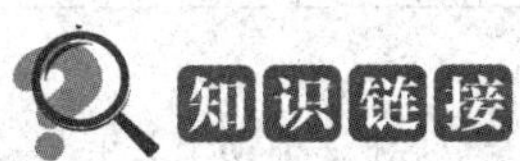

三阶梯镇痛疗法

三阶梯镇痛疗法的基本原则和内容：对于癌性疼痛的药物治疗，目前临床上普遍采用 WHO 所推荐的三阶梯镇痛疗法。其目的是逐渐升级，合理应用镇痛药物来缓解疼痛。

1. 三阶梯镇痛疗法的基本原则：包括口服给药、按时给药、按阶梯给药、个体化给药、密切观察药物不良反应及宣教。①口服给药。其特点为方便，适用于老年患者各种多发性疼痛，镇痛效果满意，不良反应小，并将耐受性和依赖性降至最低限度。②按时给药。遵医嘱给药，根据药物的半衰期，及时给予下一剂量，以维持有效血药浓度，保证药效，保证疼痛连续缓解。③按阶梯给药。选用药物应由弱到强，逐渐升级，最大限度减少药物依赖的发生。④个体化给药。对药物的敏感度存在个体差异，标准的推荐剂量应根据老年患者的疼痛程度，既往用药史、药物药理学特点等来确定和调整。⑤密切观察药物不良反应及宣教。对使用镇痛药的老年患者，密切观察用药后反应，要将药物的正确使用方法及容易出现的不良反应告诉老年患者，对于失能、失智老年患者要喂药到口，并确保咽下。

2. 三阶梯镇痛疗法的内容：①第一阶梯：使用非阿片类镇痛药物，酌情加用辅助药，主要适用于轻度疼痛的老年患者。②第二阶梯：选用弱阿片类镇痛药物，酌情加用辅助药，主要适用于中度疼痛的老年患者。③第三阶梯：选用强阿片类镇痛药物，酌情加用辅助药，主要用于重度和剧烈癌痛的老年患者。

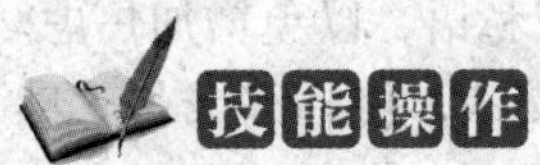

为临终老年人进行心理照护

一、操作规程

步骤	流程	操作步骤	备注
步骤 1	操作前评估	(1) 站在床前，身体前倾，微笑面对老年人，核对医嘱、对照床头卡，核对老年人姓名、床号。 (2) 老年人的神志、病情、配合程度、心理状态，是否需工作人员协助或予保护性约束。 “奶奶好，我是您的照护人员，您现在感觉怎么样？有没有我可以帮到您的？” “我想见老伴儿。” “是有什么话想和老伴说吗，您愿意和我说说吗？” “如果我已经没有救了，不想要靠机器维持生命，这对我没有意义。” “别着急，奶奶，您的想法我能理解，我会联系您老伴，我们一起陪着您。”	与老年人沟通交流时，语言恰当，态度温和，尽可能满足老年人的需求
步骤 2	工作准备	(1) 环境准备：房间干净、整洁，空气清新、无异味。 (2) 照护人员准备：着装整齐，用“七步洗手法”洗净双手，戴口罩。 (3) 物品准备：沟通记录表、笔、免洗洗手液，配备软枕、靠垫等营造舒适的环境	环境温馨、轻松，有助于老年人表达内心的想法。同时，注意隐私保护

续　表

步骤	流程	操作步骤	备注
步骤3	沟通核对	（1）将护理推车摆放在床头。 （2）再次核对房间号、床号、姓名、性别	态度和蔼，语言亲切
步骤4	实施照护	（1）第一阶段——否认期。 这一阶段较为短暂，是一个应付时期，是一种暂时的心理防卫反应。多数临终老年人心理上期望着有新的治疗或奇迹的出现。当临终老年人知道自己病情严重时，都会感到震惊和否认。 “不，不是我，这不可能是真的。我没有办法接受这个事实，这是不是误诊?” 随着病情的逐渐加重，临终老年人已不再否认。为避免家属过度悲伤，表面上保持乐观的精神，假装不知道，但在真正了解他的人面前会诉说真情、哭泣，以减轻内心痛苦	否认是抵御严重精神创伤的一种自我保护，不要揭穿老年人的防卫。谈话时保持关心的态度，仔细地倾听临终老年人诉说他们所知道的情况，要理解，使之维持适当的希望感
		（2）第二阶段——愤怒期。 这一阶段的患者往往会怨天尤人。当病情危重时，否认难以维持，老年人将因失去生命而恼怒。 “为什么是我?！这到底是为什么?!” 他们往往把情绪发泄到照护人员或家属身上，甚至拒绝治疗，拔出针头和导管。 照护人员可以说：“我要是你也会发脾气的，那就发出来吧!” 在适当的时候尽量陪着老年人	创造条件，最大化地满足临终老年人的需求。避免用愤怒的表现去反击他，不要告诉临终老年人“不应该怎样做”“不应该那样说”，让临终老年人发泄愤怒、倾泻情感
		（3）第三阶段——协议期。 这一阶段时间较短，也不如前两个阶段明显。 “是的，是我，但……” 这时临终老年人发怒暂停，为了延长生命，认为许愿或做善事也许能扭转死亡的命运，这个时期对临终老年人是有益的，因为老年人正在尽量地用合作和友好的态度来推迟死亡	应主动地关心体贴老年人，认真观察病情，加强护理措施的实施，对于老年人提出的合理需求尽量满足
		（4）第四阶段——忧郁期。 临终老年人感受到自己向死亡走近，会渐渐地承认现实。 “是啊，是我，也就这样了吧……” 老年人表现明显的忧郁，深沉的悲哀，偶尔伴随哭泣。忧郁和悲伤对于临终老年人是正常的，应允许他们根据自己的需要表达这些感情	陪伴老年人，允许其以不同的方式发泄情感。取得家属的支持，给予精神上的安慰。注意心理疏导和合理的死亡教育，预防老年人的自杀倾向

续 表

步骤	流程	操作步骤	备注
步骤4	实施照护	(5) 第五阶段——接受期。 此期临终老年人对自己即将面临的死亡已有所准备，恐惧、焦虑和最大的心理痛苦已经消失，机体极度衰弱。老年人情绪回归平静，很少抱怨命运。喜欢独处，睡眠时间增加，情感减退。常处于嗜睡状态，直接面对死亡	与临终老年人讲话时，注意语言亲切、清晰。避免在临终老年人面前议论不利于临终老年人心情的话语言
步骤5	整理，记录	详细记录与老年人沟通的内容，并与家属保持联系	内容翔实
注意事项		(1) 这5个心理阶段可能顺次出现，也可能交替出现，或者仅出现其中一个阶段，根据临终老年人的个体差异形成的临终心理会有所不同。 (2) 这5个阶段的过渡转变，有可能需要几分钟，有可能需要几个月。 (3) 观察和照护临终老年人时，关注个体差异，如年龄差异、性别差异、认知差异和文化差异等，不同的个体在不同的阶段有不同的体验，对各种不同的情况，护理时应予以充分关注	

二、操作风险点

1. 拒绝沟通：尊重和维护临终老年人尊严是有效照护的基础，照护人员若没有与老年人建立相互信任的关系，在不适当的场合展开对话，则容易引起老年人的反感，并拒绝沟通。

2. 情绪低落：在沟通过程中，未给予积极暗示，让临终老年人的情绪处于低落的状态，并产生厌世情绪。给予希望是改善临终老年人状态的有效技术，可以谈论老年人感兴趣的话题。

3. 忽视需求：多数老年人在临终时，均对家人表现得十分依恋，希望在自己即将离开世界的最后的有限时间里，能够看到家人。对于部分老年人而言，他们担心自己临终时没有家人在身边。家人良好的情绪表达可以带给老年人心理上的力量，有助于提升老年人的幸福感。

三、操作关键点

1. 建立良好的护患关系。护患关系对心理疏导的效果会产生很大影响，照护人员对临终者需要多一些观察，在照护过程中找机会与临终者沟通，了解其对疾病的看法以及心理需要，进而运用恰当的沟通技巧帮助老年人以良好的心态走完人生的最后阶段。

2. 以老年人为中心提供照护。临终老年人接近临终时会产生非常复杂的心理，照护人员应根据老年人心理特征进行心理护理，帮助老年人在最后的治疗过程中建立最佳的心理状态。

3. 倾听、陪伴是心理照护的常用方法，良好的沟通是照护人员发现临终老年人精神和心理需求以及实施照护的重要途径。

单元2 临终老年人家属的心理慰藉及哀伤应对

案例导入

刘奶奶，80岁，入院前3个月腹部疼痛伴进行性消瘦，诊断为胃癌晚期。老年人精神状态较差，痛苦面容，四肢水肿，夜间躁动；Barthel量表评分30分，疼痛数字评价表评分7分，洼田饮水试验3级；现口服止痛药，疼痛评分控制在2分。刘奶奶的老伴81岁，有一个儿子和一个女儿，均已退休。她跟儿子说："我这病肯定是治不好，反正都是要死的，但是我希望不要太痛苦，如果真到了最后时刻，别做太多的抢救，我希望别折腾。"一天，她告诉老伴儿："问问孩子们，这两天来和我告别吧。"两天后的下午，刘奶奶在家人的陪伴下安详离世，家人表示没有遗憾。

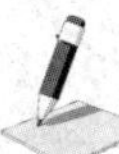

教学目标

1. 掌握临终老年人家属心理照护的内容。
2. 掌握哀伤辅导的理念。
3. 熟悉临终老年人家属各心理阶段的表现。
4. 能为临终老年人家属提供哀伤辅导。

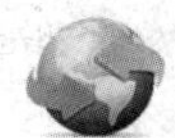

思政目标

培养学生具备爱心、同理心、同情心。

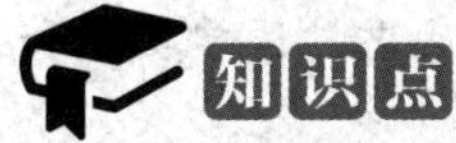

知识点

一、临终老年人家属心理阶段

在我国，大多数临终照料仍然依赖于患者家属。在面临至亲死亡时，家属常处于极度恐惧、焦虑的负性情绪中。阻碍临终患者尊严死的一部分原因是家属决策权优于患者，部分患者不知晓病情。因此，需提高人们对死亡的认识，推动死亡教育及预立医疗照护的进展。一般情况下，临终老年人家属会经历震惊、冲击、否认、愤怒、悲伤和接受等阶段，这些阶段并非都必然发生，其发生的顺序也会因人而异。

1. 震惊、冲击

当得知自己的亲人患不治之症后感到惊讶，难以接受事实，想起以往的美好生活即将破灭，情绪激动。

2. 否认

临终老年人经过一段时间的治疗，病情暂时有些缓解，此时，家属会幻想疾病可以治愈，或者怀疑误诊，对患者能够治愈抱有希望，寻求治疗措施。

3. 愤怒、接受

当临终老年人经过治疗不见好转，且病情加重时，家属确认医治无望，逐渐产生愤怒、怨恨、嫉妒等情绪。同时，临终老年人家属此时已试着接受临终老年人即将死亡的事实。

4. 悲伤、抑郁

这个时期一般起于得知临终老年人无法治愈，延续到临终老年人死亡后一年甚至两年时间或更长的时间。此时，家属往往会有负罪感，觉得对死者生前没有照顾好，甚至觉得自己对死者的死亡要负责任，同时有失落和孤独感。有时候会睹物思人，空着的床位，生前的遗物，都能引发家属的悲伤情绪。

5. 接受、解脱、重组

认清逝者已逝，一切都已成过去，逐渐从悲伤的情绪中解脱，重新找寻新的生活方向。

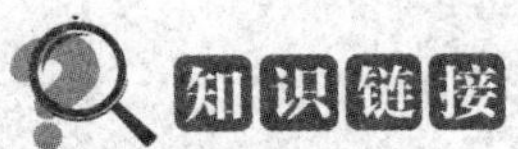

叙事医学

在临终关怀领域，国内外先后涌现出了一批重要人物，他们从不同领域推动了安宁服务的发展。研究表明，基于叙事理论的死亡教育能够改善临终患者的死亡态度和焦虑、抑郁情绪，降低病耻感，值得临床推广。

“叙事医学”的提出者丽塔·卡伦（Rita Charon），是美国哥伦比亚大学内科学教授、内科医生及文学学者。她于2001年首次提出“叙事医学”这一概念，启动了哥伦比亚大学叙事医学项目并担任执行主任，集中研究叙事医学训练、反思性医学实践和医疗卫生的团队效率。

2006年，丽塔·卡伦出版了《叙事医学》专著，标志着“叙事医学”概念的成熟。2015年，北京大学医学人文研究院院长郭莉萍教授翻译出版了《叙事医学：尊重疾病的故事》中文版。

叙事医学是“由叙事能力所实践的医学”，而叙事能力指的是“认识、吸收、解释及倾听患者故事的能力”。

叙事医学从非技术的角度干预患者的治疗和康复，同时也为生物—心理—社会医学模式提供了实践基础。通常意义上，医学是冰冷的仪器和准确的数据，叙事医学将人文融入科学，让医学有了温度，保证在任何语言环境和任何地点的临床工作者可以全面地了解患者，共情并尊重他们的病痛和情感。

叙事医学的主要内容可以概括为“三焦点、三要素、两工具”。

“三焦点”指的是人与人之间的关联性；人与人之间的共情；人类的情感，特别是负面情感。

“三要素”指的是关注、再现和归属，即关注人，倾听患者的故事；再现倾听后所接收到的信息，并赋予其合适的意义；通过前两个步骤，形成归属感，建立积极的关系。

“两工具”指的是细读和反思性写作。细读来源于文学研究，指关注文本，重视语境，把握文本的形式特征，从而得出文本的意义。已经有研究发现，细读训练能够提升医务人员的共情力。如果说细读重视“输入”，那么反思性写作则着重“输出”，希望医务人员通过创意性的书写和交流，完成情景再现和意义建构。

二、为临终老年人家属提供心理照护

失去亲人是生活中强烈的应激事件，家属因此感动悲伤，压抑个人需求，引发身心损害。临终老年人家属面临的心理压力，包括个人需求的推迟或放弃、家庭中角色与职务的调整与再适应等，为此需要采取及时有效的心理护理措施。

1. 尽量满足家属照顾临终老年人的需要

安排家属与临终老年人的主管医生沟通，使家属正确了解临终老年人的病情进展及预后；与家属讨论临终老年人身心状况，让其参与照护方案制定；为家属提供与临终老年人单独相处的环境。照护人员多关心家属，尽量解决其实际困难。

2. 积极鼓励家属表达情感

照护人员积极与家属沟通，建立良好的信任关系。与家属交谈的环境宜安静、私密、温馨，鼓励家属说出内心的感受和现阶段遇到的困难。

3. 指导家属参与临终老年人的生活照料

教会家属为临终老年人做一些力所能及的照护减轻无助感，如协助翻身、喂食喂水、肢体按摩等。不仅有助于临终老年人感受到家人的关心、关注和关爱，同时降低家属在失去亲人之后的愧疚感。

4. 协助维持家庭完整性

根据老年人和家属的生活习惯，协助安排日常的家庭活动，增进临终老年人及家属的心理调适，保持良好的家庭的氛围。如与临终老年人共同进餐、读报、听音乐、看电视、下棋等。

三、为临终老年人家属提供哀伤辅导

目前我国的临终关怀重视对患者的护理，而对患者家属关注度不足，影响临终关怀作用的发挥。通过对临终老年人家属实施哀伤辅导不仅能够减轻临终老年人焦虑、不安等负面情绪，还能帮助临终老年人家属积极面对现状，为改善照护环境起到积极作用。

哀伤辅导又称哀伤护理、善别辅导等，是当前较为先进的临终关怀理念，是指针对近期丧失亲人的人，协助他们完成哀悼的任务。哀伤辅导的内涵主要是加强对临终老年人家属的照护，工作人员协助丧亲者或临终老年人家属，对其进行哀伤情绪疏导，使哀伤者在合理的时间内抒发出正常的哀伤反应。进一步帮助其顺利地度过整个哀伤期，尽快恢复正常生活工作能力。

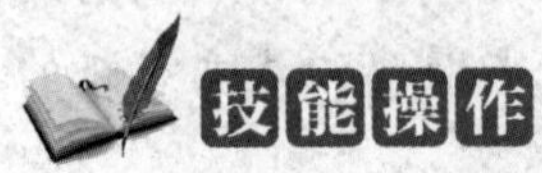

为临终老年人家属进行哀伤辅导

一、操作规程

步骤	流程	操作步骤	备注
步骤 1	操作前评估	评估家属的身心状况，对临终老年人现阶段疾病的了解程度	语言恰当，态度温和
步骤 2	操作前准备	（1）环境准备：房间干净、整洁，空气清新、无异味。 （2）照护人员准备：着装整齐，用“七步洗手法”洗净双手，戴口罩。 （3）物品准备：沟通记录表、笔、免洗洗手液，配备软枕、靠垫等，营造舒适的环境	准备充分
步骤 3	实施内容	（1）指导患者家属表达情感。 （2）帮助患者家属提高对悲伤的认知。 （3）讲述合理的悲伤行为。 （4）转移家属的注意力。 （5）给予长期且持续的支持。 （6）界定病态行为并转介。 （7）引导家属正常生活。 （8）鼓励家属积极融入社会活动。 （9）针对不同逝者家属采取不同的引导方案。 （10）检查防御及调适形态	实施个性化的辅导内容
步骤 4	宣传教育	（1）积极向患者家属宣传科学常识，转变家属对死亡的认知。 （2）针对患者家属的不同情况，采取个性化的方式，如讲座、宣传册、视频等宣传方式	话题可包括如何处理尸体、如何举办葬礼
步骤 5	心理支持	（1）了解老年人家属的文化背景、家庭状况等，主动与老年人家属交流，鼓励其宣泄负面情绪。 （2）在医护人员及心理咨询师等的指导下，运用医学健康知识为患者家属应提供理疏导。 ①对于医学健康知识较薄弱的患者家属，首先向其讲解必要的疾病与健康知识，再进行循序渐进的心理疏导。 ②对于心理素质较差、接受能力较弱的家属，应耐心进行劝解，结合一些典型案例、控制情绪的方法。 ③对临终老年人心理疏导时，可与其共同分享一些过往美好的事件，缓和低落的气氛。 ④为患者家属链接资源，如临终老年人家属交流群，共同交流，寻求情绪出口，缓解自身的压力	避免老年人负面情绪的积累而对家属及老年人造成困扰

续 表

步骤	流程	操作步骤	备注
步骤 6	辅助疗法	（1）香薰疗法：在房间燃中药香薰，在老年人皮肤表面涂抹精油、纯露等，通过增加神经系统的活跃度，达到改善家属心理状态的目的。如在专业人士的指导下，选取具有镇静宁神功效的单方精油薰衣草、天竺葵、佛手柑，三者按 1∶2∶3 的比例配制成复方精油。将插电式的薰香灯置于床旁桌上，取 3 滴配置好的复方精油加入熏香灯上方的容器里，加入适量的冷开水，治疗前先将灯预热 5 分钟，嘱老年人平静呼吸可适当给予轻音乐	（1）使用前，评估确认临终者是否对成分过敏。 （2）过程中注意使用安全，未出现对香薰过敏且未提出拒绝使用此香薰的要求
		（2）色彩疗法：通过五彩斑斓的色彩，改善家属的心理状况，安抚临终老年人及其家属。一般暖色系使观赏者有接近感，冷色系则有疏离感。例如，绿色具有稳定情绪的作用，粉红色可安抚情绪	运用生活场景进行辅助，如植物、五彩缤纷的服装、多色彩搭配的房间布置等
		（3）音乐疗法：在居室内，结合老年人及家属的喜好，播放一些轻柔的音乐，通过音乐转移老年人及家属的注意力。同时，轻柔的音乐还能舒缓情绪，缓解压力，促进睡眠	了解临终者对音乐的喜好，注意音量和时长的控制
步骤 7	整理、记录	详细记录与临终老年人及其家属沟通的内容，并保持联系	内容翔实
注意事项		（1）根据需要建立哀伤辅导档案，开展各种形式的延续护理。如运用电话随访、微信群、举办家属联谊会和专题讲座等方法开展延续辅导，随时了解心理状况，及时给予相应的心理疏导及人文关怀。 （2）邀请心理咨询师耐心细致解答家属提出的问题，缓解其哀伤情绪。 （3）若家属出现严重抑郁、焦虑等不良情绪，应及时转介到精神心理卫生中心治疗及处理，减少社会—心理疾病等严重问题的出现	

二、操作风险点

1. 错误渲染悲伤情绪：老年人临终时，家属容易出现不良情绪，尤以焦虑与抑郁最为常见，大多数临终老年人的家属特别是长期相伴的亲人，如伴侣、长期生活在一起的子女，这一现象更加显著。在交流过程中，错误渲染悲伤情绪会使家属陷入悲痛焦虑，甚至出现抑郁状态。

2. 情绪低落：在沟通过程中，讲述太多老年人痛苦的治疗过程，让老年人家属的情绪处于低落的状态，并产生厌世情绪。给予希望是改善患者状态的有效技术，可以谈论老年人感兴趣的话题。

3. 造成压力：亲人处于临终阶段，会给整个家庭带来较大的压力，主要包括经济压力、照护压力等。不当的哀伤辅导会激发家属的愧疚情绪，个人需求将推迟或放弃、家庭角色与职务将调整或再适应、社会性互动减少，这些将会诱发进一步的压力。

三、操作关键点

1. 建立良好的信任关系：照护人员与临终老年人家属之间的信任、友善关系，有助于家属敞开心扉，表达内心的真实想法，便于有效缓解情绪。实践表明，子女或晚辈的陪伴对临终老年人精神寄托更突出。

2. 满足持续的需求：自主实现是尊严死的前提，临终老年人和家属认为，尊严死包括维持社会关系，参与社会活动，对家庭、社会有价值，还包括逝后对后辈有价值遗产，这些均提示人的社会性和价值追求是持续存在的。辅导过程中，注重持续的需求，如精神层面的需求等，可以增强临终老年人尊严获得感。

3. 关注“社会—心理”困扰：日常生活中的一些困扰既可能在家属的沉默中被掩盖，如身心疲乏、缺乏情感支持、担心家庭发展等，也可能会成为其家庭的一生之痛。因此，需要留心观察临终老年人家庭成员的行为表现，耐心倾听其语言，注重发现其潜在的需求显得尤为重要。

思政课堂

思维导图

课程二　终末服务

单元 1　遗体清洁与遗物整理

案例导入

张爷爷，85 岁，高血压病史 30 余年，伴有头晕，脑梗死病史 15 年，下肢活动不灵，胆结石 10 余年无特殊症状。3 个月前老年人在家中跌倒右侧桡骨骨折并行夹板固定，2 个月前突然呕吐、头晕、不说话，入院治疗。老年人入院后神志不清，对光反射存在，下肢肌力为 1 级，头部 CT 显示脑梗死，胸部透视提示坠积性肺炎，经住院治疗后病情无明显好转。半年后，老年人去世。

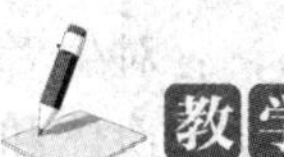

教学目标

1. 掌握整理遗物的要求。
2. 掌握遗体照护的原则。
3. 熟悉遗物处理的原则。
4. 能实施遗体照护。

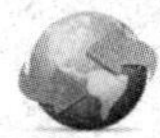

思政目标

培养学生具备爱心、同理心。

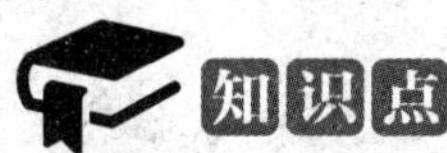

知识点

死亡后的照护技术包括遗物处理、遗体照护及终末处理。照护人员应本着尊重死者和家属的生活习惯和要求，以严肃认真的态度尽职尽责地做好遗体照护，同时应及时准确地对遗物进行处理并做好老年人床单位的终末处理，这些工作不仅是对死者的尊重，也是对其家属的支持和安慰。

一、遗物处理

人是有人格尊严的，遗体作为一种先前曾经有过生命的客观实体，这种人格尊严是社会对逝者曾经具有过“人的生命”的一种承认，它不会伴着个体自然生命的消亡而消亡。做好遗体处理，建立遗体处理的规范，这关系到社会人际伦理的深层意识，关系到死亡文化发展。

1. 整理遗物的原则

（1）物品经两名照护人员清点后交予家属。

（2）贵重物品由家属直接保管。

（3）若为传染病老年患者，应将物品单独放置，并按相关规定对其进行消毒处理。

2. 整理遗物的方法

（1）整理遗物的时机：整理遗物最好是在家属在场的情况下有序进行，若家属不在场应由两名照护人员同时清点并登记。

（2）清点遗物：首先将遗物整理归类，然后清点记录。

①衣物类：清洁衣物，叠放整齐，污染衣物打包。

②书籍类：书籍码放整齐，放入纸箱中。

③贵重物品类：遗嘱、钱物、首饰等贵重物品应直接由家属整理，若家属不在场，由两人清理后登记，暂时交予主管领导保管。

（3）登记：两人清点记录老年人遗物的名称和数量，并签全名交予家属，核对无误后家属签全名后领取遗物，记录单由家属拍照保存。

3. 整理遗物的要求

（1）整理遗物要认真负责，易损物品轻拿轻放。遗体不是简单的物品，它对生者的情感是一种现实、一种期望，对逝者的情感是一种缅怀、一种寄托。在处理遗体和遗物的过程中，包含着丰富的情感。

（2）登记要准确全面，并由两名照护人员分别签全名。

4. 整理遗物的注意事项

（1）老年人遗物需两人同时在场清点。贵重物品先行记录并由主管领导妥善保管。

（2）遗物清单至少保存一年。

知识链接

安宁疗护的主要模式

1988年，天津医科大学成立“临终关怀研究中心”，这是中国内地第一家临终关怀研究所。目前，我国已基本形成上海模式、青岛模式和长春模式三种模式。其中上海是全国临终关怀事业的引领者，首先开始探索安宁疗护服务的发展，将安宁疗护服务作为一项具有特色的政府实事项目进行推动。全市所有社区卫生服务中心推出临终关怀服务项目，由政府财政提供资金，无医疗保险资金介入，服务内容具有“五关怀”（全方位医疗关怀、护理关怀、心理关怀、社会关怀和灵性关怀）和“四全”（全人、全家、全过程和全面性）特点。“长春模式”与“青岛模式”基本上都属于长期护理保险类型的临终关怀服务，二者依托原有的医疗保险体系，通过政策调整和制度创新建立新型的保险，将临终关怀纳入其中。二者的主要不同之处是，青岛模式基本是基本医疗保险、大病医疗救助和临终关怀三者结合，长春模式则明确指出是在养老、医疗、失业、工伤、生育保险后，新创一个新社会保险险种。

二、遗体照护

1. 原则

在遗体处理中，应当遵守的基本道德要求包括尊重、责任、保护和科学。死亡方式不同，则遗体处理方式也不同，正常死亡遗体与捐献遗体、传染病遗体、灾难中的遗体的处理方式就有所不同。照护人员需要遵循既尊重遗体的人格尊严又必须采取科学的处理方式的原则。

2. 意义

遗体照护既是对临终者实施整体护理的最后步骤，也是临终关怀的重要内容之一。遗体照护应在确认老年患者死亡，医生开具死亡诊断证明书后尽快进行，既可减少对家属的影响，又可防止尸体僵硬。遗体照护，不仅是一种必要的专业操作手段，也涉及死者、亲属、家庭、医院，以及心理学、社会学、宗教学、民俗学、伦理学等多方面的问题。

3. 过程

遗体照护过程中应仔细、严谨、肃穆，注意遮挡，保护逝者的隐私，尊重逝者，使其有尊严、干净体面地离开人世，并认真做好记录。要怀有同理心、仁爱之心，能充分理解逝者家属的内心感受，从安宁疗护的角度对家属进行有效的丧亲辅导，认真听取逝者家属的哭诉，力所能及帮助家属解决合理问题，让其配合遗体照护。整个遗体照护过程中，操作过程应熟练，与家属进行沟通语言要得当，将敬老、爱老、尊重逝者、安慰生者的职业素养融入全过程。

在最高人民法院《关于确定民事侵权精神损害赔偿责任若干问题的解释》中规定，“非法利用、损害遗体、遗骨，或者以违反社会公共利益、社会公德的其他方式侵害遗体、遗骨”，使死者的近亲属“遭受精神痛苦，向人民法院起诉请求赔偿精神损害的，人民法院应当依法予以受理”。

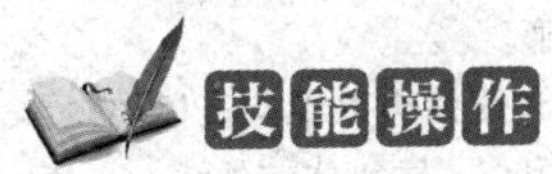

遗体照护

一、操作规程

步骤	流程	操作步骤	备注
步骤 1	操作前评估	(1) 老年患者经抢救无效，由医生证明，确已死亡，方可进行遗体料理。 (2) 评估老年患者的诊断，治疗抢救过程，死亡原因及时间。 (3) 评估遗体的清洁程度，有无伤口，引流管等。 (4) 评估逝者家属对死亡的态度	评估全面、仔细

续　表

步骤	流程	操作步骤	备注
步骤 2	操作前准备	(1) 环境准备：整洁、安静、肃穆、屏风遮挡。 (2) 逝者家属准备：能配合遗体照护，了解遗体照护的目的、方法、注意事项。 (3) 照护人员准备：着装整洁，洗手，戴医用外科防护口罩，必要时穿防护服、护目镜、隔离衣。 (4) 用物准备。 ①治疗车上层：血管钳、剪刀、松节油、细带、棉球、梳子、大单、清洁衣裤、治疗碗、毛巾、记录单、擦洗用具、手消毒液等；有伤口者备换药敷料；必要时备隔离衣、防护服、护目镜。 ②治疗车下层：热水瓶、水盆、生活垃圾桶、医用垃圾桶。 ③其他：酌情准备屏风 1 个	准备充分
步骤 3	核对沟通	严格核对死亡医嘱，核对姓名、诊断、治疗抢救过程、死亡原因及时间，备齐用物携至老年人遗体旁，与家属进行充分沟通，劝其离开房间，用屏风遮挡	与逝者家属做好沟通解释，维护逝者隐私，减少对同病室其他患者情绪的影响
步骤 4	操作过程	(1) 撤去一切治疗用品，如输液管、胃管、氧气管、导尿管及各种引流管，拔出前应抽尽管内容物，拔除后告知医护人员，必要时予以缝合伤口，覆盖纱布，有伤口者需更换敷料，用松节油或者酒精擦净胶布痕迹。 (2) 体位：将床支架放平，使遗体仰卧，头下垫一软枕。 (3) 清洁面部，整理遗容。洗脸，有义齿者代为装上，闭合口、眼，若眼睑不能闭合，可用毛巾湿敷，或于上眼睑下垫少许棉花，使上眼睑下垂闭合。嘴不能紧闭者，轻揉下颌或固定。 (4) 堵塞孔道。用血管钳将纱布或消毒棉球依次塞于七窍：口咽、双鼻孔、双耳孔、肛门及阴道。 (5) 清洁全身。脱去衣裤，用温水毛巾擦净全身，梳理头发，头发整齐，更换清洁衣裤。 (6) 覆盖大单。将大单盖于遗体上，露出头部	(1) 便于遗体护理，尊重逝者，擦浸胶布痕迹，以使遗体清洁。 (2) 防止面部淤血变色，避免面部变形。 (3) 口眼闭合以维持机体外观，符合习俗；防止体液外溢，注意棉花勿外露。 (4) 保持遗体的清洁、维持良好的遗体外观。 (5) 便于辨识遗体
步骤 5	整理用物	整理用物，清洗消毒双手，请家属向遗体告别	内容完整
步骤 6	洗手记录	(1) 按“七步洗手法”洗手。 (2) 记录逝者姓名、遗体照护时间、照护者签名	逝者有遗物或遗嘱时，应及时报告并做好记录

续　表

步骤	流程	操作步骤	备注
注意事项		(1) 必须先由医生开出死亡通知，并得到家属许可后，方可进行遗体照护。 (2) 老年患者死亡后应及时进行遗体照护，以防遗体僵硬。 (3) 照护人员应以严肃认真的态度做好遗体料理工作，尊重老年人的遗愿，满足家属的合理要求。 (4) 传染病老年患者的遗体应使用消毒液擦洗，并用消毒液浸泡的棉球填塞孔道，遗体用尸单包裹后装入不透水的袋中，并作传染标识	

二、操作风险点

1. 照护质量不佳：未与家属进行有效沟通和疏导，使家属产生误解，配合不充分，造成家属满意度不高等后果。

2. 记录差错：未严格核对逝者信息，漏填、错填遗体照料记录，遗物清单记录不全或未及时记录，产生相应严重后果。

3. 交叉感染：照护人员在为传染病老年患者进行遗体照护时，未按照相关规定进行自我防护，造成交叉感染。

三、操作关键点

1. 做到人文、尊重、肃穆、无差错。遗体作为一种特殊物，负载着社会的伦理和道德因素。照护人员在遗体护理过程中，应尊重生命价值。任何人在其生前都已形成自己的容貌特征、名誉以及个人隐私的人格利益，这些人格利益负载于身体的物质表现形式之中，应保持逝者容貌端正安详，肢体舒展，清洁无臭、无渗液，易于辨认。

2. 与家属充分沟通，安慰家属，减轻哀痛。在处理遗体过程中，最大限度地减轻亲属的哀伤，体现社会的文明程度。

3. 妥善处理遗体，这不仅是对人类亲情的维护，而且是对人性的维护，更是对社会文明的维护。应禁止一切非法利用、损害遗体的行为。

单元2　终末消毒

案例导入

王奶奶，85岁，高血压病史40余年，伴有头晕，脑梗死病史15年，肺气肿病史10余年。左侧肢活动不灵，3个月前老年人在家中不慎坠床，髋部骨折，保守治疗，2个月前突然剧烈呕吐、头晕、语言不清，入院治疗。患者入院后神志不清，对光反射存在，下肢肌力为1级，头部CT显示脑梗死，经住院治疗后病情无明显好转。半年后，老年人在医院去世。

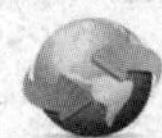

教学目标

1. 掌握终末消毒的步骤。
2. 熟悉终末消毒的概念。
3. 能实施终末消毒工作。

思政目标

培养学生的人文关怀能力。

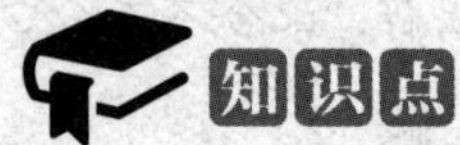

一、终末消毒的概念及目的

1. 终末消毒的概念

传染源出院、转移、死亡而离开疫点或终止传染状态后，对疫点进行的一次彻底消毒。

2. 终末消毒的目的

完全消灭患者所播散的、遗留在居室和各种物体上的存活的病原体，使疫点无害化。终末消毒进行得越及时、越彻底，防疫效果就越好。

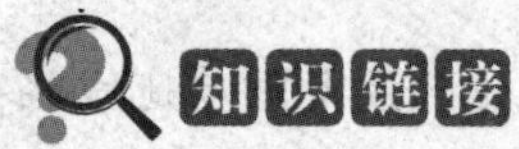

医用床单位卧具终末消毒方法

患者床单位是医疗机构提供给患者使用的家具和卧具的总称，其中床单位中的家具消毒，国内统一规定采用500mg/L的含氯消毒液毛巾一桌一巾擦拭，而对于卧具消毒，国家没有明确规定需要使用哪种消毒方法。床单位卧具与患者身体直接接触，极易被患者的体液、血液污染，如果消毒不彻底，会增加医院感染及疾病传播风险。

现有医用床单位卧具消毒多采用臭氧消毒和紫外线照射消毒，这两种方法操作过程中如果防范不当，可能会给同病房内其他患者的健康带来不利影响，如臭氧泄漏会对人体呼吸系统造成损伤，紫外线照射可引起人体黏膜、皮肤及眼睛的灼伤。

近年来，酸性氧化电位水消毒液具有有效氯浓度高、消毒性能优良且腐蚀性小、性能稳定等优点，受到临床护理人员的广泛关注。

对比臭氧消毒器消毒、紫外线照射消毒、酸性氧化电位水喷雾消毒这三种消毒方法发现，采用三种消毒方法进行床单位卧具消毒后，枕芯及棉胎表面细菌菌落数量由高到低依次为臭氧消毒器消毒、紫外线照射消毒、酸性氧化电位水喷雾消毒，差异有统计学意义（$P<0.001$）。三种消毒方法枕芯及棉胎表面细菌清除率由高到低依

次为酸性氧化电位水喷雾消毒、紫外线照射消毒、臭氧消毒器消毒，差异有统计学意义（$P<0.001$）。

结果显示，应用于医用床单位卧具的终末消毒效果，酸性氧化电位水喷雾消毒效果最好，且对人体健康无损害，值得临床进一步推广应用。

二、终末消毒的内容

1. 患者的终末处理

患者转科或出院前应洗澡、更换清洁衣服，个人用物须消毒后方可带出。患者死亡后应用消毒液擦洗尸体，必要时用消毒液棉球填塞口、鼻、耳、肛门等孔道，伤口处更换敷料，然后用一次性尸单包裹尸体，送传染科太平间。

2. 患者单位的终末处理

患者用过的物品须分类消毒。关闭门窗，打开床旁桌，摊开棉被，竖起床垫，用消毒液熏蒸或喷雾消毒，再用消毒液擦拭家具及地面。被服类放入污物袋，消毒后再清洗。床垫、棉被和枕芯等也可用日光暴晒或送消毒室进行处理。

床单位擦拭顺序：治疗带、呼叫器（连接线）、输液架；床头柜擦拭顺序：台面、抽屉、侧面；床身擦拭顺序：床头、床侧面、床尾、床旁椅、储藏柜。抹布可折叠使用，擦拭时始终保持使用清洁面。擦拭同一物体时，遵循由上到下、由清洁到污染的原则。

普通患者用物，使用500mg/L含氯消毒剂擦拭处理床单位；多重耐药菌患者用物使用1000mg/L含氯消毒剂进行消毒处理；传染病及特殊感染患者用物使用2000mg/L含氯消毒剂进行消毒处理。多重耐药菌患者、传染病及特殊感染患者抹布占用，以颜色区分，分开存放。

三、终末消毒的步骤

（1）对患者所在的楼层走道、电梯和楼梯，可不进行空气消毒，只进行物体表面消毒。对患者使用过的会议室、娱乐室及大厅、走道等场所应尽可能长时间地开窗通风换气。必要时可用过氧乙酸进行空气和物体表面消毒。

（2）患者用过的餐（饮）具、污染的衣物不能集中在消毒站消毒时，可在疫点进行煮沸消毒或浸泡消毒。浸泡消毒时，必须使消毒液浸透被消毒物品。可用0.5%的过氧乙酸溶液或有效溴为250~500mg/L的二溴海因溶液或有效氯为250~500mg/L的含氯消毒剂溶液浸泡30分钟，再用清水洗净。对污染重、经济价值不大的物品和废弃物，征得患者家属同意后焚烧。

（3）室内消毒后，必要时对厕所、垃圾、下水道口、自来水龙头、缸水和生活污水等进行消毒。

（4）疫点消毒工作完毕，对消毒人员穿着的工作服、胶靴等进行喷洒消毒后脱下。将衣物污染面向内卷在一起，放在布袋中带回消毒。所用消毒工具表面用消毒剂进行擦洗消毒。

（5）到达规定的消毒作用时间后，由检验人员对不同消毒对象进行消毒后采样。

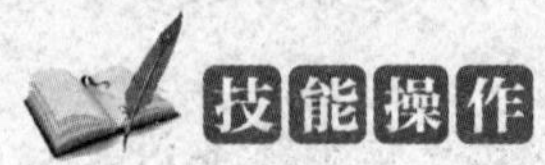

终末消毒

一、操作规程

步骤	流程	操作步骤	备注
步骤 1	操作前准备	(1) 照护人员准备：穿着工作服，衣帽整齐，戴口罩、手套，必要时穿隔离衣。 (2) 物品准备：紫外线灯、消毒液、抹布、水桶、医疗垃圾袋、生活垃圾袋、衣物袋	准备充分
步骤 2	操作过程	(1) 撤掉被服。 (2) 一次性口杯、便盆、脸盆等，按感染性废物处理；打开各种柜门、抽屉，翻转床垫，关闭门窗。 (3) 选用熏蒸、紫外线灯等不同的方法首先对房间空气、物体表面消毒，然后用消毒液擦拭家具、床具、地面等。 (4) 患者的遗物经两人清点无误后，交与家属带出	消毒流程符合规范
步骤 3	整理用物	消毒处理后打开门窗通风，铺好床单位，整理用物	—
步骤 4	洗手记录	(1) 按“七步洗手法”洗手。 (2) 记录操作内容、时间，照护者签名	记录完整
注意事项		(1) 操作过程中注意个人防护。 (2) 根据消毒剂的说明按要求配比，合理使用消毒剂。 (3) 如果是传染病老年患者，按传染患者消毒隔离制度进行消毒。 (4) 房间内所有的物品需要经过终末消毒后方可进行清洁、处理	

二、操作风险点

1. 消毒质量问题：未按照消毒剂的配比要求，消毒剂使用不合理。

2. 交叉感染：照护人员在为传染病老年患者居室进行终末消毒时，未按照相关规定进行自我防护，造成交叉感染。

三、操作关键点

1. 保证消毒效果，打开各种柜门、抽屉，翻转床垫，关闭门窗。

2. 掌握消毒顺序，首先用熏蒸、紫外线灯等不同方法对房间空气、物体表面消毒，然后用消毒液擦拭家具、床具、地面等。

思政课堂

思维导图

参考文献

［1］彭刚艺，刘雪琴．临床护理技术规范：基础篇［M］．2 版．广州：广东科技出版社，2013.

［2］化前珍．老年护理学［M］．北京：人民卫生出版社，2000.

［3］姜安丽，钱晓路．新编护理学基础［M］．3 版．北京：人民卫生出版社，2018.

［4］李小寒，尚少梅．基础护理学［M］．7 版．北京：人民卫生出版社，2022.

［5］张连辉，邓翠珍．基础护理学［M］．4 版．北京：人民卫生出版社，2019.

［6］李玲，蒙雅萍．护理学基础［M］．3 版．北京：人民卫生出版社，2015.

［7］史俊萍．老年护理［M］．北京：科学出版社，2013.

［8］王燕．老年护理［M］．北京：北京大学医学出版社，2020.

［9］人力资源社会保障部教材办公室．养老护理员（初级、中级）［M］．北京：中国人力资源和社会保障出版集团，2020.

［10］李勇．老年照护：初级［M］．北京：中国人口出版社，2019.

［11］李斌．老年照护：中级［M］．北京：中国人口出版社，2019.

［12］熊云新，叶国英．外科护理学［M］．3 版．北京：人民卫生出版社，2014.

［13］郭丽红，杨志丽．内科护理［M］．北京：北京大学医学出版社，2019.

［14］尤黎明，吴瑛．内科护理学［M］．7 版．北京：人民卫生出版社，2022.

［15］李乐之，路潜．外科护理学［M］．7 版．北京：人民卫生出版社，2021.

［16］陈孝平，汪建平，赵继宗．外科学［M］．9 版．北京：人民卫生出版社，2018.

［17］中国红十字会总会．心肺复苏与创伤救护［M］．北京：人民卫生出版社，2015.

［18］桂莉，金静芬．急危重症护理学［M］．北京：人民卫生出版社，2022.

［19］于普林．老年医学［M］．北京：人民卫生出版社，2019.

［20］中国营养学会．中国居民膳食指南（2022）［M］．北京：人民卫生出版社，2022.

［21］金莉，郭强．老年基础护理技术［M］．武汉：华中科技大学出版社，2021.

［22］王汇，席惠君．三种医用床单位卧具终末消毒方法的效果评价［J］．上海护理，2020，20（11）：51-53.